千夜千冊エディション

少年の憂鬱

松岡正剛

角川文庫
21249

千夜千冊
EDITION

少年の憂鬱

松岡正剛

前口上

少年はこの世で一番わかりにくい哲学だ。
ピュアな存在のようでいて、遊べば孤独になるし、
一人になれば、妄想に耽《ふけ》って悪だくみばかりを考える。
いつも友を求め、オトナの魂胆を見抜いて、
誰と「ぐる」になればいいのか、こっそり決めている。
そんな少年の憂鬱な浪漫《ロマン》がたまらない。

目次

第三章　大人になりたくない

第四章　菫色の悪だくみ

第五章　憂鬱も悲哀も憧憬も

第六章　わが少年期の日々

第一章　失われた時へ

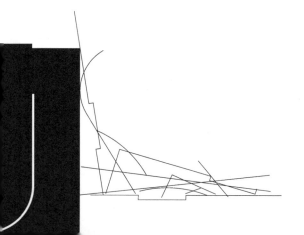

ジャック・プレヴェール『金色の老人と喪服の時計』
中勘助『銀の匙』
石川啄木『一握の砂・悲しき玩具』
マルセル・プルースト『失われた時を求めて』
トルーマン・カポーティ『遠い声 遠い部屋』

ゴムの匂いとゼンマイ仕掛け
よくない子だって、かまわない

ジャック・プレヴェール

金色の老人と喪服の時計

小笠原豊樹訳　大和書房　一九七七
Jacques Prévert: Choses et Autres 1972

ゴムの匂いがしている。金色のシンバルが鳴っている。カフェ・デ・スポールではボーイが走り回って、子供たちの柘榴《ざくろ》シロップに金色のストローを二本ずつ挿した。流しの楽団がぶんじゃか通りすぎて、老人がゼンマイ仕掛けの玩具《おもちゃ》をテーブルの上で歩かせている。

一九〇六年、パリの西のヌイイ・シュル・セーヌ。六歳だった少年ジャック・プレヴェールは、突然に出現したモロッコのお祭りに目をまんまるにして息を呑《の》んでいた。音楽喫茶プランタニアでは歌い手が「ぼくは神経衰弱だ」と唄い、父が「これはハヤリなんだ」と言って大笑いした。だぶだぶでピカピカの服を着た道化師たちは、いつもはらはらすることばかりしてくれた。射的場のとなりは見世物小屋で、三つ耳や一本足の怪物が出たり入ったりしていた。

ブーローニュの森はいつもお祭り騒ぎだ。馬術大会では馬が歯をむいて笑い、滝をかたどった照明が光り、池ではボートレースが開かれていた。小さな汽車にトコトコ乗って馴化園《じゅんかえん》（動植物園）に行けば、そこは一日中がサーカスなのだ。

もっと遠くの練兵場に連れていってもらったときは、そこいらじゅうがすっかり活動写真だらけの西部劇の町になっていた。体の全身を青く塗りたくった男がいて、見物客から小銭を投げてもらっていた。あの青い男は寂しそうだったけれど、いまどうしているんだろう。

ジャット島にもよく行った。そこは密漁者たちが住んでいる島で、父は淩《さら》い屋に一目《いちもく》おいていた。むろんジャック少年も敬礼をした。お兄ちゃんとゴーフルを食べ、甘草水《ココ》を飲んでいると、まるで海賊の王様の気分になっていた。これで帰りがけにジプシーの大型馬車に会えれば、もう死んだっていい。そんな少年を、お母さんは綺麗な目でいつも笑って包んでくれた。お母さんはすぐに顔を赭《あか》らめる人だったけれど、その薔薇のような顔は絵の中の女王様のようだった。どんな映画女優よりはるかにカッコよかった。それでも母はいつも家族と猫のルベの世話を完璧にしてくれていた。そういう母がシャンソンを唄うと、誰の心もきっと澄んできた。

　君よ疑いめさるなよ　とわに変わらぬわが心
　一日《ひとひ》かぎりの恋などは　まことの恋とはいえませぬ

だけどやっぱりパリがすごいのだ。デュファイエルの店ではピカピカの安物がいくらだって月賦で買えたし、「野牛フィルム」や「三角フィルム」のポスターで有名な映画はいつだって見られた。

ジャック・プレヴェールはこうして少年時代を夜露やビー玉の光のようにひとつひとつ思い出している。本書に収録されている『幼い頃』の場面集である。

プレヴェールは小学校しか出ていないけれど（十五歳には商店や百貨店で働いていた）、子供が夢中になるパリとそのまわりのとびきりスペクタクルのことなら、どんなことでもくまなく知っていた。プレヴェールの先生とは、そうした見世物や安物たちや澄んだ目をもつ人間たちだった。

プレヴェールが良き父・佳《よ》き母に育てられたであろうことは、本書の随所から石鹸の香りのように伝わってくる。猫のルベがいなくなったときは、父親が黙ってオペラ座の裏通りで拾った猫を連れてきて、ジークフリートと命名してくれた。「オペラ座だからな」と言う父親を、ちょっと照れくさそうに描写するプレヴェールの文章は馨《かぐわ》しくも、いかにも誇らしげだ。

父親はオペラコミック座の近くにあった「プロヴィダンス」という大きな保険会社に勤めていた。ほとんど一年中をダブルの背広で通し、冬は山高帽を夏はカンカン帽を、それ以外は格子縞《じま》のおしゃれな鳥打帽をかぶっていた。これだけでも充分に森茉莉《まり》の『父の帽子』(筑摩書房→講談社文芸文庫)に匹敵する父親像が描けているのだが、ほんとうは役者になりたかったらしいのになれなかったので、いつも『モンテ・クリスト伯』(岩波文庫)の最後のセリフ、「待つことだ、希望をもつことだ！」を口にしていたというあたりは、なんともいじらしい。

けれどもその父親が機嫌がよくないときは、エミール・ゾラの『パリの胃袋』(藤原書店)の幕切れの、「この紳士と称する奴ら、なんたる悪党だろう！」を乱発していたというのは、もうそれだけで極上の少年文学なのである。

プレヴェールのように「幼な心」に熱心な人たちはどんな国にも、どんな時代にも、どんな職業にもいる。童話作家やマンガ家たちも、その才能をもっている。けれどもプレヴェールのように、子供のころの畏敬の相手をその後も片時も離さずに作品の抽斗《ひきだし》に入れつづけた作家は、そんなにはいない。

ぼくはその代表作をマルセル・カルネの《天井桟敷《さじき》の人々》のなかに見る。あの映画のシナリオを書いたのがプレヴェールだった。あの作品を「やさしい目」だとか、「ありのままの表現」などと見てはならない。天井桟敷にいるような貧しくも明るい連中にも一丁前の喧嘩や矛盾や見栄が突き出していて、そこをどう描写するかということが苦心の真骨頂なのだ。かれらは〝おかまいなしの連中〟なのだ。そういう連中がつかう言葉に対して、ここが勝負どころだが、プレヴェールは子供時代に感じた「変な連中に対する畏敬」を捨てずに、それでもなお変な感じを滲《にじ》み出させたのだ。

なぜプレヴェールは〝変な感じ〟がうまいのか。少年時代に目をまるくした光景を、そのまま七七歳で肺癌で死ぬまで後生大事にしていたからだ。それらの光景をいつまでも曲芸のように愉《たの》しいものにして、その記憶のアーカイブを大人たちにもゴムの匂いと金色のシンバルをくっつけて遊ばせたからだ。

交流も存分だった。だいたい徴兵先のリュネヴィルで出会ったのがイヴ・タンギーだ。駐留先のコンスタンティノープルは戦時中とはいえ異国情緒の軍事サーカスのようで、不安と浪漫が一緒くただった。そこでマルセル・デュアメルと出会った。マルセルはのちの編集者である。

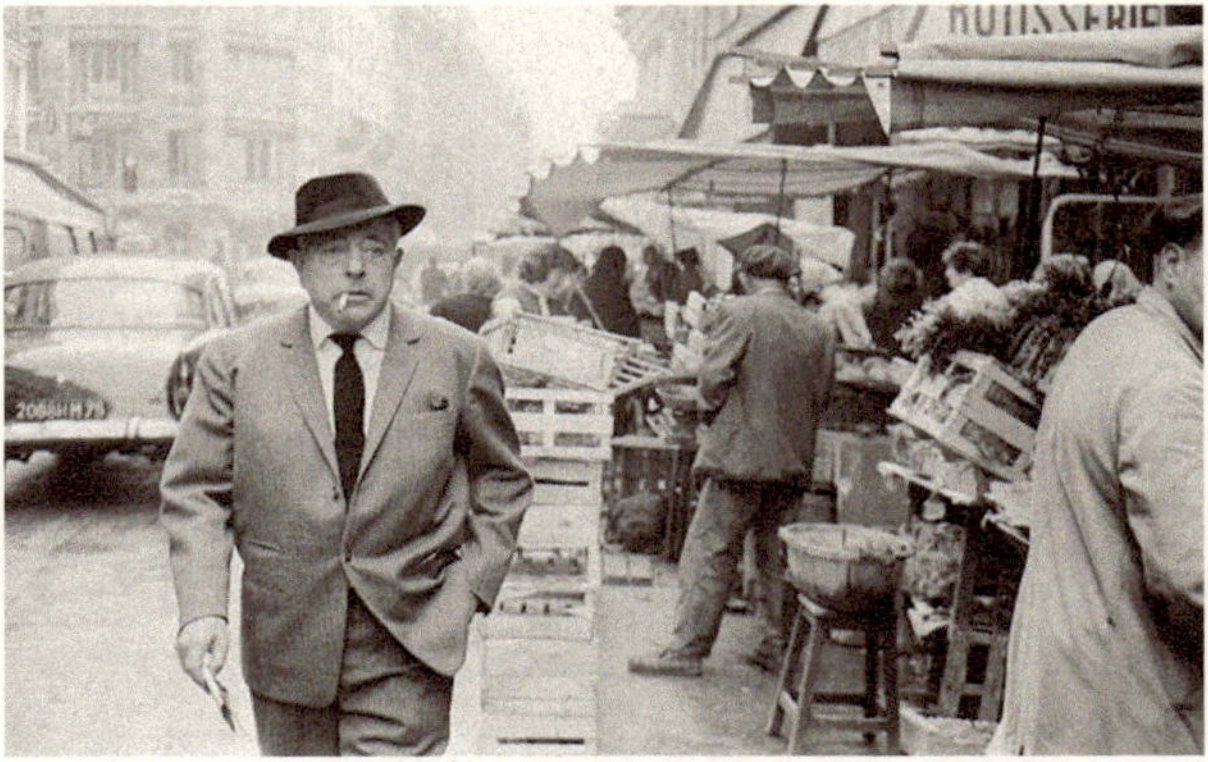

(Photo by Giancarlo BOTTI/Gamma-Rapho via Getty Images)

ジャック・プレヴェールは、パリのとびきりの人々とも“天井桟敷の人々”とも交わった。脚本家としてはセリフの名手と言われた。初めての著書『パロール』はパリっ子たちにずっと愛された。その肖像写真は必ず咥え煙草だ。

プレヴェールにはとても仲のいい弟がいた。弟もゼンマイ仕掛けな奴だった。一九二二年にパリに戻ってからは、その弟ピエールが映写技師をすることになった映画館にマルセルと三人で入りびたり、二年後にはモンパルナスでみんなで同棲を始めた。こんな愉しそうなアジトを友人たちも放ってはいない。アンドレ・ブルトン、ルイ・アラゴン、フィリップ・スーポー、ロベール・デスノス、ミシェル・レリス、レイモン・クノーらが入れ替り立ち替りやってきた。けれどもその連中がしたり顔で「シュルレアリスム」を標榜《ひょうぼう》しようものなら、プレヴェールはこっそり抜け出して、タンギーやデュアメルらと映画づくりに遊んだのである。

シャンソンだって作るつもりではなかった。撮影所仲間のジョゼフ・コズマがプレヴェールの書きちらしを好きに作曲した。それが五〇曲にもなって、イヴ・モンタン、エディット・ピアフ、ジュリエット・グレコ、マルセル・ムールジが唄ったのだ。どれもこれも「きらきらした憂鬱《メランコリー》」ばっかりだ。

本書にはプレヴェールの変な感じをよくあらわした作品がいくつか入っている。シリーズ名がいい「よくない子のための お話」という連作のなかの『キリンのオペラ』を紹介しておきたい。

キリンは口がきけないので、歌はアタマのなかに閉じこめられている。だからその歌の調子が狂っていないかどうかは、キリンの目を注意深く見つめる必要がある。ところが最近になってキリンの数が減ってきた。人間がキリンを殺すからである。なぜ殺すかというと、その毛皮を着るためだ。

その日もキリンの毛皮を着た老人が勇ましく道を歩いていた。向こうからもう一人の老人が歩いてきて、二人は昔の知り合いだったことに気がついた。「いやあ、奇遇ですな」「いまは何を仕事にされているんですか」「キリンですよ」「なるほど、なるほど、キリンはいいや」。このとき二頭のキリンが広場を黙って横切った。

そこへキリン老人の息子がやってきた。銃をもっている。息子はキリンを発見してたちまち興奮したようだ。「出てこい、キリン」と叫ぶやいなや引き金を引いた。キリンは倒れ、息子はそこに足をかけ写真を撮った。突然に息子の顔が蒼白になっていった。息子はそのまま倒れて数年間、眠ったままになった。眠っている息子は死んでいるようで、死んでいるキリンは眠っているようだった……。

こういう寓話は、ちょっとやそっとでは書けない。童話ではないし、ブラックユーモアでもないし、批評でもないし、応援でもない。それなのに、ここに憂鬱きらきらのジャック・プレヴェールがちゃんといる。

なんとも妙味な「よくない子のためのお話」には、そのほか『駝鳥《だちょう》』『羚羊《カモシカ》の生活より』『島の馬』『檻《おり》のなかの若いライオン』などがある。これらも、イヨネスコでも別役実でもないことがすぐわかる。どちらかといえば宮沢賢治や牧野信一だろうけれど、やはりそこはフランスの民衆芸能的なグロテスクとエスプリがある。なにしろプレヴェールは、あのシャンソン《枯葉》と《バルバラ》の作詞者だった。

第七八八夜　二〇〇三年六月四日

参照千夜

一五四夜：森茉莉『父の帽子』　一二二〇夜：デュマ『モンテ・クリスト伯』　七〇七夜：ゾラ『居酒屋』　六三四夜：アンドレ・ブルトン『ナジャ』　一三八夜：レイモン・クノー『文体練習』　九〇〇夜：宮沢賢治『銀河鉄道の夜』　一〇五六夜：牧野信一『ゼーロン・淡雪』

お母さんもガラクタも
みんな抽斗《ひきだし》の中に入っている

中勘助

銀の匙

岩波文庫　一九三五　角川文庫　一九八九

私の書斎のいろいろながらくた物などいれた本箱の抽匣《ひきだし》に昔からひとつの小箱がしまつてある。それはコルク質の木で、板の合せめごとに牡丹《ぼたん》の花の模様のついた絵紙をはつてあるが、もとは舶来の粉煙草でもはいつてたものらしい。なにもとりたてて美しいのではないけれど、木の色合がくすんで手触りの柔いこと、蓋をするとき　ぱん　とふつくらした音のすることなどのために今でもお気にいりの物のひとつになつてゐる。

なかには子安貝や、椿の実や、小さいときの玩《もてあそ》びであつたこまこました物がいつぱいつめてあるが、そのうちにひとつ珍しい形の銀の小匙のあることをかつて忘れたことはない。それはさしわたし五分ぐらゐの皿形の頭にわずかにそりをうつた短い柄がついてるので、分《ぶ》あつにできてるために柄の端を指でもつてみるとちよいと重いといふ感じがする。私はをりをり小箱のなかからそれをとりだし丁寧に曇りを拭つてあかず眺めてることがある。私がふとこの小さな匙をみつけたのは今からみればよほど旧《ふる》い日のことであつた。

明治がいよいよ終焉にさしかかった夏、野尻湖の湖畔で二七歳の男が一気に少年時代の記憶に戻って文章を綴った。中勘助《なかかんすけ》である。なにもかもに絶望したわけではないけれど、世の中の文化や流行や思想のぐだぐだには頼みの綱とするものがほとんどないことを感じていた男は、ひたすら自分の幼少年期の日々を綴った。それが『銀の匙《さじ》』の前篇である。

それまで中勘助は詩歌を愛読していたものの、散文にはたいして関心をもってこなかった。一高から東京帝国大学に入ったときは英文科だったのを国文科に鞍替《くら》えしたし、一高・東大ともに夏目漱石に習っていたけれど、作文をすると誤字が多すぎて漱石に注意されていたほどだった。そのあいだに父が死に、兄が発狂した。

銀の匙とは、少年時代の勘助が本箱の抽斗《ひきだし》にガラクタとともに入れていた銀製の小さなスプーンのことである。その銀の匙を大人になった勘助はときおり出してはめそめそ手でさわっている。

なぜそんなふうに銀の匙が懐かしくなっているかというと、このスプーンは少年期のある日、古い茶箪笥《ちゃだんす》の中の鼈甲《べっこう》の引き手のついた抽斗をおそるおそる開けたときに風鎮だの印籠《いんろう》だの根付《ねつけ》だのと一緒に出てきたもので、母にそれがほしいと願い出たところ許しをえて貰《もら》ったものだった。母はどうして銀の匙がそこに入っているのかを話してくれた。それは……という調子で淡々と、少年期、いや幼年期の日々の物語を綴りはじめた。野尻湖畔での執筆である。それが『銀の匙』になった。

その書きっぷりは、恬淡《てんたん》として暗く、清冽にして儚《はかな》く、憂慮を帯びていて妙致、全文が真情溢《あふ》れる心地にさせるとともに、ついに帰らぬ少年の記憶を遠くへ運び去る文意に満ちたものになった。

勘助は『銀の匙』を漱石に見てもらった。漱石は子供の世界の描写として未曾有のものであることにすぐ気がついた。文章が格別にきれいで細かいこと、絶妙の彫琢《ちょうたく》があるにもかかわらず、不思議なほど真実を傷つけていないこと、文章に音楽的ともいうべき妙《たえ》なる響きがあることなどを絶賛し、これを「東京朝日新聞」に連載させた。大正二年のことだ。当時のこれはという連中が驚いた。

たとえば和辻哲郎は、どんな先人の影響も見られないと称え、それが大人が見た子供の世界でも、大人によって回想された子供の世界でもないことに感嘆した。まさに子供が大人の言葉の最も少年的な部分をつかって描写した織物のようなのだ。

　こんな感じだ。「私は家のなかはともかく一足でも外へでるときには必ず伯母さんの背中にかじりついてたが、伯母さんのほうでも腰が痛いの腕が痺《しび》れるのとこぼしながらやっぱしはなすのがいやだったのであろう。五つぐらいまでは殆《ほとん》ど土のうえへ降りたことがないくらいで、帯を結びなおすときやなにかにどうかして背中からおろされるとなんだか地べたがぐらぐらするような気がして一所懸命袂《たもと》のさきにへばりついていなければならなかった……」。

　今度久々に読み返して（おそらく三十年ぶりだったとおもう）、昔に読んだ印象をはるかに凌駕するものを感じた。

　なんというのか、大人でなければ書けない文章なのだが、あきらかに子供がその日々のなかで感じている言葉だけをつかっている。そこがうまい。子供の気持ちをつかんでいるからではない。ぼくもそうだったし多くの子供がそうだろうとおもうのだが、子供というもの、だいたいのことはわかっているものだ。大人の矜持《きょうじ》も大人のインチキも大人の狼狽《ろうばい》もわかっている。一葉の『たけくらべ』（岩波文庫ほか）の美登利と信如にして、すでにそうである。けれども、それはやはり大人の描写で、言ってみれば、ジャン・コクトーの『怖るべき子供たち』（角川文庫・岩波文庫）なのである。

ところが、勘助のはそうではない。少年の心そのまま、少年の魂に去来するぎりぎりに結晶化された言葉の綴れ織りなのだ。大人がつかっている言葉のうちのぎりぎり子供がつかいたい言葉だけになっている。


こういう芸当ができたというのは、尋常ではない。ここには詳しく書かないが、きっと中勘助のどこか尋常ではない生き方に関係がある。とくに兄の金一との確執、義姉の末子や恋人たちとの愛憎がそうとうに深かった。『提婆達多《でーばだった》』や『犬』を読むと、その葛藤と苦悩がよくわかる。

しかし『銀の匙』はその葛藤と苦悩を免れている。ということは、これは一種のネオテニー文学なのだ。仮にもし、そのような生き方に左右されずにこのような散文を書く者がいるとすれば、それは真に「文芸の幼年性」に到達した者であるだろう。ネオテニーというのは生物学で「幼形成熟」のことをいう。動物が幼年期に環境適応するためにあえて早熟の因子を発達させるのである。

後篇の『銀の匙』のほうは大正三年に比叡山に籠《こも》って書かれた。いまは岩波文庫となった『銀の匙』に収録されている。漱石は前篇以上に絶賛した。

勘助はその後、『提婆達多』『犬』『街路樹』『鳥の物語』『蜜蜂』などを書くが、文壇的にはずっと孤高に徹した。ぼくはインドの聖者が女に溺《おぼ》れて犬に堕《お》ちながらも、その女に食われていくという『犬』が好きである。女は回教徒に犯されても男を慕い、聖者はその女を犯してともども犬になるのだが、女が聖者を食い殺したとたんに魔呪が解けてラストシーンになっていく。中島敦や藤原新也につながるものがある。

なお、この千夜千冊の文章を書いた数ヵ月後、平凡社ライブラリーから富岡多恵子さんの『中勘助の恋』が上梓《じょうし》された。ぼくが知らなかったことがいっぱい綴られていて、ときに勘助の実像を知りすぎてしまったきらいもあったのだが、結果、さらに勘助に共感することになった。

第三一夜　二〇〇〇年四月十二日

参照千夜

五八三夜：夏目漱石『草枕』　八三五夜：和辻哲郎『古寺巡礼』　六三八夜：樋口一葉『たけくらべ』　九一二夜：コクトー『白書』　一〇七二夜：アシュレイ・モンターギュ『ネオテニー』　三六一夜：中島敦『李陵・弟子・名人伝』　一六〇夜：藤原新也『印度放浪』

己が名をほのかに呼びて涙せし
十四の春にかへる術《すべ》なし

石川啄木

一握の砂・悲しき玩具

新潮文庫　一九五二

どんよりと
くもれる空を見てゐしに
人を殺したくなりにけるかな

やや遠きものに思ひし
テロリストの悲しき心も——
近づく日のあり。

誰《た》そ我に

ピストルにても撃てよかし
伊藤のごとく死にて見せなむ

唐突に何かを打擲《ちようちやく》するような、いささか加撃的な短歌をあげてみた。静かに激震を引き受けているのがしんしんと伝わってくる。

啄木は灰色の精神のテロリストで、ココア色の魂のアナキストであった。そういう心情をもっていた。『紙上の塵《ちり》』という文章には、昔の日本の書生にははっきり「天下国家といふ庫《くら》」があり、キリスト教にも「神様といふ庫」があったと書いて、その庫《くら》にあたるものがわれわれにはなくなったのではないかと感想しているし、『所謂《いわゆる》今度の事』には「無政府主義といふのは詰《つま》り、凡《すべ》ての人間が私慾を絶滅して完全なる個人にまで発達した状態に対する、熱烈なる憧憬」と定義した。アナキズムが「熱烈なる憧憬」だったのである。『ココアのひと匙』には有名な次の詩句がある。

はてしなき議論の後の
冷めたるココアのひと匙を啜《すす》りて、
その薄苦き舌触りに、
われは知る、テロリストの

かなしき、かなしき心を。

啄木の思想は僅《わず》かな生涯のなかで、アレクサンドライトの光のように散乱し、変遷している。初期には仏教にもキリスト教にも惹かれているし、高山樗牛《ちょぎゅう》が抄訳したニーチェにも憧れていた。日露戦争前後では、日清戦争のときには好戦的だった「平民新聞」が非戦・厭戦《えんせん》・反戦に転じても、戦争は必ずしも罪悪ではないと断じて、愛国心を滾《たぎ》らせていた。

その後は一方でクロポトキンに傾倒し、アナキズムを愛し、他方でハルビン駅頭の伊藤博文暗殺に哀しんだ。冒頭に掲げた「誰そ我に／ピストルにても撃てよかし／伊藤のごとく死にて見せなむ」はそのときの心情を詠んでいる。

ついで大逆事件がおこると、「時代閉塞《へいそく》」に陥っている日本社会全体を相手どって怒りに苦悩した。教育についても痛哭《つうこく》に吠《ほ》えた。ぼくがかつて瞠目《どうもく》した『林中書』には「日本の教育は人の住まぬ美しい建築物である。別言すれば、日本の教育は教育の木乃伊《ミイラ》である」「小学校教育を破壊しなければならない」と書いている。

こうした思想や悲憤や弾劾をあらわす歌が多かったわけではなかった。そういう歌をのこすにはあまりに早く死にすぎた。思索を深めきれず、詩歌を彫琢しきれなかった。行動をおこす日々もない。夭折《ようせつ》した啄木からそこを読みとるべきなのは、われわれのほうなのだ。近藤典彦の『国家を撃つ者――石川啄木』（同時代社）など、読むといい。

今夜は七月七日の七夕である。千夜千冊の千夜目が七夕だった。千夜目を七夕にしたくて、そうした。良寛と炎に飛び込む兎のことを書いた。それを一年目とすると今夜で三年目になった。早いものだ。去年の七夕はどうしたかというと、一〇四八夜として白秋を書いた。

今年の七夕、つまり今夜は千鳥ケ淵《ちどりがふち》の二期ギャラリー「冊《さつ》」で「松岡正剛・千夜千冊展」が始まる。求龍堂の「千夜千冊全集」は版元の都合で十月の刊行になったのだが、当初は七月刊行予定になっていたので、それに合わせた「千夜千冊展」がすでに予定されていたのである。ちょっとした書画とオブジェによる手わざ遊びを展示する。小品ながらも書は納得がいくものが書けた。見ていただきたい。井上ひさしさんのお嬢さんの井上麻矢さんがキュレーションをしてくれている。昨夜はオーナーの北山ひとみさんと展示にいろいろ手を加えた。

書のひとつに《黒》という字を選んだ。見てもらうしかないけれど、「黒」とも「赤」とも読めるように書いた。書きながら、啄木の「ぢつとして黒はた赤のインク吸ひ堅くかわける海綿を見る」という歌を思い浮かべていた。

というようなことがあれこれあって、今夜を啄木にしてみたのである。採り上げる一冊は全集でも歌集でもよかったが（詩集や小説はあまり好んでは読めなかった）、最後まで啄木を支援しつづけた金田一京助編纂《へんさん》の新潮文庫の一冊にした。

啄木は本名を石川一《はじめ》という。二六歳二ヵ月で死んだ。二七歳に満たないとは、まことに悲痛である。啄木は白秋とは一歳しかちがわない。けれども白秋は昭和十七年まで詩魂をそれなりにまっとうし、啄木は明治の終焉とともにまるで断頭台の露と消えるかのように、この世を去った。

肺結核だった。その短い日々のなかでつねに見えない敵と戦っていた。「かく弱き我を生かさず殺さざる姿も見せぬ残忍の敵」という歌がある。その「残忍の敵」との日々をいささかふりかえりたい。

陸奥《みちのく》に葛原対月《かつらはらたいげつ》という名僧がいた。盛岡の名刹《めいさつ》龍谷寺の住職になった。曹洞宗だ。啄木の父の石川一禎《いってい》はその禅僧の対月を少年期から慕っていた。啄木の母はその対月の妹だった。一禎は岩手郡平舘《たいらだて》の農民の五男で、早々に養子先に預けられ、そこから曹洞宗大泉院に託されて育った。

やがて対月の妹を世話してもらい、明治二十年の春に岩手郡の渋民村《しぶたみむら》の宝徳寺に入った。啄木はその一年前に貧しい仏門に生まれたのである。

渋民村は盛岡よりまだ北に二〇キロほど行ったところにある。奥州街道のごくごく小さな宿場だった。啄木が生前に書いた唯一の新聞連載小説の『鳥影』には、「人通りの少い青森街道を、盛岡から北へ五里、北上川に架けた船綱橋といふを渡つて六七町も行くと、若松の並木が途絶えて見すぼらしい田舎町に入る。両側百戸足らずの家並の、十が九までは古い茅葺勝《かやぶきがち》で、屋根の上には百合や萱草や桔梗が生えた、昔の道中記にある渋民の宿場の跡がこれで、村人はただ町と呼んでゐる」とある。

寒村だ。それでも雑貨屋・床屋・呉服屋・荒物屋などはあったらしく、近代が捨て去った生活があった。そのかわりそこは姫神《ひめかみ》山系の山裾《やますそ》で、前には岩手山が大きく望め、しばらく行くと北上川の清流が輝いていた。

いま渋民村は盛岡市玉山区になっていて、一九七〇年には石川啄木記念館が開設された。北隣りに古い二階建ての農家があって、そこは啄木が盛岡尋常中学を中退して、いっとき過ごしたところだ。畳の間は一畳。農家の隣りが渋民尋常小学校の遺構になっていて、小さな教室が見られる。見ているとなんとも茫然《ぼうぜん》としてくる。

啄木は渋民村にずっといたわけではない。実のところは田舎には閉口していた。自分で「東京病」と名付けていたほどに都会に憧れていた。それにもかかわらず、村を離れると啄木の望郷の念は時を追えば追うほど名状しがたく募った。そして、こういう歌がのこされた。

かにかくに渋民村《しぶたみむら》は恋しかり
おもひでの山
おもひでの川

やはらかに柳あをめる
北上の岸辺目に見ゆ
泣けとごとくに

岩手山
秋はふもとの三方の
野に満つる虫を何と聴くらむ

まるで望郷のためにそういう村に育ったと言いたくなるほどだが、実際にも啄木は九歳で父母の膝下《しつか》を離れて盛岡に行った。高等小学校に入るためで、伯父《おじ》の工藤常象のところに寄宿した。明治三一年には盛岡尋常中学校に進み、そこで生涯の盟友・金田一京助と、のちに結婚する堀合節子と出会った。

歌を詠みはじめたのはそのころである。すでに花明の雅号をもっていた早熟の金田一が与謝野鉄幹と晶子の「明星」に投稿していた。「明星」は明治三三年に結社された新詩社から刊行していたのだが、金田一少年は早々にその社友になっていた。誇らしげだった。中学三年のとき、少年啄木もつられていっぱしの社友になった。さっそく晶子の『みだれ髪』を貪《むさぼ》り読んだ。当時の歌「見ずや雲の朱《あけ》むらさきのうすれうすれやがて下りくる女神のとばり」など、晶子そっくりだ。

啄木は節子に淡い恋心を抱きつつ、歌に耽り、しだいに学業を疎《おろそ》かにするようになった。そのうちカンニングがばれて、卒業があやしくなってきた。このときやけっぱちになって作った歌が「明星」に載った。啄木は狂喜する。白蘋《はくひん》と号した。「血に染めし歌をわが世のなごりにてさすらひここに野にさけぶ秋」。

明治三五年、十六歳の啄木は上京を決意する。憂鬱きわまりない東京病少年なのである。行く先はひとつしかなかった。鉄幹と晶子を訪ねた。「人生の高調に自己の理想郷を建設せん」という意気込みになっていた。短い生涯のあいだ、啄木はのべつ失望し、のべつ高揚する青年だったのだが、このときはさすがに故郷を捨てる気分と節子との別れはせつなく、次の歌をノートに書きとめている。

岩を踏みて
天の装ひ　地のひびき
朝の光の陸奥《みちのく》を見る

鉄幹と晶子は憂鬱少年啄木を温かく迎えた。そうではあったが、新詩社に屯《たむろ》する岩野泡鳴・相馬御風・高村光太郎はやたらに巨《おお》きく見えた。晶子と鉄幹を恋争いしたという山川登美子もいた。みんなキラキラしている。

そうした東京文化の渦中、啄木は猛然と歌を詠み、貪欲に文学に走った。バイロン、シェイクスピア、トルストイ、イプセンを唸りながら読み、鷗外が訳したアンデルセン『即興詩人』を読みおわった日の日記には「飄然として吾心を襲ふ者、ああ何らの妙筆ぞ」と書きとめた。

ここで最初の不幸がやってくる。中学時代の攻めこんだ日々がたたって高熱と頭痛に襲われるようになった。襲ったのはバイロンやアンデルセンや病気だけではなかった。あっというまに借金もたまった。

知らせをうけとった父は驚いて、裏山の栗の木をあわてて檀家に売った二〇円の金で上京し、青息吐息の啄木を連れ帰った。「人生の高調に自己の理想郷を建設せん」とした意気込みはたった四ヵ月で挫折してしまったのである。東京病はまさに病いを高じさせた。痩《や》せ衰えた自身の姿を啄木鳥《きつつき》になぞらえ、ここから石川白蘋は「石川啄木」になる。独特の自嘲もここから始まった。

ほほけては藪かけめぐる啄木鳥《きつつき》の
みにくきがごと我は痩せにき

渋民村に戻った啄木は、体が回復するとともに創作意欲が旺盛になっている。こういうところは切り替えが早い。「明星」に『沈吟』八首を投稿したのをきっかけに『愁調』という五篇の詩も発表した。

啄木がいったい歌を得意としたのか（歌ばかりすぐ作れるというのは気がひけると感想を漏らしていた）、詩に賭けていたのか（つねに詩人としての過剰な矜持《きょうじ》を持っていた）、それとも小説家になりたかったのかは（何度も小説への意欲を吐露している）、いまなお議論が分かれるところだが、このときは初めて自身の内に眠る詩人性に気がついたようだ。今夜はそのことを強調する気はないけれど、しかし少なくとも二六歳の生涯のなかでは、自身の才能の本格とは出会えなかったと思われる。

故郷に帰った啄木を駆り立てたことが、もう二つほどあった。ひとつは堀合節子との念願の結婚である。病身と傷心の啄木を心やさしく慰め、励ましつづけたのは節子だった。反対を押し切り、啄木は結納にこぎつけた。

もうひとつは、意外なことにアメリカ行である。これまであまり取り沙汰《ざた》されてこなかった啄木のアメリカ願望はたちまち挫折するのではあるが、いっとき夢中になった計画だった。

アメリカ願望に火を付けたのは野口米次郎の詩集『東海より』(From the Eastern Sea)である。野口は志賀重昂《しげたか》の影響もあって十八歳でアメリカに渡り、すでに日米両国で詩人として名をなしていた。「日本」を海の向こうから謳《うた》うということをやってみせた最初の詩人だ。かのイサム・ノグチの父親にあたる。啄木はそのヨネ・ノグチにめっぽう憧れた。何でも憧れ、そのすべてに失意したのが啄木なのではあるけれど、野口米次郎への憧れは尋常ではない。

こんなふうに書いている。「我近頃、しきりに太平洋の波のかなた、ロツキイの山彙《さんい》走る自由の国に参りたく、夜な夜な思ひに耽り居候」。

姉崎正治に宛てた手紙だ。姉崎は明治六年生まれの姉崎嘲風《ちょうふう》のことで、イギリス・ドイツ・インドに留学した宗教学者だ。ハーバード大学で日本文明講座をもった最初の日本人でもある。高山樗牛《ちょぎゅう》とともに「帝国文学」を主宰し、ニーチェを称揚する国粋主義者でもあった。少年期に仏教環境のなかで育った啄木には、嘲風姉崎正治はつねに師匠であった。

それにしてもアメリカ行とは啄木らしくない。らしくはないし、このあとも述べるように、たしかに啄木はその貧困ゆえにつねに行き当たりばったりのアナーキーな行動ばかりとったのであるが、そこにアメリカ的自由が混入していたということは、啄木を語るうえでは見逃せない。おそらく渡米が叶《かな》ったとしてもきっと失望するだけだったろうとは想うけれど（内村鑑三や有島武郎やのちの竹久夢二のように）、それでもアメリカもまた啄木の分身になりうるものだったのである。

ここで啄木の身辺を新たな不幸が襲った。父の一禎が宗費を滞納したのを理由に宝徳寺の住職を罷免されたのだ。およそ生活能力がからっきしの啄木は、それなのに父母を養わざるをえなくなる。結婚などとうてい無理そうだった。

やむなく啄木はまだ諦《あきら》めきれないアメリカ行と処女詩集の刊行の目処《めど》をつけに、ふたたび上京した。岩手山は雪に覆われ、節子が黒沢尻まで送ってきた。

明治三八年の正月は旅順《りよじゆん》陥落で日本中が沸き立った。アメリカ行にも詩集刊行にも失敗した啄木は、それでも日露の戦勝には気分が高揚したようだ。花電車にも乗り、新詩社の新年会にも駆けつけている。このあたり、あいかわらず意気が揚がったり消沈したりの、どこか懲りないところが目立つ。

詩集は五月に小田島書房が引き受けた。『あこがれ』と題した。上田敏の序詩、与謝野鉄幹の跋《ばつ》、石掛友造の装幀が飾った。啄木はこれは売れるにちがいないと確信して（またまた自信過剰になって）、印税を結婚資金にあてがうつもりで媒酌人やらを手配する。故郷に錦《にしき》を飾るつもりで結婚式の日取りも決めた。

けれども詩は一部で注目されたものの、まったく売れなかったのである。啄木はまたまた落胆し、都落ちのつもりで盛岡に帰るしかないと腹をくくった。

ちなみに『あこがれ』を、ぼくは買わない。日《ひ》夏耿《なつこう》之《の》介《すけ》がいう「イミテイションがうまずぎる」という意味ではなく、詩としてつまらない。突起性もない。それでも啄木の心情は打ち水のような言葉になっている。それがたとえば『枯林』の第三連によくあらわれている。「をはり」「くれ」「落ちて」が「さびしみ」なのである。

さびしみに胸を捲かれて
うなだれて、黄葉のいく片
猶のこる楢の木下《こした》に
佇めば、人の世は皆
遠のきて、終滅《をはり》に似たる
冬の晩《くれ》、この天地に、
落ちて行く日と、かの音と、

我とのみあるものにも似たり。

さて、ここからの啄木こそデラシネきわまりない放浪の啄木だ。一所不在の啄木だ。壮絶な啄木だ。

上野を発《た》った啄木は仙台で途中下車すると、何を思ったのか、土井晩翠《ばんすい》を訪ねたり、友人たちに会ったり、「東北新聞」に原稿を書いたりしながら大泉旅館に宿をとり、十日ばかりを過ごしている。日取りの決まっている結婚式が迫っていたにもかかわらず。なんとか晩翠夫人から一五円をせしめてやっと盛岡に向かうのだが、そこでは下車せずに好摩駅にまで行ってしまう。

こうして「新郎のいない結婚式」がおこなわれてしまったのだ。節子は泣きじゃくるばかり。まさに花嫁人形と化した。

常軌を逸している。前代未聞である。いかにも寂しい。「さびしみ」だ。なぜこんなことを仕出かしたのか。啄木にはプライドがあったのだ。一家を養う者としての体裁があったようだ。それが目の前で破綻《はたん》していく姿を人目に晒《さら》したくないという行動に走らせた。が、こんな勝手な行動はまだ序の口だった。

やっと盛岡に姿を見せた啄木を、節子も親族もよろこんで迎え、二人は盛岡の帷子小路《かたびらこうじ》に四畳半を求めて新婚生活に入る。啄木、十九歳である。もう少年ではない。こんな四畳半暮らしでは啄木のプライドは落ち着かない。だから「狭いながらも楽しいわが家」は嫌だった。またもや借金をすると、加賀野の磧町《かわらまち》の一軒家に転居した。

　さすがに友人たちは呆《あき》れた。媒酌人になった上野広一は啄木との交際を断つと通達してきた。中学以来の親友の小沢恒一も、これ以上同様のことを続けるなら君とは敵として闘うしかないと言ってきた。

　それでも啄木の矜持は挫《くじ》けない。啄木の名声に引かれて近づく東北の文学青年たちを前に、文芸雑誌を創刊する計画を見せる。雑誌「小天地」である。鉄幹・岩野泡鳴・正宗白鳥・小山内薫・綱島梁川《つなじまりようせん》に原稿を依頼もした。雑誌は大信田落花が費用を負担したので一号目は出たのだが、あとが続くわけはない。啄木は借金をさらにふくらませて動きがとれなくなり、ついに渋民村に戻ることにした。啄木の日々はこうした寄せては返す憂鬱のリフレインなのである。


　原郷に帰ってきた啄木が選んだ職業は渋民小学校の代用教員だった。月給は八円。校長と訓導と女教師と啄木の四人の小学校。女教師（上野さめ子）はクリスチャンだった。それでも啄木は「日本一の代用教員」であることを自負した。

　もとより教育には一家言をもっていた。とくに教育勅語が気にいらない。その日々は有名な『渋民村より』にも綴られているが、こんな歌も書いた。「わが村に／初めてイエス・クリストの道を説きたる／若き女かな」。

啄木は日本の「教育の仮面」を剝《は》ぎ取りたいと思っていた。そこで独自の教え方をほどこし、放課後には英語まで教えようとした。その一方では、鼓腹撃壌を甘ったるい旋律にのせた自作の歌を生徒たちに歌わせてもいた。

自主の剣《つるぎ》を右手《めて》に持ち
左手《ゆんで》にかざす愛の旗
自由の駒に跨《また》がりて
進む理想の路《みち》すがら
今宵　生命《いのち》の森の蔭《かげ》
水のほとりに宿かりぬ

ぼくは啄木のこうした教育観をどこかで少しくらい議論したいと思うのだが、ここでは追いかけない。ただ、そこにはのちに宮沢賢治が教育に熱情をふるったことの先駆があらわれていると思っていることだけ、告げておきたい（賢治の教育観については九〇〇夜に書いておいた）。

教育に義憤をもっていたので代用教員をしてはいたが、文学の夢も捨てがたい。夏休みには上京して東京の文芸界を観察し、自分が小説を書けばこの程度の水準なら覆せると思いこんでいた。漱石と藤村だけは学殖のある新作家だが、あとはみんなダメだと日記に書いたりもしている。

そこで急激に小説を書きはじめた。『雲は天才である』がその処女作であるが、途中で飽きたのか、未完のまま『面影』や『葬列』を書いた。いずれもそんなに上出来の作品ではなく、これじゃ売れないだろうという感想をぼくももったが、案の定、啄木は小説家としてはまったく認められなかった。

結局、代用教員の日々も小説の日々も一年すらもたない。やむなく啄木はいったん浪漫主義から這《は》い出て別の日々に脱出するという方向を模索する。

そこへ事件がおこった。父の一禎が罷免を解かれて宝徳寺に復帰できるようになったのだが、一家の窮状を見かねて突如として家を出てしまったのだ。蒸発である。啄木はその日の日記に「我家の記録の中で極めて重大な一日であった」と綴り、「一家は正に貧といふ悪魔の翼の下におしつけられて居る」と書いた。これではリアリズムにめざめるしかなかったろう。

学校をやめた啄木は北海道へ行く。節子と生まれて五ヵ月の乳飲み子(京子)を盛岡の実家に戻し、妹を小樽の姉の家に行かせることにして、函館をめざした。まさに絵に描いたような一家離散だった。函館青柳町の松岡蕗堂のところへ転がりこんだ。明治四十年五月四日のことである。

石をもて追はるるごとく
ふるさとを出《い》でしかなしみ
消ゆる時なし

北方の洗礼をうけることになった啄木はどうしたか。五月十一日に紹介された函館商業会議所は二十日間でやめた。六月十一日に始めた弥生尋常小学校の代用教員は一ヵ月でやめた。七月七日に節子と京子を函館に呼んだ。八月十八日には函館日日新聞に勤めた。「月曜歌壇」なるものをおこして、歌の講釈を書いた。

ところが一週間後、東川町の出火がおりからの大風に煽《あお》られて町を嘗《な》めつくし、函館は全市の三分の二を焼失した。函館日日新聞社も焼け落ちた。みんな、いっときの職を求めて札幌に動いた。啄木も九月十四日には札幌に入り、北門新報の校正係にありついている。月給は一五円だった（こんなふうに短時日しか函館にいなかった啄木だが、いま立待岬《たちまちみさき》には啄木と石川家の墓があるし、函館図書館には啄木文庫が開設されている）。

校正係は二週間で終わった。新たに創刊される小樽日報に移った。月給は二〇円。妻子と母を呼ぶことにした。このとき一緒に小樽に動いたのが野口雨情であったことは、すでに七〇〇夜に書いた。それが九月末のこと。啄木と雨情は三面を担当して張り切るのだが、十二月二十日に社内の紛争に巻きこまれて（自分でも意図的にかかわって）、退社ずる。やはりのこと、三ヵ月ももたなかった。仕事ができない男なのだ。

啄木は妻子と母を小樽に残したまま年末年始を了《お》えると、最果ての釧路《くしろ》に旅立っていく。職場を釧路新聞に移したのだ。明治四一年一月二一日、夜の九時三〇分に着いた釧路は町も雑木林も海も真っ白だった。

さいはての駅に下り立ち
雪あかり
さびしき町にあゆみ入りにき

釧路の啄木についてはさまざまな憶測が語られてきた。文芸欄と政治欄を担当した啄木は町の新規名士であって料亭にも出入りできた。小奴という芸者と馴染《なじ》みとなり、看護婦の梅川ミサホや寺の娘の小菅まさえなどとも交際した。それなのに三月二八日、啄木は釧路を去った。新聞社での人間関係がうまくいかなかったのだ。どんな職場でも問題をおこしつづける男だったのである。

一年足らずの北海道滞在は、かくして不首尾をかこった。新たに親しくなった宮崎郁《いく》雨《う》（歌人で節子の妹の夫）はやはり啄木は東京で勝負すべきだと説いた。啄木には胸元から口元まで社会に対する苦情と不満と絶望がいっぱいつかえていたが、それによって切りこむべき土俵はやはり東京にしかないと思われた。

啄木一家の死活を懸けての最後の東京暮らしがこうして始まった。その帝都東京では「明星」の時代が去り、自然主義文学が燎原《りょうげん》の火のごとく広まりつつあった。啄木の「国」は北へ東へひたすら動きまわったのである。

飄然《ひょうぜん》と国を出《い》でては飄然と
帰りたること
既に五度

啄木が最後の賭けに出た中央文芸界では劇的な世代交代が進行していた。一〇四八夜の白秋、九三八夜の吉井勇のところにも書いたように、北原白秋・吉井勇・長田秀雄・木下杢太郎《もくたろう》らが袂《たもと》を連ねて新詩社を脱退してしまっていた。

鉄幹には往年の覇気はなく、晶子が一人気を吐いているだけ、歌壇の風も明星派から伊藤左千夫らの根岸派に移りつつあった。こういう時期の文芸界を収められるのは鷗外くらいのもの、実際にも鷗外は観潮楼に歌会を催して、文芸界がガラスのように割れるのを防ごうとしていた。

しかし啄木はまず生活しなければならない。どこに勤めてもダメだから、小説が一番実入りがいいのでそれに自分の気持ちを向けるのだが、あいかわらず評判はよくない。「夏目の『虞美人草《ぐびじんそう》』なら一ヵ月で書ける」と踏んだのに、試みに書いてみた『病院の窓』も『天鵞絨《ビロード》』も、「新小説」の後藤宙外《ちゅうがい》にも「太陽」の長谷川天渓にもまったく受けなかった。そのころ作家の川上眉山《びざん》が自殺する（国木田独歩《どっぽ》は病死する）。啄木はそういう作家たちの死がいよいよ他人事《ひとごと》ではないと思いはじめていた。

住処《すみか》は金田一京助が助けて、本郷菊坂町の赤心館の一室を用意してくれた。けれども家賃は払えない。六月十二日、金田一が見るにみかねて冬服を質において一二円を用立てた。啄木はそれで下宿代を払うのだが、さすがにこんなことではまずいと思う。赤心館の名が泣いていた。

やはり、歌か。啄木は眉山の死がまだ周辺に漂う六月二三日の夜、意を決して歌を作りはじめ、二五日までに一四一首の歌を書きなぐっていった。それが『一握の砂』に収録された数々の歌である。『一握の砂』の巻頭は次の三首になっている。

東海の小島の磯の白砂に

われ泣きぬれて
蟹《かに》とたはむる

頰《ほ》につたふ
なみだのごはず
一握の砂を示しし人を忘れず

大海にむかひて一人
七八日《ななやうか》
泣きなむとすと家を出でにき

たいしてうまくはない。格調があるわけでもない。独創的でもない。けれども、このようにしか詠めない、こういうふうに言うしかないというものが五七五七七状にひりついている。

歌われているのは「悲想」「哀切」「孤愁」「憂鬱」である。啄木の歌はたいていの歌が回想か想定だから、この「悲想」「哀切」「孤愁」「憂鬱」は思い返したその時その場の感想のリプレゼンテーションであって、現実から放たれた言葉ではない。実際、これらの歌は東京で詠んだ。だから「東海の小島の磯」は函館の大森浜かもしれないし、野口米次郎の『東海より』が転んでやってきたのかもしれない。「一握の砂」がどこの海岸かもはっきりしない。どこの東海の砂であれ、啄木にとっては歌が卒然《そつぜん》と手元を離れていけばよかったのである。もとより啄木の「国」は動きまわるものだったのだ。それが啄木の〝一握の国家〟というものだったのだ。

それにしても、歌はできたが家族をどうするか。やはり歌では何も食べられない。体も蝕《むしば》まれるばかりだ。そこへ宮崎郁雨から手紙がきて、これ以上、節子さんと京子ちゃんとお母さんを放ってはおけないと言ってきた。郁雨は現金書留で一五円を送って、どんな片隅でもいいから一家が一緒になりなさいと促した。一人でさえ苦しい生活は、これでどんづまりの極貧を一家が分けあうところまで追いこまれた。

耐えられない節子が盛岡の実家に帰ってしまったのは十月二日である。啄木は妻子の家出に愕然《がくぜん》とする。それまで啄木はどこか人生をとことん甘く見くびっていた。しかしこのたびの愕然は心底のものだったようだ。「泣き沈む六十三の老母を前にして妻の書置読み候心地は、生涯忘れがたく候。昼は物食はで飢を覚えず、夜は寝られぬ苦しさに飲みならはぬ酒飲み候」と新渡戸仙岳（のちの教育者）への手紙に書いた。

もはや啄木が敵とするべきは、社会が自分にもたらした窮状になったのである。灰色の精神のテロリストに、ココア色の魂のアナキストになるしかなくなっていた。

明治四二年の「スバル」（鷗外が引き受けた明星派とパンの会を合流させた雑誌）十二月号に、啄木は「きれぎれに心に浮かんだ感じと回想」を寄せ、国家と道徳の関係を詰問した。また同じころに「食ふべき詩」を東京毎日新聞に寄せて、これからの詩歌は「実人生と何等の間隔なき心地」をもって作られるべきだと書いた。

自分への叱責でもあった。社会と啄木はまさに敵対せざるをえなかったのだ。松本健一は『石川啄木』（筑摩書房）に「近代がムラから誘い出した詩人」として、それゆえにまた「近代の大衆が実感する詩歌を歌った詩人」として、啄木が国家と社会の反対のほうへ傾いていった理由を描いている。

翌年、幸徳秋水らの拘束逮捕が世間を騒がせた。大逆事件の開幕である。啄木はこの事件に心を動かされ、ノートに『時代閉塞の現状』を綴る（生前未発表）。明治四四年は二六歳、死の前年で腹膜炎で入退院をしていた一年だが、啄木は頻《しき》りにクロポトキンをはじめとするアナキズム文献に耽り、大逆事件の背景の解読に心血を注いでいる。

しかしもはや生活も身体も最期の状態を告げていた。節子の実家と絶縁し、郁雨とも義絶、節子も啄木への不信をあらわにした。

一月、母が喀血《かっけつ》し、三月に世を去った。一ヵ月後の四月十三日午前九時三〇分、啄木も死んだ。死に立ち会ったのは父と節子と若山牧水だけだった。それからまもなく明治大帝が崩御し、乃木希典《のぎまれすけ》夫妻が自害した。鷗外が愕然として「簡浄」に転回していったのは、それからまもなくだ（これについては七五八夜『阿部一族』に書いておいた）。

死後、土岐哀果《ときあいか》（善麿）が奔走して、『悲しき玩具《がんぐ》』が刊行された。まことに恐ろしい題名だが、「歌は私の悲しい玩具である」という章句から採られた表題だ。友人たちがこれしかあるまいと選んだ題名だ。遺品に残っていた歌も加えられた。「呼吸《いき》すれば、胸の中《うち》にて鳴る音あり。凩《こがらし》よりもさびしきその音！」というものだ。

が、啄木はあえて死ぬことを望んでもいたようだ。いや、こういうときは「死を臨む」と綴るべきだろう。こんな歌もある。「看護婦の徹夜するまで、わが病ひ、わるくなれとも、ひそかに願へる」。

啄木の歌は、そのスタイルからみれば薄田泣菫《すすきだきゅうきん》と蒲原有明《かんばらありあけ》の亜流であろう。啄木は名うての修辞者であったのだ。一首を三行に分かち書きするようになったのも、土岐哀果のローマ字歌集『ＮＡＫＩＷＡＲＡＩ』の踏襲である。

しかしそうではあるものの、啄木の歌はまさに「編集の歌」であったとも言いたい。たとえば三行の分かち書きには、啄木独自の構想が動いていた。『一握の砂』は啄木生前に刊行された歌集であるが（東雲堂刊行）、その初版本を見ると、そこには五号活字がそれまでにない行間で三行組になっていることがわかる。ぼくはそのことを日本近代文学館が復刻した東雲堂初版本を見るまで知らなかったのだが、手にとってみてハッとした。啄木が活字を組んだのではないかというほどの新しい組なのだ。一首三行一頁二首の仕立て組。こんな歌集はなかったのだ。

考えてみれば、啄木は函館と小樽と釧路で新聞活字にとっくんでいたのだった。余白と行間とは十全に格闘してきた詩歌人だったのだ。ならば啄木は、たんに土岐哀果を踏襲していただけではなかったのである。句読点を歌に含ませることも、考えたすえのことだったのだ。おそらくはのちの釈迢空《しやくちようくう》（折口信夫）の『海やまのあひだ』、宮沢賢治の分かち書き、俳諧における高柳重信の句集まで、その余波は響きつづけたと思われる。

セマンティックスの編集だけではない。シンタックスもタイポグラフィも、句読点も啄木は編集し、意匠した。較ぶるべきはステファヌ・マラルメなのである。

もうひとつ、感想がある。啄木はたえずロマンティックな革命に憧れ、それをこえて革命の挫折に憧れ、さらにそれをこえて革命のはかなさに憧れていたということだ。

これは陳腐だろうか。陳腐であろう。革命が砕けていく浪漫なんて、どう見ても陳腐である。しかしながら、この陳腐を啄木は正面突破して散りぢりにした。いや、社会主義も無政府主義も知らないころから、啄木は革命の失敗を感覚の尖端において知っていたというべきだろう。啄木は、どの歌もどんな人間の日々の断片にも思い当たるようにし、そういう断片がこれを読む者の胸に突き刺さる瞬間に、そのことにすら失望していることを詠んだのである。さらにいうのなら、そのようにしか詠まない啄木が、すでにその歌から自分が追いやられていることを感じているのだ。

この瞬間の去来と、残像の悔恨を、たとえば次の歌などから感じることができる。物騒なことにもキスにも他人の横顔にも、啄木はじっとしていられなかったのだ。

何か一つ騒ぎを起こしてみたかりし、
先刻《さつき》の我を
いとしと思へる。

かなしきは
かの白玉のごとくなる腕に残せし
キスの痕《あと》かな

人がみな

同じ方角に向いて行く。
それを横より見てゐる心。

こんなところが啄木への七夕追悼であるが、最後に次の一文を引用しておきたい。『巻煙草』の中にある。「浪漫主義は弱き心の所産である。如何《いか》なる人にも、如何なる時代にも弱き心はある。従つて浪漫主義は何時《いつ》の時代にも跡を絶つ事はないであらう」。そして啄木は、次のように結んだのだ。「最も強き心を持つた人には最も弱き心がある」というふうに。

ぼくはスティングの《フラジャイル》のボリュームを静かに上げて、次の一首を読みなおす。

己《おの》が名をほのかに呼びて
涙せし
十四の春にかへる術《すべ》なし

第一一四八夜　二〇〇六年七月七日

参照千夜

一〇二三夜：ニーチェ『ツァラトストラかく語りき』 九四一夜：ダニエル・ゲラン『神もなく主人もなく』 一〇〇〇夜：良寛『良寛全集』 一〇四八夜：北原白秋『北原白秋集』 九七五夜：井上ひさし『東京セブンローズ』 一六二五夜：井上麻矢『夜中の電話』 二〇夜：佐藤春夫『晶子曼陀羅』 六〇〇夜：シェイクスピア『リア王』 五八〇夜：トルストイ『アンナ・カレーニナ』 七五八夜：森鷗外『阿部一族』 五八夜：アンデルセン『絵のない絵本』 七八六夜：田中一光構成『素顔のイサム・ノグチ』 二五〇夜：内村鑑三『代表的日本人』 六五〇夜：有島武郎『小さき者へ』 九〇〇夜：宮沢賢治『銀河鉄道の夜』 五八三夜：夏目漱石『草枕』 一九六夜：島崎藤村『夜明け前』 七〇〇夜：野口雨情『野口雨情詩集』 九三八夜：吉井勇『吉井勇歌集』 六五五夜：国木田独歩『武蔵野』 一〇九二夜：松本健一『日本の失敗』 五八九夜：若山喜志子選『若山牧水歌集』 一四三夜：折口信夫『死者の書』 九六六夜：マラルメ『骰子一擲』

「ぼく」と「私」と
コンブレーと仮面舞踏会

マルセル・プルースト

失われた時を求めて

鈴木道彦訳　集英社　全十三巻　一九九六〜二〇〇一

Marcel Proust: À la Recherche du Temps Perdu 1913—1927

今夜はプルーストである。早稲田の仏文科に入ったのはプルーストをフランス語で読みたかったからだった。同級生に波野クン（のちの中村吉右衛門）がいた。それなのにその野望は叶わず（語学力が追いつかず）、結局は伊藤整や井上究一郎の訳で読んだ。今夜は鈴木道彦個人全訳の『失われた時を求めて』を選んだ。

原文をクリアできなかったのにこんなことを言うのも横着だが、鈴木道彦による編訳二巻本『失われた時を求めて』（集英社）はよくできていた。この二巻本が出たころだったと思うのだが、ジル・ドゥルーズの『プルーストとシーニュ』（法政大学出版局）をちょうど読んだばかりだったので、むずむずして久々に原作を読みたくなったのだ。ふつう、要約やダイジェストといえば隙間や行間がどこかへ消えてなくなってしまうのだが、鈴木の訳芸はそこをちゃんとつくっていた。井上訳よりも洩《も》れていくものが少ない。ちなみにドゥルーズは『失われた時を求めて』を文学機械とみなし、記憶と現在意識と創作的出来事の差異を自律的に吸収反復していく装置になっていると言った。たしかに差異を吸収している。けれども、そこばかりを強調するのは、愉しんで読んだのかどうか、心配になった。

ぼくも、いまさらこの大作を紅茶にひたしたプチット・マドレーヌの味や、敷石に躓《つまず》いて思い出したヴェニスの寺院の石段から話すつもりはない。だからそのかわりに、いくぶんプルースト風に静岡の一軒のカフェの話から書くことにする。以下、プルーストの「私」と松岡正剛の「ぼく」が脈絡に応じてまじっていく。あしからず。

その店は「コンブレ」という名の店で、静岡に残るただ一軒の倉俣史朗《くらまたしろう》のデザインによるカフェである。ぼくはその呉服町の店へ、甲賀雅章クンという地域文化のリーダーに誘われて初めて行った。ぼくも壇上に参加したデザイン・シンポジウムの二次会場にあてられたカフェだ。

外階段を上がって店に入ったとたん、亡くなっていた倉俣さんが透明樹脂の色椅子をいじっている姿が蘇ってきた。そして、ああそうだ、そうかもしれない、こういうことかと思ったのだ。それは『失われた時を求めて』の発端が「私」の故郷コンブレー（コンブレ）への回帰から始まっていたということに符合していて、プルーストはあの長すぎる記憶の物語の冒頭で、コンブレーは狭い階段で結ばれた二つの階でしかないとか、夕方の七時にしか存在していないなどと書いていたことが、ほんの一瞬だが、静岡の店の嬌声《きょうせい》につながったからだった。

カフェ「コンブレ」は静岡中のデザイナーがみんな集まってきたかというほどに混雑していた。ぼくは次々に見知らぬデザイナーたちから声をかけられながら、倉俣さんの「時」を追憶しかけては、そのまどろみを破られていた。そしてなんだか急に納得して、ぼくも騒然たる夜の盛り上がりの一員になっていった。

その納得というのは、いつか書くかもしれないプルーストをめぐるぼくの断章は、この静岡県服町の一脚の透明な色椅子に始まってもいいだろうなということ、また、どこかでエットーレ・ソットサスや内田繁のデザイン人生に大きな重なりを見せている倉俣史朗は、このように人々の根源的な郷愁を引きつけた遊びを各地の内装のなかでしつづけているだろうという納得、あるいは川崎和男や井上志保がそのことを書きたくてしかたのないほど空中に浮かんでいる倉俣史朗の意匠とは、この夜の密集にも沈黙しつづける「失われた時」のことだったのかというような、そういう納得だ。

そのときである。立席者がひしめく満員のフロアーの片隅から一人の初老の男がにこやかに近づいてきて、ぼくの腰に手を触れたのだ。そして、こう言った。「コンブレって、いいでしょ。ここ、あたしの時間なのよね」。

コンブレーは「私」が幼年時代を過ごした田園の村である。そこには、「われわれ」もそのように幼年時代の一点を思い出せばきっとそうであるように、二つの散歩道があって、ひとつはスワン家の方へ、もうひとつはゲルマント家に向かっていた。

ユダヤ人で株式仲買業で、ジョッキー・クラブの伊達《だて》男とよばれていたスワンには一人娘のジルベルトがいて、「私」はジルベルトを見かけたときから初めて異性を感じた。これは横浜山手町の「ぼく」の家の隣のエンジェリカ・レリオにあたっている。一方のゲルマント家にはゲルマント公爵夫人がいて、「私」の内なる高貴なものに震える何かを象徴していた。「ぼく」の少年期には残念ながらそういう高貴な夫人は見当たらないが、もしかしたらそれは母であり、もしかしたらそれは足利《あしかが》からお菓子をわんさと持ってときどき遊びに来てくれた正子さんであるかと思われた。

やがて少し長じた「私」はパリに出て、「ぼく」は京都から横浜に出て、スワン家に出入りする。この思い出のなか、つねにヴァントゥイユのピアノ・ソナタが流れている。ここでは述べないが、この作品では、たいてい音楽と絵画が決定的な役どころをもって

「私」の記憶を遠くに運ぼうとしているのだ。

ここまでが第一部「スワン家の方へ」で、かつてこのタイトルをもじって、土方巽《ひじかたたつみ》が《澁澤《しぶさわ》さんの家の方へ》という暗黒舞踏会を開いたものだった。

ところで、コンブレーをこのように切れ切れに思い出したプルーストである「私」は、これらのことを、半ばまどろみながら、半ばベンガル花火を見るように、「私」のすべての面倒を見てくれているフランソワーズの柔らかい手のなかで、睡神《すいしん》モルフェウスのふるまいのように辿《たど》っているだけなのである。この記憶を辿る手法のなかには、すでにプルーストの入念な実験が始まっていた。それこそは倉俣史朗や内田繁が試みた「記憶という方法」の、最初の最初の、まだ湯気が出ているような先駆であった。

こういうことは、もちろんしばしばくりかえされている。「ぼく」にとっても静岡呉服町の夜半の記憶には、そのどこかに痩身《そうしん》で楚々《そそ》とした仁科玲子の姿が交じっていて、そのときはうんと遠くにいた彼女が、いつしかまわりまわって「ぼく」の事務所にくるようになったのは、あるときセーヌ川の船の上でのパーティで、「そろそろだよね」と、何が「そろそろ」かを示さない会話をほんのちょっとしたことが機縁となっていて、そこからプルースト的ブーメランが「われわれ」の頭上をぐるぐると飛んだのだった。コンブレはその船上にも、赤坂稲荷坂《いなりざか》の三階のぼくの小さな書斎にもあったわけである。

第二部「花咲く乙女たちのかげに」では、いささかこれみよがしな数々のサロンが登場する。なかでもヴェルデュラン夫人のサロンは特別で、スワンは娼婦《しょうふ》オデットとともにここに出入りする。

「私」は、それまではまるでお伽《とぎ》の国の主人公だったスワン夫妻とも、お目当てだったジルベルトとも、親しくなった。ブーローニュの森のなかの遊園地にも一緒に行くことになった。スワン夫人はまるで世の中の「美の種類」を集めているようだった。おばあさんと一緒に出掛けたノルマンディの避暑地バルベックの海岸では、ゲルマント家の人々とも出会った。そこには貴公子ロベール・ド・サン＝ルーと、その伯父《おじ》の社交界の大立者シャルリュス男爵がいた。

ここでの第二章「土地の名・土地」は第一部でも同じ章立てがもうけられていたのだが、プルーストがこの作品全篇をこめてゲニウス・ロキの解読にあたっていることをあらわしている。プルーストは「付近」というゲニウス・ロキを先取りして文学にしてみせた張本人だったのだ。

ゲニウス・ロキとは地霊のことである。そうしてみればいまならこう言ってのけられるはずなのだが、倉俣史朗のデザインの本来は、この「付近」をこそコンセプトにしたデザインだったということなのである。

さて、ある日、「私」は海岸で華やかな少女たちの一団と遭遇し、そのことに強い印象をうけた。彼女らは光を発する彗星集団のようだった。すでに「われわれ」がフェリーニやヴィスコンティの映像で教えられてきた、あの花のような一団だ。

画家エルスチールになんとか仲介してもらい、「私」はその少女の一団の一人アルベルチーヌと知り合うようになった。彼女は「ぼく」が五色沼で出会ったトチハラにちがいない。理想の少女と出会えた「私」の心は激しく高揚していたが、アルベルチーヌは「私」の柔らかな接吻を拒み、そのうちバルベックに雨の季節がやってきて、どこかへ出発してしまった。「私」の夏の季節が終わったのだ。

こうしてプルーストは「名」の記憶を過ぎて、少しずつ「物」の世界を思い出していく。呉服町にも朝がくる。「ぼく」のトチハラは銀色の東横線を自由が丘で降りたまま、いなくなった。

第三部は「ゲルマントの方」である。「私」の家族がゲルマント家の館の一部に引っ越したのだ。これはいくぶん寂しいことで、コンブレーの散歩道の向こうに輝くゲルマント家の幻想はこれでもろくも壊れていった。

けれどもゲルマント公爵夫人のしだいに若返るかのような美しい容姿だけは、あいかわらず「私」の心をときめかせた。夫人の甥で好ましい性格のサン＝ルーに頼み、「私」は夫人の行く先々に姿をあらわしたいと思うようになっていた。サン＝ルーにはユダヤ人の娼婦との恋の問題がある。

その一方、「私」にはそのようなゲルマント家の変化を話してみせるフランソワーズの言葉づかいがヒントになって（たとえば「気の毒がる」をラ・ブリュイエールのように「出し惜しみする」という意味でつかう）、くすくす笑いながらも、これらのエクリチュールの変化をフランソワーズぐるみで愛するようになっていた。そのうち「私」のおばあさんが死んだ。最後は一枚の毛布すら沖積世の土砂のように重かったらしい。

そんなときアルベルチーヌが「私」のところに訪れてきた。家というものは奇妙なもので、人々はそこに誰が住んでいるかという格式によって、その家と交際をしたがる。「私」はアルベルチーヌとついに接吻をし、そういうものなのだろうと思うけれど、そこからは一転して、にわか仕立ての恋人のような関係になっていった。このころから、シャルリュス男爵がどうにも理解しがたい言動をとりはじめた。

第四部「ソドムとゴモラ」にさしかかったとき、まだ触知してない何かがやってきたという気持ちになった。

シャルリュス男爵は男色家だったのである。仕立屋のジュピアン、ヴィオロン弾きのモレルに熱をあげている。すでに『禁色《きんじき》』を読んでいた「ぼく」は、最初は三島のソドミズムのほうが強烈で、むしろプルーストは軟弱に見えていた。のみならず稲垣足穂《たるほ》のA感覚からすれば、ワイルドやコクトーやジュネはともかくも、プルーストはどう見てもゲイ感覚の王城からずれていた。しかし、このような感想はやっぱり早計で、プルーストがとんでもない葛藤を用意していたことがすぐにわかってきた。

ひとつは、シャルリュス男爵の恋の相手の脚は華麗なキャミソールをからげてこの世のものともつかぬほど美しく、その顔は未知のスパニッシュダンサーのように妖艶になりうることを「私」が目撃してしまったということ、もうひとつは、どこかアルベルチーヌには妖しい秘密があるらしいことを感じてはいたのだが、そのアルベルチーヌにも同性愛の傾向があったということだ。

さすがに「私」はこの葛藤に苦しんだ。嫉妬もした。あまりの嫉妬に、情けないことに「私」は母にアルベルチーヌと結婚する許しを乞うた。「私」は泣いていた。

すでにプルースト派には知られていることであるが、プルーストは若い母にはいつも恋情をもっていた。そして、これをこそいまさら言っておかなくてはならないが、プルーストは男色の囚人だったのである。このことについては最近になって原田武の『プルーストと同性愛の世界』（せりか書房）が刊行され、囚人としての一部始終があからさまに証《あか》されている。

第四部は、こうした妖しい出来事が、ラ・ラスプリエール荘を中心に目眩《めくるめ》く夜会のように繰り広げられる。「時」はいつだってこんなふうに時ならず連打された夜の節会《せちえ》でおこるのだ。「ぼく」の少年期のばあいは、それは決まって高倉押小路の家か、法然院か詩仙堂か、もしくは寺町の「スマート」という喫茶店での出来事だった。

さて「ぼく」は、第五部の「囚《とら》われの女」のところで、しばらく『失われた時を求めて』を読むのを中断していた。その後にぽつぽつ続きを読んだものの、中断のせいか、ほんとうにこの部分がそうなのかはわからなくなっているのだが、ここで「私」がアルベルチーヌを監視し、閉じこめるようにして暮らし（つまりは「私」が十九世紀末ストーカーのはしりになって）、あげくにアルベルチーヌが失踪してしまうというのは、どうも納得のしがたい展開に見えたのだ。

同じく第六部「消え去ったアルベルチーヌ」も、失踪したアルベルチーヌが落馬して死んだという噂を聞いたというだけでは、何かが充実しなかった。「私」はさすがに絶望するのだが、「ぼく」は絶望とはほど遠い。「私」がこの絶望から逃れるのには、「私」の中のアルベルチーヌの記憶を消し去っていくしかないというのも、腑《ふ》に落ちない。まして、そのためには自分の死というものを、記憶の一般性に拡散していけばいいというプルーストの判断も、承服しがたかった。

が、どのようなきっかけかは忘れたが、おそらくはアルベルチーヌが自動ピアノの「ピアソラ」でヴァントゥイユの曲を「私」に聞かせているくだりあたりから少しずつというこことだったと思うけれど、「ぼく」はまたプルーストの〝旋法〟に嵌《は》まっていったのである。のみならず、このあたりからプルーストのこの叙述の方法に、「記憶という方法」や「方法としての記憶」がぴたりと狙いどおりに進んでいることに、わくわくするようになっていた。

記憶と忘却の関係とはどういうものなのか。記憶にも方法があるのだが、きっと忘却にも方法がある。どのように忘れるかということが、「われわれ」の現在をつくっているわけなのである。倉俣史朗もこの両方を駆使したうえで、「コンブレ」や、そして未詳倶楽部が白石加代子とともに訪れた東京湾岸天王洲《てんのうず》のビル最上階の、あの「ラピュタ」を意匠したはずだ。「われわれ」は何かを忘れさせてくれるデザインに、たいてい時間を感じるものなのだ。

最後の第七部は有名な「見出《みいだ》された時」である。ここではすでに、かつては貴公子の、いまは「私」の親友となったロベール・ド・サン＝ルーがジルベルトと結婚していて、それなのにロベールが不毛な情事に耽って、妻のジルベルトを苦しめていることになっている。不毛な情事とは、またもや同性愛のことである。すでに第一次世界大戦が始まっていた。

プルーストである「私」はここまで書いてきて、自分の文学的才能に本気で思い悩んでいる。体もすぐれず、サナトリウムでの療養生活でもしないといられないほどの体調とノイローゼになっていた。そこでパリを発つことにした。

パリは戦火に見舞われ、かつての社交界は没落の一途を辿っていった。新たな輝きは、ひたすら消費を誇るプチ・ブルジョワジーか、ヴェルデュラン夫人とボンタン夫人の手中に落ちた。それでもシャルリュスはいよいよ凄惨《せいさん》に、いよいよ倒錯を深めてやまない。ジルベルトを悩ませつづけたサン＝ルーは愛国者となり、ワーグナーの思いに匹敵する戦争をなしとげるのだという気概のもと、前線であっけなく戦死した。

こうして、さしもの戦争も終わりを告げたのである。全員が病気だったのだ。しかし、いったい何が終わりを告げたのか。「私」の心は索漠としたままであり、何も前途に見えるものなどなかった。「ぼく」は銀座の中島商事ビルにいた未亡人に誘惑されるがままだった。

時間が流れた。「私」はすっかり追憶からも現実からも遁《の》がれたままにいる。そこへ一枚のマチネー（午後の集い）の招待状がきて、ゲルマント太公妃の屋敷に赴いた。

どうやら仮面舞踏会が開かれているようだ。屋敷の前で車を降りた「私」は、ふと中庭の不揃いの敷石に躓いた。そのときである、その感覚がヴェニスの寺院の敷石の感覚に通じ、そのままヴェニスについてのすべての記憶が蘇《よみがえ》り、自分でも信じられないほどの大きな歓喜が体を満たしたのだ。それはプチット・マドレーヌの味が幼い日々のコンブレーを蘇らせたのと、まったく同じ連動連想の現象だった。

プルーストは書く。皿に匙の触れる音、ナプキンの固い手ざわり、髪から零れる香油の匂い、コンブレーの眼鏡屋……。いや、いや、もっといくつもの触知を並べていたが、これらはすべて過去と現在をまたいでそこにありうるものなのだ。こうして、「われわれ」は超越的な時間のなかに溶け合えるのだ。「私」はついに確信できた。

「ぼく」もわかった。ジル・ドゥルーズは『失われた時を求めて』はシーニュの生産のための文学機械だと言ったけれど、いやいや、それだけではない、ドゥルーズは見落としている。この方法こそが芸術というものにかつて見いだされたことのないものをひそめていたということを。そこには「クオリアの文学」ともいうべきが萌芽《ほうが》していたということを。

ゲルマント家のサロンでは、すでに変わり果てた知己《ちき》の顔が雑然と戯れていた。みんなが仮面をかぶり、みんながかつての役割を脱いだのだ。そこには「時」があるばかりで、静岡の「コンブレ」同様に、昨日と明日の区別のつかない人々が酔いしれていた。そこへジルベルトと故ロベールとのあいだに生まれたサン＝ルー嬢が紹介された。「私」

はハッとした。この少女の裡《うち》にこそ「スワン家の方」と「ゲルマント家の方」の両方の散歩道が重なっているではないか。「私」はその両様のイメージを見た。

これですべての準備が終わったのである。もう何も新しく加わる必要はなくなった。「私」は忠実なフランソワーズに愛され、世話をされ、しだいに近づきつつある死の床で、いよいよ念願の『失われた時を求めて』に取り組もうと思っている……。

マルセル・プルーストは一八七一年にパリ郊外のオートゥイユに生まれた。父方の敬虔なカトリックの家系はイリエにあって、ここがコンブレーのモデルになった。

プルーストの幼年時代にとって、その精神に大きな影響を与えたのはブーローニュの森から帰って始まった喘息《ぜんそく》である。ぼくの妹がひどい喘息だったので（いったん死にかけた）、この発作が何をもたらすかはよくわかる。

コンドルセ中学では、プルーストは半分を文才に、半分をシャンゼリゼなどで戯れる乙女にひたすら見とれることに費やした。十七歳で社交界への出入りをスタートすると、プルーストは生涯の半分以上を、この社交スタイルで貫いた。すなわち、サロンの夫人に次々に憧れ、どこかで新たな恋に出会うことばかりを考えた。ぼくの中島商事ビルの未亡人は「もう、こんなことやめましょう」と言った。

ところがちょうどオスカー・ワイルドがパリに滞在したころの二十歳前後から、プルーストは自身の内なる男色に目覚めた。ついでは二二歳のとき、審美倒錯詩人にして世紀末頽廃《たいはい》の代表者であって、かつ名だたる男色伯爵でもあった三八歳のロベール・ド・モンテスキューを知り、「異常」に惹かれてしまっていた。モンテスキューは、御存知、ユイスマンスの『さかしま』のモデルであって、プルーストが造形した倒錯者シャルリュス男爵のモデルである。このあたりの世紀末男色事情の雰囲気については、第五七二夜の『コルヴォー男爵』にも書いておいた。ヨーロッパの世紀末は、この男色感覚がどのように都市に侵入していったかという事件簿なのである。

二十代のプルーストについて、そのほかのことでぼくが関心をもつのは、両親の庇護のもとにかなり贅沢な晩餐会を開いていること、ドレフュス事件で熱烈な弁護活動に加担したこと（アナトール・フランスの牽引のもとに）、そしてジョン・ラスキンの著作を耽読《たんどく》していることである。とくにラスキンについては、その著作を手引きにして各地の寺院をめぐり、その経済倫理学の翻訳も引き受けていった。その姿勢は当時のフランスが採用しようとしていた政教分離政策への反対表明にまで至っている。ラスキンからプルーストへ。この回路こそ、もっともっと研究されてよいものだ。

マザコン・プルーストの三十代は、母親の死が最大の事件である。その悲嘆はかなりのもので、喘息がらみでサナトリウム療養に入っている。読書をするか、運転手アゴスチネリによる自動車での寺院めぐりか、やっと書き始めた自伝づくりか、そんなことしか三十代のプルーストの関心にない。

が、プルーストはもともとバイセクシャルだったから、つねに夫人にも娘にも少女にも心を惹かれつづけた。

こうして三八歳、ある日、紅茶にひたしたプチット・マドレーヌの香りと味をきっかけに、失われた「時のクオリア」をいかに綴るかという方法的模索に入っていったのである。コンブレーはここで蘇ったのだ。この方法を思いつこうとしたことは、プルーストのこれまでの全生活の点検でもあって、その細密きわまりない点検自体が、プルーストが発明した「クオリアの文学」となったものである。

たとえば間歇《かんけつ》性の喘息症状であったことは、その記憶を間歇的に思い出すことにつらなり、その喘息にしばしば瞬間的な窒息がともなったことは、プルーストが考える文学作品は「記憶を辿る文学」ではなく、「思い出せない記憶にさえ思い出が広がる文学」というものであることを、思いつかせたのだった。

プルーストの四十代はほとんどの日々を『失われた時を求めて』に費やした。五一歳、書き継ぎに書き継いだ大作にようやく終息を感じると、プルーストはベッドの上で校正をしたまますっかり疲れ切って、呼吸困難のうちに終息していった。ぼくはその一瞬の終息を、あの夜の「コンブレ」の透明な色椅子にも見た思いがする。

第九三五夜　二〇〇四年二月十三日

参照千夜

一〇八二夜：ドゥルーズ&ガタリ『アンチ・オイディプス』　一〇一四夜：ジャン・バーニー『エットーレ・ソットサス』　七八二夜：内田繁『インテリアと日本人』　九二四夜：川崎和男『デザイナーは喧嘩師であれ』　九七六夜：土方巽『病める舞姫』　九二六夜：ノルベルグ＝シュルツ『ゲニウス・ロキ』　一四二夜：コスタンツォ・コスタンティーニ『フェリーニ・オン・フェリーニ』　一六七八夜：吉村信次郎ほか『ヴィスコンティ集成』　一〇二二夜：三島由紀夫『絹と明察』　八七九夜：稲垣足穂『一千一秒物語』　四〇夜：ワイルド『ドリアン・グレイの肖像』　九一二夜：コクトー『白書』　三四六夜：ジュネ『泥棒日記』　九九〇夜：ユイスマンス『さかしま』　五七二夜：河村錠一郎『コルヴォー男爵』　一〇四五夜：ラスキン『近代画家論』

通信販売のアコーディオンは紙と真珠貝の肺だった

トルーマン・カポーティ

遠い声 遠い部屋

河野一郎訳　新潮社 一九五五　新潮文庫 一九七一

Truman Capote: Other Voices, Other Rooms 1948

小説や随筆には文体が蠢《うごめ》く波になって、その流れにのるものたちを運んでいることがある。作家の文体はたいていはその作家の個性か隠された素性をあらわしているもので、ヘミングウェイにはあのヘミングウェイ・スタイルが、川端康成には素焼のような文体が、中上健次には地域アニミズムの熱度のような文体が、つきまとう。こういう文体はたいてい作家本人の喋《しゃべ》り方にもあらわれる。町田康《こう》の文体は町田町蔵《まちぞう》のふだんと変わらない。

作家の個性から零《こぼ》れ落ちたスタイルではない文体もある。理知的な文体、話しこむ文体、パスティーシュの文体、病理的文体、言辞にはまっていく文体、日記的文体、推理小説の文体など、いろいろだ。ゴーリキーからブレヒトへ、サリンジャーから村上春樹へというふうに、感染する文体というものもある。なかで「時の場」に冒《おか》され、「物」と「心」がつながっていく文体がある。ぼくが好きな文体だ。これは、ナラティヴの対象によって変化する。

　トルーマン・カポーティにはほぼ最初から「昼の文体」と「夜の文体」があったと言われてきた。『草の竪琴《たてごと》』（新潮文庫）や『夜の樹』（新潮文庫）はピュアな陽光が眩《まぶ》しい寓話性を帯びている「昼の文体」である。『遠い声　遠い部屋』や『ミリアム』（新潮文庫『夜の樹』収録）は裸電球で部屋の中の一つひとつの事物を少しずつ照らしているような「夜の文体」になっている。

　あとで少しだけぼくの印象を言うけれど、カポーティにはもうひとつ、『冷血』（新潮文庫）に集結した文体があって、こちらはドス・パソスのドキュメンタリーな目を犯罪心理の奥にまで照射するような文体だった。

　幸か不幸か、ぼくは「夜の文体」にかぶれた。それほど『遠い声　遠い部屋』に感応させられた。

　これが処女作かとか早熟だとか思ったのではない。あの空気の粒々のような文章に感服した。カポーティはこんなふうに少年の魂が書けるのか。町のひとつずつの描写が声を出して呟《つぶや》いているではないか。「ぐらぐらした生姜色《しょうがいろ》の家」だなんて。片隅に放置されたオブジェの書き方も手がこんでいる。「火山のようにぱっくり開いた口の中で金歯がぴかりと光り、伸びたり縮んだりをつづける小さな通信販売のアコーディオンは、襞《ひだ》のついた紙と真珠貝でできた肺のようである」だなんて。あんなに俗っぽく見えていた男に、まるで静寂から聞こえてくるエレミア書の響きのような作品が書けるのはなぜなのか。ぼくは急激にカポーティの周辺が気になってきた。

カポーティが『遠い声 遠い部屋』を書いたのは二三歳のときである。さらさら書いたのではない。各地を転々として二年をかけた。どの一行にも破綻がなく、透明度が維持されている。処女作ならこのような集中はどんな作家にもありうることなのだが、あの文体は群を抜いている。

舞台は、アメリカ南部のヌーン・シティとよばれている小さな町だ。訳せばさしずめ「白昼街区」といった町の名だ。

そこに、父親を探している少年のジョエル・ノックスがやってきて、だんだん近づきつつある大人への予感に怯《おび》えていく様子が克明に描かれる。カポーティ自身が南部の町ニューオリンズの生まれだった。両親とは四歳のときに別れたままになっている。そのため幼いころからルイジアナ、ミシシッピ、アラバマを転々とした。親戚《しんせき》の家にあずけられもした。

親戚をたらいまわしにあずけられた少年の心境はとてもびくびくしたものになる。そのくせ大人の世界に対しては鋭く、瞬時の観察を怠らない。きっと実際のカポーティは扱いにくい少年だったろう。こういう少年がそれでもしだいに年上の者を知り、少女に出会い、勝手な優しいおばさんに声をかけられていく。

どうなっていくかは決まったようなものだ。大人への恐怖をもちつつ、自身に萌芽する自我と成熟に慄《おのの》くばかりなのである。こうして傷つきやすい観察が芽生えていく。その「あわい」がたまらない。

そのようなネオテニーな少年の目で眺められた世界をどう描くのか。カポーティはそこが用意周到だった。「どんよりと曇った日だった。空は雨に濡れたブリキ屋根のようで、やっと姿を見せた太陽は魚の腹のように青白かった」というふうになる。こういう描写は随所にあらわれる。それらは、成長にとどめを刺したい少年の、フラジャイルな心の文字で綴られた「夜の文体」であって、「電気で濡れた文体」なのである。英文では頭韻や脚韻さえ踏んでいた。

一冊の本との出会いには、いろいろなことがおこる。その一冊を書いた作家や著者のほうにも、いろいろのことがおこっている。お互いさまなのだ。書き手もきわどい事情の中にいるかもしれないが、読み手もけっこう唐突にその本に出会う。その本が文学作品であっても、文学史のように読むなどということは、あまりない。そんな読者は、よほどつまらない研究者だ。

ぼくのばあいは、たまたま本屋で手にした本を読むこともあれば、評判に惹かれて読むこともある。買っておいたのにずっと放ってある本を何かの拍子で読むこともある。それがおもしろくて、ついつい同じ作家や著者をたてつづけに読むことも少なくない。問題は、その本をどの時期に、どんな気分で読んだのかということだ。その時期と気分によっては、べつのことに気をとられて、その本のおもしろさがまったくつかめず、十年以上もたってふたたび手にしてみて、しまったとおもうこともけっこうおこる。これはこれで、読者の勝手なのである。

ぼくがカポーティを初めて読む気になったのは『冷血』だった。あまりに話題になっていたからだ。

ところが、この本にはほとんどなじめなかった。当時は（一九六〇年代の後半は）、ちょうどアンチロマンやアンチテアトロなんぞを読んでいて、ずいぶんなトンチンカンなのだが、カポーティのこの作品をまるでサミュエル・ベケットやマルグリット・デュラスのつもりで読んだせいだったろう。『冷血』はかつて試みられたことがないノンフィクション・ノベルの先駆けであったのに。

それでカポーティを食べなくなってしまった。スキャンダラスな自己宣伝めいたカポーティ像も気にいらなかった。蝶《ちょう》ネクタイ、角縁《つのぶち》メガネ、低くて太った体軀《たいく》、女優の背中にやたらに手をまわしている男。加えて「輝かしい破壊の天使」とか「麻薬常用者にしてアル中の天才」といった見えすいたキャッチフレーズが必ずつきまとっていた。それならウィリアム・バロウズやマイルス・デイビスが断然なのだ。

いまにしておもえば、これらのカポーティの印象の大半はアメリカの雑誌の〝やらせ〟に近いもので、それを鵜呑《うの》みにしていた日本のメディアや批評家も騙《だま》されたということなのだろう。ぼくもまた、どうせ『ティファニーで朝食を』(新潮文庫)や『冷血』の二番煎《せん》じなら、ほかのものも読まなくてもいいやという偏見の中にいた。

それが、ゲイ・カルチャーに関心をもつにつれ、急激にカポーティが読みたくなった。それでやっと出会ったのが『遠い声 遠い部屋』だったのである。中身はゲイ・カルチャーとは関係がなかった。瑞々《みずみず》しく、すばらしかった。

本との出会いには、こういうことがあるものだ。おかしなことだと思われるかもしれないが、「夜の文体」から入って『冷血』に行ってみることになっていれば、ひょっとして『冷血』の乾いた文体に瞠目したかもしれなかったのである。

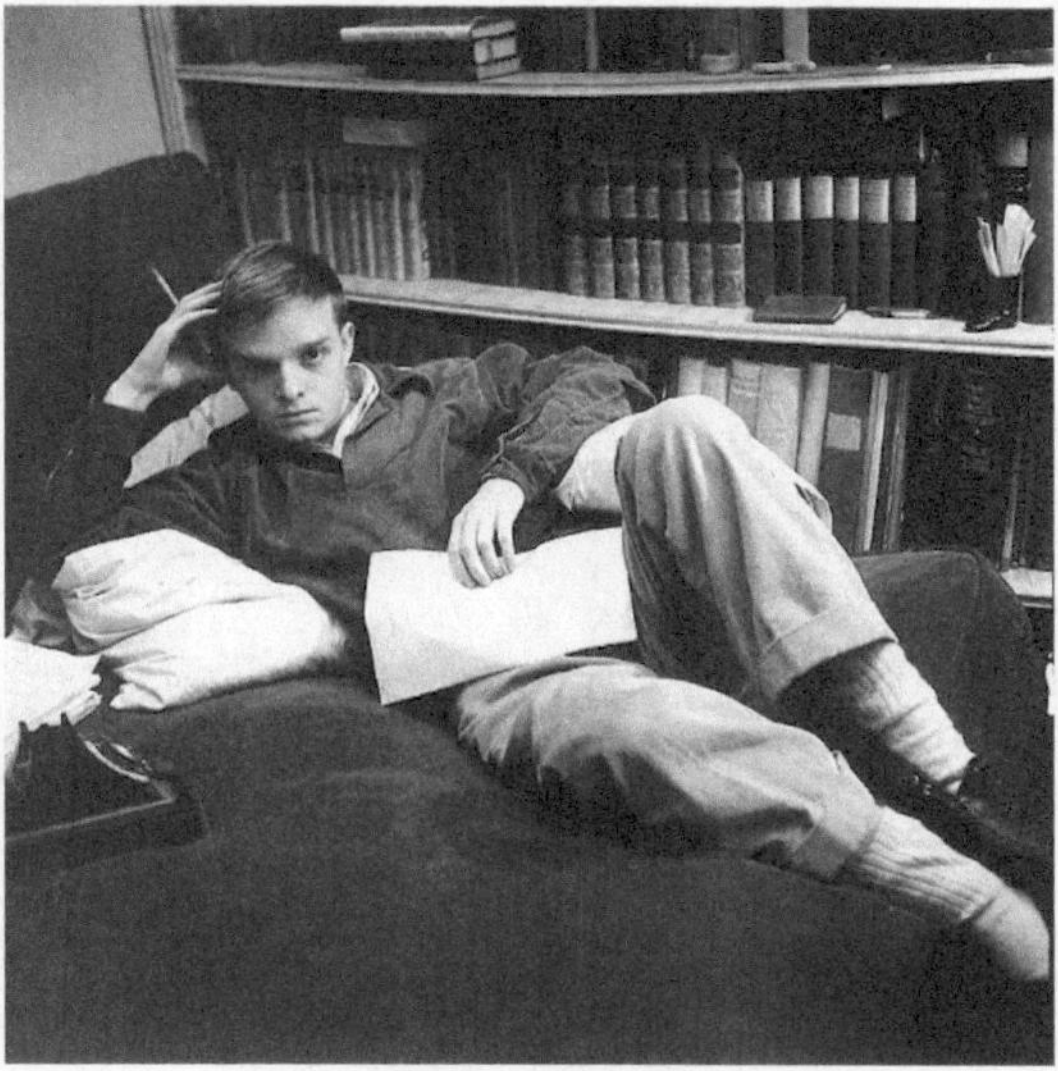

(Photo by Constantin Joffe/Conde Nast via Getty Images)

少年の憂鬱をありありと漂わせるトルーマン・カポーティ、24歳の肖像。すでにこのとき、初の長編『遠い声 遠い部屋』が話題となり、「天才作家」の名をほしいままにしつつあった。したたかなセルフプロデュースの賜物なのか。

まあ、小説を愉しむとは、そういうもので、行ったり来たり、はぐらかされたり、差し違えたり、心を洗われたりなのである。ぼくは『遠い声 遠い部屋』で、たとえば「通信販売のアコーディオンは、紙と真珠貝の肺だった」にめぐりあったことこそ、なんとも嬉《うれ》しいことだったのだ。

ひとつ、付け加えておきたいことがある。それは「昼の文体」を支えたのはミス・クックという老女だったということだ。この老女はカポーティが親戚の家を転々としていたときに出会った従姉《いとこ》で、おそらく少年カポーティの初期の「精神の印画紙」をつくりあげたようなのだ。短篇『感謝祭のお客』や『クリスマスの思い出』には、その二人だけの印画紙づくりのエピソードが綴られている。

この話を知ったとき、ぼくはすぐに大田垣蓮月《れんげつ》と富岡鉄斎の、高場乱《たかばおさむ》と頭山満《とうやまみつる》の心と技の蜜月を想い浮かべたものだったけれど、実際のミス・クックは女丈夫などではなくて、とても優しくて傷つきやすかったのだという。カポーティはアルコールと薬物中毒で後半生を苦しんでしまったが(五九歳で没した)、ミス・クックとの日々の輝きをずっと大事にした作家生涯でもあったはずである。

第三八夜　二〇〇〇年四月二四日

参照千夜

一一六六夜：ヘミングウェイ『キリマンジャロの雪』　五三夜：川端康成『雪国』　七五五夜：中上健次『枯木灘』　七二五夜：町田康『くっすん大黒』　四六五夜：サリンジャー『ライ麦畑でつかまえて』　一〇六七夜：ベケット『ゴドーを待ちながら』　八二二夜：ウィリアム・バロウズ『裸のランチ』　四九夜：マイルス・デイビス『マイルス・デイビス自叙伝』　一六〇七夜：富岡鉄斎『鐵斎大成』

第二章

幼な心の秘密

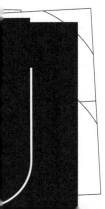

ヴァレリー・ラルボー『幼なごころ』
ジュール・ヴェルヌ『十五少年漂流記』
マーク・トウェイン『ハックルベリイ・フィンの冒険』
チャールズ・ディケンズ『デイヴィッド・コパフィールド』
カルロ・コッローディ『ピノッキオの冒険』
モーリス・ルブラン『奇巌城』

アンファンティーヌ（幼な心）のことは傷ついた心が知っている

ヴァレリー・ラルボー

幼なごころ

岩崎力訳　岩波文庫　二〇〇五
Valery Larbaud: Enfantines 1918

年の瀬だ。往く年がもぞもぞしたものに見えてきて、来る年が少しそわそわしたものに感じられてくる。

年初に何を千夜千冊しようかと物色していた。ちょっとばかり気分を変えて、ぼくに「方法の秘密」をもたらしてくれた書物たちを（これまでもたくさんあったけれど）、あらためてとりあげたい。ただ、うんと遠いものを見つめたい。そう思って、自分がどのように秘密に気づいたのか、少しさかのぼっていた。

そうしたら、急に少年のころのことがあれこれ思い出され、そうだった、ぼくは「方法の秘密」のきっかけをすでに少年時代に感じていたのだと思い至った。そうしたら、あの本がその秘密をぼくに代わって書いてくれていたことがリマインドされた。よしよし、あの本がいい。あれはぼくに「少年であることの苦《にが》み」の意味を発足させてくれたのだ。ヴァレリー・ラルボーの『幼なごころ』である。二年前、やっと岩波文庫に入って、手に入りやすくなったこともある。

ぼくは子供のころに、何度か「大人になる危険」を感じたことがあった。とくに大人たちが何もおこっていないのにワッハッハと笑ってみせること、どうでもよいような相《あい》槌《づち》を大げさに打ち合っていること、まるでついでのように子供に注文や注意をすること、そのくせこれらのあとは急に何もかもがなかったような普通の顔をすること、こういうことを見て、「これは大人になるのはまずいぞ」と思ったのである。

ラルボーがそのことをちゃんと書いていた。「ずっと昔から大人たちの会話を聞くと私は悲しくなり、自分が自分から遠ざかるような気分になる。私が喜んでつきあうのは、ひどく内気そうな男の子たちや、このうえなく優しい少女たちだけだ。自分の人生がそういう子供たちにとりかこまれ、かれらのまなざしの前で過ぎていくのだったら、と私は願う」。

ラルボーのことは、フランス文学派の連中にさえあまり知られていないかもしれないが、とんでもない作家だった。少年少女の心の動きを描いては、他の追随を許さない独自のものがある。その質感の精彩はきわめて知性の高いものがもたらしていて、加えて極限まで文体と文脈が練られたものばかりだ。

それが悠遊閑適、極上の逸品なのである。ところが何が理由かは知らないが、これまでずいぶん誤解されてきた。

長らくラルボーは「小さい作家」と言われてきた。八歳から十四歳までの少年少女を主人公としてきた作品が多いからであるし、ラルボー自身が大作家をめざしていなかったからでもある（大作家というものを拒否しつづけた）。しかし、「小さな作家」という評判ほどラルボーを誤解させるものはない。そういう形容はまったく当たらない。

なにより、たぐいまれな知性と構想とセンスをもっていた。それをどうやって説明していいか、ぴたりとした説明がしにくいのだが、たとえばジェイムズ・ジョイスの『ユリシーズ』のフランス語訳はラルボーの仕事だったといえば、少しは伝わるだろうか（ラルボーは、貧窮のジョイスに自分の留守中のパリの自宅を無償で提供していた）。

また、たとえばバルナブースという破天荒な主人公を設定した『A・O・バルナブース全集』（岩波文庫）という作品があるのだが（ラルボーの処女作集）、これは南米の〝富裕なアマチュア〟が架空の全集を作ったという人を欺《あざむ》く設定だったといえば、ラルボーがボルヘスに先立つ「知のサーカス」の名うての演出家であったことが伝わるだろうか。ラルボーは各国語に通暁した語学の天才でもあったのだ（子供時代からヨーロッパ各地を両親とともに旅行していた）。

言葉の本来を動かせる達人なのである。登場人物の文字の綴り、言葉がもつ音のフィーリング、事物のもつ言葉の意図、文脈にひそむ言葉の鍵と鍵穴の関係を、ほどよい抑制と速度を効かせながら、ふんだんに操っている。

だからといっていたずらに技巧には走らない。あくまで登場人物たちの「香ばしい失望」をのみ、言葉にしつづけた。だからそれが少年少女に向かったときには、他の追随を許さなかった。

ぼくはジャン・コクトーの『怖るべき子供たち』を読んだとき、ほとんど息が詰まるほどの衝撃をうけたけれど、それがラルボーの『幼なごころ』のあとに書かれた作品だったということを知って、そうか、ラディゲもコクトーもラルボーの変形だったのかと得心したものだった。

二〇〇七年劈頭《へきとう》に贈る『幼なごころ』には八つの小篇と二つの補遺が並んでいる。いずれも「ラ・ファンジュ」か「ＮＲＦ」に発表したもので、当時すでにアンドレ・ジッドがぞっこんだった。

順番に読むのがいいだろうが、びっくりしたいのなら傑作『包丁』から読むことをお薦めする。『失われた時を求めて』を書きつづけていたマルセル・プルーストがこんなことを書いている。「『包丁』を読んだときの感動があまりにも強烈で、一年以上たった今でもまだ少し胸が痛みます」。

ミルーはジュール・ヴェルヌが嫌いな少年である。それより嫌いなのは、大人たちがくだらない話題と冗談を交わして、「では、また」「それじゃ、また」という日々をくりかえしていることだ。ミルーはそういう大人たちをよそに、ダンバとローズというごく小さな「目に見えない友達」とばかり語りあっていた。

ダンバは水面に反射する日の光に姿を隠す名人で、そのときはたいていフランス国旗をはためかせて未知の領域に進軍していく。ローズはアラブ人にさらわれてきたちっちゃな少女で、どの舞踏会にも必ずいる一番気になる女の子に似ている。ミルーはそういうダンバとローズと一緒に、おばあさんがイエズス会の歌をうたうのを聞くのが好きだった。

ミルーの家には小作人の娘のジュリアが住んでいた。十二歳になったばかりで、いつも靴下の繕いをさせられていた。ミルーには、おしゃまなジュリアをからかうことが一番好きな遊びだった。そこへ羊飼いの少女ジュスティーヌが連れられてきた。おばあさんがイングランドから引き取ったらしい。短い金髪は編んではいなかった。ミルーはその子の薬指に傷痕《きずあと》があるのを見て、どぎまぎした。

ある夜、ミルーはジュスティーヌのために『包丁のみじめさ』というお話をつくろうと思った。言葉を紡いでみると、何もお話になってこない。そのうち、詩というものをめざすようになってきた。ジュスティーヌは詩そのものなのだ。けれども毎晩、毎晩、その詩を想ううちに疲れて寝入ってしまった。

こうして、その日がやってきた。誰にも計画を知られないようにして、ミルーは台所に入り、流しのところへ行って包丁を手にとった。ジュスティーヌの薬指の傷を目に浮かべ、それから目を閉じて、重い包丁をそっと手に落とした。たちまち血が流しに垂れた。ミルーは慌てて洗面器に水を入れ、手をそこにつけた。蛇口から流れる水は血を洗い、ミルーの薬指の先の爪がはがれていることを示した。

休暇がおわって、手に包帯をした少年は少女と別れた。少年を乗せた馬車がゆっくり動きだすと、父親がいつものように理不尽な言葉を浴びせた。馬車は説明ができないものばかりを乗せていた。

だいたいはこんな話だ。筋書きだけでは何も伝わらないだろうけれど、なんとも溜息《ためいき》が出る。実際にはこの筋書きの前後にいろいろ〝素知らぬ話〟が加わっている。その〝素知らぬふり〟もいい。

読みおわった者には、ジュスティーヌの薬指の傷痕に合わせたミルーの包丁の静かな落下だけが、いつまでもこだまする。そういう作品だ。プルーストが「一年以上たった今でもまだ胸が痛みます」と書いたのがよくわかる。

フランス語では「幼なごころ」はアンファンティーヌ(enfantines)という。この語感がいい。アンファン・テリブルといえばコクトーの「怖るべき子供たち」だ。大人が想像できない子供たちである。

ラルボーが綴るアンファンティーヌは社会の隙間に出入りする。メインのところでは気がつかれにくい。そういうアンファンティーヌの本質は「よそ」(余所・他所)のどこかに秘められているものなのだ。そこを子供は見抜くのだ。子供が社会に対抗しているのは当たり前だが、ラルボーの子供たちはその社会にはいっさい所属していない。そういう子供が発見するアンファンティーヌなのである。ぼくもまたそれを、『花鳥風月の科学』(中公文庫)や『フラジャイル』(ちくま学芸文庫)で、「よそ」や「ほか」や「べつ」にひそむものと指摘した。

まさにそのように、ラルボーが綴る子供たちは、あたかも「生まれつき夕方の光のように想われる孤絶」のなかに戯れる者たちだった。「よそ」と「ほか」と「べつ」を知っている驚くべき「時分の花」たちなのだ。

それなら子供たちはいったいどこで〝そのこと〟に気がつくのだろうか。ラルボーははっきり言っている。〝そのこと〟は集団のなかの何人かの子供たちが信号を発しているのであると。

どんな国のどんな町や村にも、一番背の高い子や一番背の低い子がいるものだ。あるいはまた、一番髪の毛が長い子、一番虫取りが上手な子、一番リボンが大きい子、一番スカートが変な子がいるものだ。それだけでなく、遠足に一番貧しいお弁当をもってくる子、みんなが楽しいときに最初に顔を俯《うつむ》ける子、一番笑わない子、一番きれいな子、一番声のいい子、必ずそういう子がいるものだ。

アンファンティーヌ＝「幼なごころ」とは、そのような集団のなかで〝ちょっと突起している子〟を、別の子が自分はその子の唯一の崇拝者であると認知したとたんに（必ずそんなことを感じたのは自分だけだと思いこむ）、動きだすものなのである。

大人たち、とりわけ両親というものは、「お前もそろそろみんなのようにならなくちゃね」と言う。しかし「幼なごころ」とはその「みんな」という平均とはおよそ異なる「突起」や「よそ」や「べつ」からやってくる。風の又三郎のように、転校生が幼ない物語の主人公になりやすいのは、そのためだ。

少年少女は、この平均を破るものの秘密に格別の関心がある。ふつうに元気なジュリアをからかうミルーが、新参のジュスティーヌの傷ついた薬指に秘密を感じるのは、そのせいである（ぼくは、いとこの眞智子の長くて細い指が長い髪をかきあげる素振りに神秘を感じた）。

けれども、そのような「小さくて青い光のような美しい異様」への関心は、ときにひと夏で、せいぜい十四、五歳のときにおわってしまう。そのせつなさはどんなものにも譬《たと》えようがない。どんなものにも譬えられないから、その例外的な「よそ」や「ほか」を運んできた子の憂いとともに、その記憶が刻印される。記憶が存在学になってしまうのだ。

いったい、このような「幼なごころ」の発生と成長と消滅というものは、われわれの人生のなかの何を暗示しているのだろうか。「幼なごころ」の消長は、われわれに何をもたらしたのか。

ヴァレリー・ラルボーは、そのことを「幼少年期を取り戻せないわれわれ」が頻《しき》りに思い、その解明に没頭することだけが、文芸や音楽や、恋愛や政治や、絵画や遊蕩《ゆうとう》の本質だろうと見抜いたのである。とりあえずは、このような説明ができるのだが、けれどもこれだけではまだ五分の一くらいのことしか言えていない。〝突起の子〟を感じる「わたし」のほうにも秘密があるからだ。

本書の冒頭に『ローズ・ルルダン』が収録されている。田舎の寄宿学校にいる十二歳の少女の「わたし」が、ローザ・ケスレルという美しくて賢い別のクラスの少女の噂を耳にしたところから、話が始まる。彼女は「レーシェン」（ローザの愛称＝小さな薔薇という意味）と友達から呼ばれていた。

この「わたし」は叱られるのが好きだったのである。叱られたくて、禁じられていることをわざとするような気持ちがどこかにあった。食卓についたときの行儀を先生から叱られたとき、書き取りの点がよくてずるをしたでしょうと詰《なじ》られたとき、悲しいのだけれど、その悲しさをじっとこらえるのが好きだった。

ラルボーは、綴る。「仮面のような顔の裏側を通って、目から心臓に落ちていくように思えるあの涙の味が好きでした。宝物のようにそれを拾い集めていました。一日の旅の途中で出会った泉のようでした」。

それがいつのときからか、レーシェンのことを想えば、その悲しみが和《やわ》らぐようになっていた。それはもっと幼かったころ、オールド・ティーローズが好きだったとき、その血の一滴がいとおしくなったことに似ていた。「わたし」はいつしかレーシェンに気にいられることばかりを考えるようになった。先生が「医務室に行く人？」と言ったとたん、胸が早鐘のように打つのである。

こういう少女独得の「わたし」感覚は、男の子にはきっとわからないだろうと思われているようだ。が、そんなことはない。そこをラルボーは解明して描写する。たとえば、「わたし」はレーシェンの本名のローザ・ケスレルの綴りや音に似せて、自分の名前をローザ・ルルダンと綴ったりする。たとえばレーシェンの上っ張りを心臓が飛び出るような思いで、ほんの数秒だけ羽織る。

こういう場面は、アンファンティーヌにとって、そもそも「身近《みぢ》か」とは何かという本来を告げている。太宰治が『女生徒』(角川文庫)で試みながら、描ききれなかった感覚だ。アンファンティーヌとは、身近かなるものの何に震えられるかをいちはやく選ぶ「自分が壊れる寸前の能力」のことなのだ。子供たちは誰と身近かになりたいかを、すぐに決められる。好き嫌いがすぐ決まる。けれども、そう思えばおもうほど、どぎまぎしてしまう。どうしていいか、わからない。それでも自分勝手な親密感だけは大きくなっている。

この感覚にはいつしか必ず〝軽い撃鉄〟が落とされる。それはしばしば「空が見たいのに、窓ガラス一枚一枚に白い紙が貼られていく」ようなことに近い。「わたし」のばあいは、レーシェンからある日、「変な子ね」と言われたことで、その撃鉄が落ちた。たった一言、「変な子ね」と言われただけなのだ。ところが、ところがだ。「わたし」はその言葉がほかの子の誰に対しても発せられたことがなくて、自分にこそ向けられている撃鉄だろうことが確信できたとたん、むしろ「変な子」を演じつづけることになるのである。

余談になるが、こういうアンファンティーヌの「きわどい撃鉄」が理解できるなら、実は「いじめ」などという問題は、その発端にかぎっては、いじめられた子がひそかに望んだものだったかもしれないことすら予測できるのである。

ラルボーを読んでいると、たいていの昔日の甘美な記憶というものがフラジャイルな撃鉄によってもたらされていたことが見えてくる。

ラルボーはそういう「わたし」を通して、少女や少年にひそむアンファンティーヌがきっと「逆光」や「まちがい」をもとにしていることを、すなわち「想わせぶりだけが少年少女の少年少女たる日々の本質」であったことを告げてくれた。

ところで、ぼくが「幼なごころ」をどう綴ってきたかは、あるいは少しくらいなら知る人もいるかもしれない。二十代後半には、稲垣足穂に倣って「芸術は幼な心の完成だ」と言っていた。それが三十代には「存在の本質は幼な心にある」にすすみ、四十代になって、「ぼくは幼な心を編集しつづけている」になってきた。いま思えば、どれも似たりよったりであったけれど、ひとつ心残りだったのは、ヴァレリー・ラルボーのように、そのことを小さな作品にしてこなかったことだ。

いや、筑摩書房の藤本由香里さんとは（『フラジャイル』の担当者）、そのあたりのことを『ケミストリー』という仮称のタイトルの一冊にする約束をしているのだが、そして、その草稿を少しは書きはじめたのだが（二五枚くらい）、そのあと何ということか、「ケミストリー」というバンドが流行したり、ぼく自身が「千夜千冊」にかまけたりで、これはいまなお放ったらかしになっている。そのうちぼくの〝気分の包丁〟が蘇《よみがえ》ってくるときがあれば、また執筆を再開することもあるだろう。

なんだか、正月のための年頭の課題をメモしているような話になってしまった。今夜はこんなところで店仕舞いだ。ラルボーの言葉を引用して、今年の劈頭の千夜千冊にあてておく。「私は、この歌がごく僅《わず》かな人々にしか聞こえないことを願っている」。

第一一六九夜　二〇〇七年一月五日

参照千夜

五五二夜：ボルヘス『伝奇集』　九一二夜：コクトー『白書』　八六五夜：ジッド『狭き門』　九三五夜：プルースト『失われた時を求めて』　三八九夜：ジュール・ヴェルヌ『十五少年漂流記』　五〇七夜：太宰治『女生徒』　八七九夜：稲垣足穂『一千一秒物語』

叶うことなら
ぼくだって漂流したかった

ジュール・ヴェルヌ

十五少年漂流記

石川湧訳　角川文庫　一九五八

Jules Verne: Deux ans de Vacances 1888

今夜はぼくの胸が淡くて懐かしい絞り染めになっている。遠いものが胸の奥でブーン・ブーンと鳴っている。『十五少年漂流記』のせいだ。

中学時代に読んだのか、小学生のときに読んだのか、さきほどページを繰っているうちに、どこかの少年少女名作全集のたぐいの一冊、おそらくは講談社か偕成社か創元社だとおもうが、その一冊を、高倉押小路の暗い二階の勉強机にかじりついて読んでいた感触がブーンと蘇ってきた。それとともにヴェルヌのもう一冊の本、『八十日間世界一周』の造本の感触が突然に思い出されてきた。

あれはリーダーズ・ダイジェスト社の分厚い角背の黄色い本だった。そのシリーズにはヘイエルダールの『コンチキ号漂流記』が入っていた。そのほか『ハックルベリイ・フィンの冒険』、ポオの『黄金虫』、シェンキェヴィッチの『クオ・ヴァディス』、それから『三銃士』に『ロゼッタ・ストーン物語』だったか。読んだ順番はわからない。あのへんの読書体験はすべてが夕方の雲のように、赤く染まってひとつながりだ。

　足利の正子さんがもってきてくれた一冊は、H・G・ウェルズの少年版『月世界旅行』(『月世界最初の人間』)だった。大きな挿絵がついていた。発明家ケイヴァリット氏の重力脱出ロケットに憧《あこが》れた。

　正子さんはぼくの父方の伯母《おば》さんだが、いつもセーラー服かそれに似た洋服を着ていた。でも、なぜだかいつもスカートを気にして坐《すわ》る。とても声のいい人で、ぼくはそのスカートと声の組み合わせにぞっこんだった。二年に一度か三年に一度くらいしか京都には来てくれなかったけれど、必ず「本のおみやげ」をもってくる。だから正子さんが来るという日は朝からうれしくてどきどきだった。

　ヴェルヌにも『月世界旅行』があった。ウェルズのものがファンタジックであったのにくらべると、こちらは南北戦争後の軍人たちの「大砲クラブ」が大計画を練るところから話が始まっていて、月面には至らずに北太平洋に着水するまでの出来事を科学冒険譚《たん》に仕上げたものだった。いまとなっては、これをいつ読んだのか、やっぱりはっきりしない。

　十五少年は、きっとトム・ソーヤー、ハックルベリイ・フィンときて十五少年だったのだろう。そうだとすれば修徳小学校の図書館で読んだのか。いやいや、あの本には高倉押小路の二階で読んだ匂いが残っている。では『鉄仮面』や『砂漠の女王』と一緒くらいだったのか、それともシャーロック・ホームズやアルセーヌ・ルパンの続きだったのか、あれもこれもが押し寄せて、いつどこで鬼ごっこの目隠しをとったのか、すっかり思い出せない。みんな菫色化学《きんしょく》反応のなかにあるわけなのだ。こんなものを解凍すれば、みんなレトルト・コボルト・コリアンダ……。

　ジュール・ヴェルヌは『八十日間世界一周』が最初で、それから『海底二万哩《マイル》』『地底旅行』と続けて読んだのだったろう。なかでノーチラス号の海底探検がいちばんの興奮だった。十五少年の興奮とはべつものだ。

　少年が冒険に出る。そこで困難に遭う。友達ができる。探検をする。悪い奴もいる。それをなんとか懲《こ》らしめる。うんと怖いこともある。逃げもする。遊びもする。でも、やっぱりスリルのほうがほしいから、また前途に出る。ついに勝つ。ついに見知らぬ桃源郷に出る。ついに歓声が湧く。ぼくの少年時代の冒険物語は、何もかもがだいたいこのようにできていた。それはエミールと探偵たちでもニルスでもトム・ソーヤーでも同じことなのだ。

しかし十五少年はちょっと変わっていた。そこには十五人ぶんの仲間というものがある。スクーナーのスラウギ号に乗ってニュージーランドを一周する航海をしたのは、オークランドのチェアマン学校の生徒たちなのだ。学年や学級はべつべつ、イギリス人もフランス人もアメリカ人も交じっている。黒人の見習い水夫モコもファンという犬もいた。この八歳から十四歳までの少年たちが難破したスラウギ号を捨てて、島の探検に乗り出していく。あとはどのようにチームワークを発揮するかだけ。

ヴェルヌは十五少年たちが、それぞれ異なる出身と性格をもっていたことを、物語の最初のほうで説明する。イギリス出身の少年たちはたとえば学校で先生からムチで叩《たた》かれても、それを恥とは思わずにちゃんと罰を受けたいという気分になるとか、フランス人のブリアンは勉強ぎらいだがやる気になればすぐ優等になるとか、五年生のドニファンは成績が気になるからいつも努力をするけれど、それは人前では見せないことでふだんは気取っているとか、十四歳のアメリカ人のゴードンは正義感があって実際的な才能を磨くのがすごく大好きだけれど、自分の考えが整理できないようなことにはすぐ困るとか、そういうことがさりげなく書いてある。

少年にはこういうことこそが大事な大事な情報なのだ。それに、こういう〝解説〟はいまでもフランス人やアメリカ人の特色をよく言いあてている。こういう人種も年齢も性格もちがっている少年たちが、困難を前に協力しあっていくわけだ。ヴェルヌの狙いはぴったり功を奏して、ぼくはこの漂流物語のトリコとなり、ココロはトネリコ、ココリコ、トリコロール……。

なぜ少年は漂流が好きなのだろうか。漂流には「あてど」がないからである。心の羅針盤がおかしくなってくれるからだ。そんな危険を少年がなぜ待望しているかといえば、何か大きなものに攫《さら》われたいと、どこかで念《おも》っているからだ。

危険や不安があまりにもないような自分では、勇気も友情も試せないと感じているのだ。それが少年の秘密というものなのである。だから、これはオトナたちのリスク・テイクなのではない。「脆《あや》うさ」との接触待望なのだ。

漂流だけでなく、漂流記が大好きなのも、同じ待望によっている。デフォーの『ロビンソン・クルーソー』、スウィフトの『ガリヴァ旅行記』、ヘイエルダールの『コンチキ号漂流記』、シンドバットが出てくる『アラビアン・ナイト』、楳図《うめず》かずおの『漂流教室』、藤子・F・不二雄の『ドラえもん のび太の宇宙漂流記』、みんな大好きだ。井伏鱒二の『ジョン万次郎漂流記』もお気にいりだった。しかし、少年の漂流への憧憬《しょうけい》は、何がなんでも漂流記や航海記がいいというものではない。「あてど」がない先で、新たな「あてど」に逢着《ほうちゃく》することが希《のぞ》みなのである。

本書は原題を『二年間の休暇』という。フランス文学がサンボリスムの華を咲かせていた一八八八年の刊行だ。それを森田思軒が一八九六年に英語から重訳して『十五少年』と名付けた。なんともうまい邦題だった。

それからながいあいだ森田の訳文を基調にして翻訳がつづいたが、本書の訳者の石川湧が初めてフランス語から訳したのは、森田訳から六十年後のことである。正確かどうかというのなら、本書の訳文がずっと正確だ。しかし、森田の翻訳こそは日本の少年少女を相手にした十五少年物語でもあった。

森田は郵便報知新聞の記者として福地《ふくち》桜痴《おうち》らと上海から天津条約の報道をして、ヨーロッパにわたって各地の歴訪記事を書いていたジャーナリストだが、矢野龍溪の薦めで翻訳家に転じた。このあたり、チャールズ・ディケンズの伝統をひいている。もともと頼山陽の漢文による『日本外史』に通じていた思軒は、たちまち少年少女の冒険物語に才能を発揮する。黒岩涙香《るいこう》に懇願されて「萬朝報《よろずちょうほう》」にも入社するものの、少年少女向けの翻訳力は衰えない。森鷗外と幸田露伴からは〝翻訳王〟の名を授けられた。こういうトランスレーターこそが少年少女には必要なのだ。

ヴェルヌもこの物語のおしまいで、少年たちの最後の危機を救ったのが黒人のモコの大砲だった意外性を告げ、無事ニュージーランドに凱旋《がいせん》帰還した少年たちのその後は、ドニファンは講演で大活躍し、バクスターの日記は印刷されて大評判をよび、それを世界中の大人たちが母国語に翻訳して、この少年たちの冒険に称賛を贈ったのだと締めくくっている。だったら、この物語は「二年間の休暇」ではなくて、いつまでも『十五少年漂流記』という少年ニュースでなくてはならなかったのである。

第三八九夜　二〇〇一年十月一日

参照千夜

六一一夜：マーク・トウェイン『ハックルベリイ・フィンの冒険』　九七二夜：ポオ『ポオ全集』　六二八夜：コナン・ドイル『緋色の研究』　一一七夜：モーリス・ルブラン『奇巌城』　一一七三夜：デフォー『モル・フランダーズ』　三二四夜：スウィフト『ガリヴァ旅行記』　一四〇〇夜：『アラビアン・ナイト』　一二三八夜：井伏鱒二『黒い雨』　四〇七夜：ディケンズ『デイヴィッド・コパフィールド』　三一九夜：頼山陽『日本外史』　四三一夜：黒岩涙香『小野小町論』　七五八夜：森鷗外『阿部一族』　九八三夜：幸田露伴『連環記』

不良少年と辺境少年
負のヒーローこそが「友」である

マーク・トウェイン

ハックルベリイ・フィンの冒険

村岡花子訳　新潮文庫　一九五九

Mark Twain: The Adventures of Huckleberry Finn 1885

暴言から入りたい。

初めて言ってみるのだが、ぼくはアメリカン・ヒーローが大嫌いなのだ。子供時代は父親に連れられてさすがに西部劇をよく見たけれど、気にいったのはアラン・ラッドの《シェーン》くらいのもので、とくにジョン・ウェインはことごとくお呼びじゃなかった。ジョン・ウェインだけでなく、デビー・クロケットもワイアット・アープも、スーパーマンやロッキーやクロコダイル・ダンディーもダメなのだ。もっというならミッキーマウスが嫌いなのである。

ところがハックルベリイ・フィンだけは好きだった。トム・ソーヤーではない、ハックである。その理由のことなどついぞ考えてみたこともなかったのだが、さきほど「そうだ、今夜の千夜千冊はハックルベリイ・フィンをとりあげよう」と思って、ちょっと目をつぶって「あのころ」のことをあれやこれや思い出しているうちに、ぼくの思い出のなかの少年ヒーロー像がいろいろ蘇ってきて、そこには何かの共通性があるように思えてきた。

推理のはての結論。そうか、ぼくは泥棒をする少年が好きだったのである。泥棒をする少年を助ける鞍馬《くらま》天狗《てんぐ》や、大人になっても泥棒がやめられないアルセーヌ・ルパンが大好きなのだ。こういう推理結果になった。

そう決めてしまえば、アメリカ映画も《俺たちに明日はない》や《スティング》なら大喝采だ。泥棒万歳だ。これはきっとヒーローにならないヒーロー、アウトサイド・ヒーローや内輪だけのヒーローがやたらに好きだということなのだろう。つまりは少年の魂をもった義賊たちが好きだということなのだ。

ヘミングウェイはどこかで「アメリカ文学はハックルベリイ・フィンの一冊の中に源を発した」と言った。そうなのかどうかは、アメリカ文学を順番に追ってこなかったぼくにはわからないが、ここにはトウェインが駆使した口語体のことからトウェインが晩年に示したペシミズムのことまで、さまざまな意味がこめられている。

が、それとともに、おそらくヘミングウェイが言いたかったことには、「アメリカ社会を根底から批判する主人公の創造」という意味もふくまれる。そう、納得したい。ハックルベリイ・フィンとは、アメリカにおける「負のヒーロー」なのである。

もうひとつ、あった。ハックはトム・ソーヤーの親友であって、しかも本来は主人公であるトムよりも出自も言動もかなり逸脱しているにもかかわらず、ハックにこそ男の友情の真髄があらわれていたということだ。すなわちハックは「友のヒーロー」なのである。

この「負のヒーロー」であって「友のヒーロー」であるところに、この物語の何にも代えがたい無償の価値がある。それは現代アメリカ文学のルーツなんかじゃない。世界中の少年が憧れる「不良の起源」というものなのである。

なぜハックルベリイ・フィンは生まれたのか。前作『トム・ソーヤーの冒険』では、トムは不良になりきれないままに終わっていた。そこを何とかしたかったのである。小説の登場人物は必ずしも作家の分身ではないが、ぐず男であれ、あばずれであれ、犯人であれ変人であれ、因縁浅からぬ「友」なのである。

実はトムだってそこそこ不良っぽかった。トムは学校や教会の束縛から脱出したい仲間を徒党に仕立てたし、有名なフェンスのペンキ塗りに始まり、教師のからかい、幼なじみの少女への思慕、深夜の墓地での殺人事件の目撃、はては洞窟での恐怖の三昼夜のあげくに大金を発見するという、それなりの少年型波瀾万丈もやってのけたのだが、その反抗はどこか通りいっぺんで、まあるく収まっておわっていた。つまりは『坊っちゃん』の生徒たちなのだ。

そういうトムにトウェイン自身が不満をもった。やんちゃが足りなかった。十年近くの構想のうえ、ハックルベリイ・フィンにもっと本格的な不良を託すことにした。トウェインにとって不良とは辺境少年に徹することであり、現状社会の批判に徹することだったので、だからハックを、そう書いた。その効果は物語の最初からみごとにあらわれた。大金を手にしたハックが唾棄《だき》したくなったのは、金をせびりにきた飲んだくれの父親なのだ。社会の最もいじきたない腐敗が自分の父親に始まるというところが、トウェイン文学の大胆な転換となったのだ。

こうしてハックの行動はとても明快になる。それは文明を捨ててミシシッピ河に行くことにあらわれる。トウェインにとってはミシシッピは自分の故郷であって世界そのものだった。

実際にもトウェインはミシシッピ河畔のハンニバルに育って、十二歳で父親を失い、学校を途中放棄したのちは印刷工となって各地を転々とした少年期をおくっていた。ブラジルが理想の黄金郷《エル・ドラド》だと聞いてそこに行きたくなり、決心して河口都市ニューオリンズまで出るのだが、そこにはブラジル行きの船がないことを知って、それならというので蒸気船の水夫の見習いになったのだが、人気のペンシルヴァニア号がボイラー爆発の事故にあい（一八五八年六月）、事務員として乗りこんでいた弟が死んだ。それでミシシッピの水先案内人になった。トウェインは、このことをそのままハックにあてはめたのである。

　ニューオリンズに来て、そこからミシシッピの奥に行く。この感覚はぼくのようなたった一度だけしかニューオリンズを訪れたことがない者にもよくわかる。あの町は二、三日いただけで、明日はミシシッピの河に入ってそのまま奥地に行ってみたいと感じさせるものがある。河が巨大な口を開いていて、そこからわれわれを水源のほうに吸い取っていくような町なのだ。ハックが選んだのはそのミシシッピだった。そこは「大人世界」より大きい「少年世界」であるはずだった。

　ところがハックが入ったミシシッピには、意外にもたくさんの俗人たちがいた。異界、ではなかった。それどころか忌まわしい人間関係が乱打されていた。そういう土地でハックが出会ったのは黒人奴隷のジムだった。南部奥地《ディープ・サウス》に体ごと売られそうだと哀しそうに訴えるジムを通して、ハックは社会というものがミシシッピにおいてすら迫害の構造をもっていることを知る。

こうしてハックは何かの「求め」と「開け」を求めてミシシッピを筏《いかだ》で下っていく。途中、大暴風雨やら奴隷探索隊の追及やら、川沿いの町での殺人事件やら南部の名家のいがみあいやらに巻きこまれるのだが、また、こうした事態のすべてがこの物語をおもしろくさせているのだが、これらをすべて乗り切っていくうちに、予想していたこととはべつの感動に出会う。

それは、家畜同然とみなされていた黒人奴隷のジムが何度か見せた深い人間味というものだった。それは、ハックのような不良少年こそが不良ゆえに気付いたものだった。かくして物語は、ふたたびハックルベリイ・フィンとトム・ソーヤーが出会ってエンディングに向かっていく。トウェインはこうして『トム・ソーヤーの冒険』を書き替えたのだ。

これで、ぼくがアメリカン・ヒーローは大嫌いなのに、ハックルベリイ・フィンだけは例外であるといった意味がわかってもらえただろうか。泥棒をする少年とは、大人の社会が安全にしまいこんだ常識金庫を破る少年なのである。無印不良品をこっそり分配したい少年なのである。

ちなみに、赤坂稲荷坂の仕事場から五分もかからないコロンビア通りの一隅に「ハックルベリイ・フィン」という店がある。珈琲屋《コーヒー》であるのだが、温かいキッシュを食べさせる。本棚も置いてある。ぼくはこの店の雰囲気が気にいったので、ときどき軽いニューオリンズ・ジャズを聞きながら自分がどこかに置き忘れてきた不良幻想に耽《ふけ》る。

遠い日の話になるのだが、ぼくは「不良品」としての日々をたくさんおくってきたわりに、学校や近所から「不良」とよばれることのない中学時代を過ごしていた。このことにいくばくかの不満はあるけれど、その心情がどういうものであったかはいまは措《お》くとして、そんなぼくにいささか変わったことが必ずおこっていた。

学校や近所の名うての「不良」が、なにかにつけてぼくの応援を買って出る。そういうことが何度もおこったのだ。

グループAの不良たちがぼくにいちゃもんをつけたとする。そうするとBなる生徒があえて不良を演じるかのように、ぼくを庇《かば》ってグループBを結成してしまうのだ。このBは、学校や近所のヒーローではない。不良でもない。本人もそんなつもりがない。ところが特別な一連の事態のなかでは、Bはすべてを買って出る。喧嘩《けんか》にも応ずるし、冒険競争にも応じる。Bは不良然たることを選ぶのだ。そこでぼくも喧嘩や競争に遅れまいと前に出ようとするのだが、Bはこれを制していっさいを引き受けようとする。そして、いつのまにか名うての不良になっていく。

そういうことがBだけではなく、CにもDにもおこったのだ。かれらは、ぼくにとってはまさしく「友のヒーロー」や「内輪のヒーロー」というものだ。けれども学校も近所も、世間というものはBやCやDをけっしてヒーローともアンチヒーローとも認めない。それどころか世間の大人たちはぼくに忠告をする。あんな奴とは付き合わないほうがいい、というふうに。ぼくはそのつど、この「友」にこそ投企した。話はこれだけだが、この思い出はぼくにとってまことに重要なものになっている。かれらこそは京都昭和三十年代前後のハックルベリイ・フィンであった。

第六一一夜　二〇〇二年九月三日

参照千夜

一一六六夜：ヘミングウェイ『キリマンジャロの雪』

貧しい少年だから
情報を編集したくなっていく

チャールズ・ディケンズ
デイヴィッド・コパフィールド

中野好夫訳　新潮文庫　全四巻　一九六七
Charles Dickens: David Copperfield 1850

誰の心にだって少年や少女はこんなふうにあってほしいという、お好みのキャラクターが棲《す》んでいる。それはエミールだったり、はにかみ少女だったり、地下鉄のザジだったり笛吹童子《ふえふきどうじ》だったり、アリスだったり杉作《すぎさく》だったりピーターパンだったりする。みんな、いっぱしの「稚《いとけ》なきもの」たちなのである。

ディケンズにもそういうお気にいりの子供(a favorite child)がいた。ディケンズの近代小説はお気にいりの子供を好きに綴ることによって誕生した。それがデイヴィッド・コパフィールドで、オリヴァー・ツイストだ。

最初《はな》っからそのことに気がついたわけではない。ディケンズには、その前に仕込んでおくことがあった。「情報の時代」の先鞭《せんべん》をつけるのだ。イギリスの都会生活の貧しくも活気のある隅々に「情報」を嗅《か》ぎ分けることだ。

ディケンズは十五歳で法律事務所の小僧をし、十六歳のときには裁判記録の書記係になっている。次に通信社の記者になって、議会討論を速記し記事にした。速記術は当時の定番ガイドブック『ガーニーの速記術』でマスターした。

裁判所の書記と議会の速記が下積みだったのだ。当時としてはまさに「情報」を嗅ぎとる尖兵《せんぺい》にふさわしい仕事についていたわけで、ディケンズはそれをけっこう誇りにしていた。

ジャーナリストの体験がディケンズの作家としての能力を育てた、などと早合点してはいけない。こんなところで引き合いに出すのもなんだが、記者あがりの黒岩涙香だって司馬遼太郎だってそんなに容易に作家になったわけではなかった。朝日新聞の広告部にいた松本清張が小説を書きはじめたのは四十歳半ばのことである。

ディケンズはそういう仕事を通じて、事件や事態のすべてをくまなく観察することに飽食し、どうしたらそれらの事件や事態をセミ・フィクショナルな視点におきかえられるかという作為をもったのだ。そしてその作為を読者が感じないほどに、筋書きや文体や人物描写に昇華させることに夢中になったのだ。

作為を読者の体験に転じていくこと、そしてそこにお気にいりの子供を入れればいいんだということ、この二つのことがディケンズの作家への意思をつくらせた。

ディケンズは一八一二年に生まれて一八七〇年に死んだ。この時期は、ナポレオン戦争後のヨーロッパが最も劇的に、かなり細部にわたって変貌した時代である。各国がネーション・ステートとしての「近代」をめざしただけでなく、旧社会を解体できたわけではなかったので、溝が深まり、裂傷が目立ってきた。そのぶん「人間」のとらえかたが変わった。

思想、科学、文学も大きな変化を見せた。マルクスの『共産党宣言』とダーウィンの『種の起源』の登場、ドストエフスキーとメルヴィルの大作出現が最も象徴的だ。

それよりディケンズにふさわしい出来事だったのは「イラストレイテッド・ロンドン・ニュース」やAP通信とロイター通信ができたこと、「ニューヨーク・タイムズ」がスタートを切ったこと、ロンドン博とパリ博が開催されたことである。ほぼ踵《きびす》を接してボン・マルシェとウェルトハイムとメーシーの百貨店が世界の街の真ん中に登場した。

ヨーロッパは、そしてアメリカは、こうして都市の渦中に世界の情報を集めだしたのだ。これらは貧乏きわまりない少年時代を送ったディケンズに何かを発見させた。夢中でとりくんだ下積みの仕事の片隅で新たな「情報の時代」が胎動しつつあることを察知できたのである。しかもある時期からはディケンズ自身が情報装置やメディア装置の萌芽そのものとなり、時代がそのあとを追いかけた。

生い立ちを追っておく。ハンプシャー州郊外のランドポートの生まれだが、二歳のときにロンドンに、五歳でケント州の港町チャタムに移り、六年ほどの決定的な少年期を過ごした。病気がちだった。

家庭は最悪だ。両親は中流階級だが父も母もめちゃくちゃで、まるで金銭感覚に乏しい。学校に行けたのは二度の転校による四年間ほどだけで、十二歳のときには父親が破産したので、一人暮らしをする。体は弱かったけれどウォーレン靴墨工場へ働きに出た。この工場がひどいものだった。何かというとひどい仕打ちをした。その後の主人公の少年たちの姿の原型は、この工場で観察した。

なんとか新聞や本だけは読んだ。小さい頃はフィールディングやダニエル・デフォーやセルバンテスの『ドン・キホーテ』が好きだった。十代半ばからは新聞がおもしろくなった。世の中の人間どもがたいてい「事件」をおこしていることに驚いた。なんだ、みんな「事件」をおこしているじゃないか。その目で父親を見るとニュースにならないほうが不思議だった。案の定、借金の不払いで監獄(債務者監獄)に入った。母親もおかしい。父親が出獄できたとき、ディケンズはウェリントン・ハウスアカデミーに行くことが認められたのだが、母親が猛然と反対したのである。

やむなく法律事務所の事務員として雇ってもらい、そこで速記術の修得に励んで記者になり（一八三四年に「モーニングクロニクル」の記者）、編集者になった（「ベントリーズ・ミセラニー」の編集長にもなった）。ディケンズは「編集を発見した男」になったのである。最初から編集に目覚めたわけではない。何から始めたかというと自己編集から入った。


ディケンズの編集力には並々ならぬものがある。最初はなかなかその技法をおもいつけなかった。まともな自叙伝を書こうとしすぎたからだ。自叙伝にとりかかろうとすると、少年期の苦しい思い出が強すぎて小説にならない。それで、ちょっとした自己編集をおもいつく。これで自分の過去を好きに編集できることに気がついた。

自分の過去を事実の羅列で書くのではなく、お気にいりの子供の目で好きなように書いてみることに気がついたのだ。

自己編集の技法が見えれば、あとは早かった。「ベントリーズ・ミセラニー」では、同誌に初めての長編『オリヴァー・ツイスト』を書いた。評判はいい。すぐさま『ニコラス・ニクルビー』『骨董屋』『クリスマス・キャロル』を手掛けた。自己編集の手法が登場人物の過去編集に適用されたのだ。そんなことはいまの小説作法からすればごくごく当たり前のことだけれど、そのことを苦心と工夫のすえに思いつき、そして大成功させたのは、ディケンズが最初だった。

自叙伝めいて自叙伝ではない『コパフィールド』は大成功しただけでなく、そこで駆使された編集技法はその後の世界中の作家たちが真似をした。ただし、ぼくはそれをもってディケンズが「編集を発見した男」だと言っているのではない。ディケンズは次にもっと本格的な編集という仕事に挑んだのだ。「みんなのことば」(Household Words)という名の週刊誌だ。この雑誌にディケンズが懸けた集中力こそ、今日の著者と編集者の定番関係をつくった。

執筆者に原稿を頼むこと、それには締め切りがあり原稿料があること、新人とベテランでは収入の多寡の格差が出ること、著者に書かせる原稿の趣向にもいろいろ変化がつくれること、目次や広報では編集の狙いをアピールすること、雑誌に掲載するにあたってはレイアウトが重要であること、校正には専門家を養成するべきこと、こういうことのすべてをディケンズが発案し、一人で取り仕切り、そして責任を果たしたのだ。

今日の各国の編集部がしていることの大半は、ディケンズが雑誌の発行を通して確立したものだったのだ。

新潮文庫で四冊になる『デイヴィッド・コパフィールド』を読んだのは、四国でのあっけない修学旅行から帰ってきた高校二年のときである。風呂屋のタイル貼りの文様のつながりを追うように読んだ。九段高校の新聞部の先輩から「これ、読んだか」と言って手渡されたからだった。

話はこんなふうだ。デイヴィッドが生まれたときには、父親はもう死んでいる。大伯母は女の子が生まれると期待していたのでがっかりして家を出ていった。デイヴィッドは太った乳母に気にいられてすくすく育つのだけれど、とてもきれいだった母親はマードストーンという男に言葉たくみに言い寄られて再婚した。家の中はマードストーンとついでに乗りこんできたその姉が「疑《うたぐ》り深いわがもの顔」で君臨し、かわいそうな母親は心身衰えて亡くなった。とたんにデイヴィッドへの仕打ちがひどくなり、学校をやめさせられ、酒屋倉庫の小僧をさせられた。

やむなく貧乏を絵に描いたようなミコーバーのもとで暮らすのだが、ミコーバーが借金のために逮捕されたので、大伯母に援助を求めるためにカンタベリーに向かうことにした。このミコーバーのモデルがディケンズの父親だ。

大伯母は友人の弁護士ウィックフィールドのもとへデイヴィッドを預けることにした。おかげでなんとか学校にも行けるようになった。学校ではどぎまぎするほどきれいなアグニス、子供でもこんなにも「不気味な悪を飼える」のかというユライア・ヒープなどと知り合うのだが、卒業とともに「友」は割れていった。旧友のスティアフォースに再会してもみるけれど、この「友」も幼な馴染《なじ》みのエミリーと姿をくらました。ここまでで、デイヴィッドの心には何本もの傷が刻みつけられた。

心機一転、デイヴィッドはロンドンに出てスペンロー法律事務所で雑用を始めた。すぐに娘のドーラに一目惚《ぼ》れをして、婚約をしたいと思っているところへ、大伯母が破産した。さらに、かのユライア・ヒープが法律事務所を乗っ取ろうと画策していることが知れた。

そんなとき、スペンローが突然に他界した。デイヴィッドは速記を修得して報道記者になる。このあたりもディケンズの日々そのままである。記者として自立できたので、ようやくドーラと二人で暮らしはじめるのだが、彼女は伴侶《はんりょ》として何かが欠けている。そのドーラも病気にかかり、亡くなった。

デイヴィッドは心機一転、ヨーロッパを旅することにした。旅立ちの直前、スティアフォースが海で遭難してあえなく死んでしまったことを知った。心の傷がますます大きくなってきた。しばらくヨーロッパを彷徨《ほうこう》するうちに、ふいに自分の書きたいことが見えてきた。自分が好きなのはアグニスだということも見えてきた。デイヴィッドはロンドンに戻ることにした……。

デビュー作にして、巧みな自己編集が応用されたのである。高校での初読のときは、こうしたディケンズの「技あり」はまったく見えていなかったのだが、のちに『オリヴァー・ツイスト』や『クリスマル・キャロル』を読むうちに、とくに『骨董屋』を読んで、その技法が得心できた。

ディケンズを読んで、その後のぼくが何かに染め上げられたような気がしてきた。何に染め上げられたのか、何に影響されたのか、なかなかわからなかったのだが、あるとき中野好夫が訳した『二都物語』(新潮文庫)の二冊を読むうちに、そうだったのかと膝《ひざ》を打った。そうなのか、ぼくは「英国」の英国流という染め色にけっこうな親近感をもつようになっていたのだった。

英国。ぼくにはずっとラグビーの国だった。その国に、手で持ってはいけないサッカーボールをしゃにむに摑《つか》んで走りはじめた少年がいた。ウィリアム・ウェブ・エリスという少年だ。いまでもラグビー・ワールドカップの優勝記念カップには「ウェブ・エリス・カップ」の名が刻まれている。そうなのだ、ぼくにとってデイヴィッド・コパフィールドは「ボールを抱いて走りだした少年」だったのである。

その後、この「英国」はウイリアム・ブレイクやオスカー・ワイルドやT・E・ロレンスによって、また吉田健一やジェームズ・ボンドやブリティッシュ・ロックによって、さらに香ばしいものになっていった。いつか、そんな話もしてみたい。

しかし残念なことであるけれど、ジョン・レノンやデヴィッド・ボウイが別の国で暮らして以来と言っておくけれど、そのような「英国」はいま、あの国にはないような気がする。ブレア首相の品のない演説と下心のある笑いをテレビで見るたびに、ウィリアム王子を叩くジャーナリズムを見るたびに、ぼくはイギリスもディケンズの編集感覚に戻ったほうがいいのではないかと言いたくなる。

第四〇七夜　二〇〇一年十月二六日

参照千夜

四三一夜：黒岩涙香『小野小町論』　九一四夜：司馬遼太郎『この国のかたち』　二八九夜：松本清張『砂の器』　七八九夜：マルクス『経済学・哲学草稿』　九五〇夜：ドストエフスキー『カラマーゾフの兄弟』　三〇〇夜：メルヴィル『白鯨』　一一七三夜：デフォー『モル・フランダーズ』　一一八一夜：セルバンテス『ドン・キホーテ』　七四二夜：ブレイク『無心の歌・有心の歌』　四〇夜：ワイルド『ドリアン・グレイの肖像』　一一六〇夜：T・E・ロレンス『知恵の七柱』　一一八三夜：吉田健一『英語と英国と英国人』

高熱にうなされると
少年は「妄想の旅」に出る

カルロ・コッローディ

ピノッキオの冒険

杉浦明平訳　岩波少年文庫　一九五八　矢崎源九郎訳　偕成社文庫　一九八六　米川良夫訳　河出文庫　一九九六

Carlo Collodi: Le Avventure di Pinocchio 1883

いちばん古い記憶は『くりのおてがら』で、次がタイトルは忘れたが、フィリップ君とかなんとかの名前のついた翼のはえた木馬が空を飛んで冒険する英国風のハードカバーの絵本だった。

そのあと石井桃子の『ノンちゃん雲に乗る』を何度読んだことか。出てくる漢字にすべてルビがついていて、それをひとつひとつ摘《つま》むように拾いながら読んだ。そうしたら鰐淵晴子《わにぶちはるこ》が主演して映画《ノンちゃん雲に乗る》になり、せがんで連れていってもらってからはノンちゃんよりもノンちゃんに扮《ふん》した鰐淵晴子が忘れられなくなった。想えば千住真理子をはじめ、ぼくがヴァイオリンを弾く少女にめっぽう弱いのは、ここに起因する。

絵本よりも童話が好きな少年だったように憶《おも》う。理由はよくわからないが、絵本は『世界一づくし』『森のぼうけん』『かぶとむし』『たんなトンネル』といったたぐいの、どちらかといえば理科ものや社会もののほうが好きで、そのぶん物語のほうはもっぱら母が買い与えてくれた童話か、偕成社や講談社の少年少女名作全集に埋没した。

ピノッキオをいつ読んだかは、はっきりしない。きっと絵本だったのだろう。おもしろいとか悲しいというより、変な物語だ、不気味なお話だという印象をもった。子供というもの、全篇心温まる話なんてものは好きじゃない。風変りな主人公でいい。その子が誰にかこまれたかなのである。だからゼペット爺さんと仙女ファータと犬のアリドーロには、いたく惚《ほ》れた。

長じてコッローディを読む機会があってピノッキオを覗《のぞ》いてみたら、ピノッキオが呑《の》みこまれたのがクジラではなくて、巨大なフカだったのでショックをうけた。ジョーズなのである。このショックはのちにあんなに可憐《かれん》で美しかった鰐淵晴子が整形したのを知ったときのショックと近いもので、これでぼくの子供時代は解体した。

だいたい主人公はピノッキオではなくて「ピノキオ」であって、ジェッペットさんは「ゼペット爺さん」でなければ、ぼくの少年時代は戻らない。最近の翻訳は厳密になって、正確な発音に応じた人名表記になっていることが多いけれど、それはそれで結構だし、本書は名訳者の米川良夫さんだから文句はないものの、ぼくはピノキオ、ゼペット爺さんで通したい。調べていないのでなんともいえないが、これらは佐藤春夫の訳だったのではないか。

カルロ・コッローディ（この作者名もながらくコローディだと決めてかかっていた）がピノキオを創りだしたのは、イタリアがロマン主義とリソルジメントによって初めて近代国家を受胎しようとして苦しんだのちの時代のことである。すなわちアレッサンドロ・マンゾーニやジャッコモ・レオパルディの実験作品を射出したのちの、しばしば「理想に対する病患」とよばれた時期のことである。

コッローディはこうした新しいイタリアを予告するリアリズモとヴェリズモの台頭のなか、一言でいうのなら、たった一人でピノキオという新しいイタリア人を創りだした作家だ。それが「大人のイタリア人」になった木製人形のお話になった。そうなのである。ピノキオは木の人形から生きた子供になったのではなく、民族を代表する大人になっていったのだ。

それが日本でいうなら、たとえば時任《ときとう》謙作にあたるのか、下村湖人の次郎にあたるのか、それとも瀬川丑松《うしまつ》にあたるのかは、イタリア近代史に疎いわれわれにはすぐさまはわからないが、ぼくはピノキオに、かつて柳田國男が桃太郎などに託した日本人像に対して折口信夫が弱法師《よろぼし》などに見いだそうとした複雑で傷ついた日本人像に匹敵する何かを感じもするのである。

ファビオ・ランベッリというイタリア人の東洋学者がいる。いまは札幌大学で山口昌男学長麾下《きか》の猛者《もさ》として日本文化や日本宗教を横断的に研究していて、薄野《すすきの》や赤坂で出会って話すと、たちまち数時間がたってしまうほど愉快な学者さんである。

そのランベッリ君に『イタリア的考え方』（ちくま新書）というすこぶるユニークな著書があって、その後半にジャンニ・ヴァッティモの紹介がある。

ヴァッティモはいわゆる「弱い思想《ウィーク・ソート》」を唱えた一派の哲学的頭目で、ピエラルド・ロヴァッティやウンベルト・エーコらとともに、強い理性に対しては非合理主義を対抗させるのではなく、あえて「弱い思想」をぶつけるべきではないかと説いて話題になった。日本ではいちはやく中村雄二郎や磯崎新が注目したが、ぼくも『フラジャイル』（筑摩書房）で紹介しておいた。

このヴァッティモの「弱い思想」は、第一に「みかけ」を重視すること、第二に実体は柔軟に変化すると考えること、第三に存在の思想は「変化の内」にあると見ていることの、この三点において、きわめてピノキオ的なのである。

はたしてヴァッティモの思想とピノキオとをこのようにつなげていいものかどうかわからないが、ぼくはピノキオがいつも遊びの誘惑に負けたり、嘘をついてロバになったり、結局はクジラ（フカ）に呑まれてゼペット爺さんのところに戻ってくるプロットなどのいくつかは、まさに「弱い思想」のすばらしい表現になっているのではないかと思うのだ。少なくともピノキオをヨナ・コンプレックスにつなげて解説するよりはましなのではないか。

こんな雑駁《ざつぱく》なことを懸想《けそう》していると、ピノキオはあくまでイタリアの民衆文化を背景にした傀儡《くぐつ》思想の産物であって、これをディズニーがあんなアニメにしてしまうのは、かなりの問題であるという気になってくる（ディズニー・アニメはそのほかでも怪しい。せめて名作をとりあげないことだ）。

もうひとつ、ピノキオがクジラならぬフカに呑みこまれる前に、イルカに導かれる場面があるのだが、このイルカが木偶《でく》の少年を導くという映像は、まさにイタリア的地中海の根本的な海洋風の思想ともいうべきだったということも付言しておく。つまりは、古代このかたの「ピノキオの地図」とでもいうべきものが、この作品の裏側から歴史的に析出してくるはずなのだ。

さらについでに、そうだとすれば、お話をするコオロギや金貨を埋める不思議な原っぱの場面なども、おそらく古代ローマ以来のイタリア民俗学の真骨頂なのである。だとすれば、ぼくの少年期、ピノキオが不気味に見えたのはまんざらでもなかったということになる。この不気味は近代以前のものなのだから。

第五一六夜　二〇〇二年四月十一日

参照千夜

一〇一五夜：石井桃子『ノンちゃん雲に乗る』　二〇夜：佐藤春夫『晶子曼陀羅』　一一四四夜：柳田國男『海上の道』　一四三夜：折口信夫『死者の書』　一一五八夜：ファビオ・ランベッリ『イタリア的』　九〇七夜：山口昌男『「敗者」の精神史』　二四一夜：ウンベルト・エーコ『薔薇の名前』　七九二夜：中村雄二郎『共通感覚論』　八九八夜：磯崎新『建築における「日本的なもの」』　一三六三夜：ブローデル『物質文明・経済・資本主義』

少年よ大志を抱け！
盗めよ、さらば与えられん！

モーリス・ルブラン

奇巌城

石川湧訳　創元推理文庫（東京創元社）　一九六五
Maurice Leblanc: L'Aiguille Creuse 1912

ほんとうは堀口大學が訳した『８１３』を選びたかったのだが、いくら探しても手元になく、たまたま何軒かの本屋にも入っていなかった。いずれ取り寄せなければなるまい。それほど大事な本なのである。

物語や筋書きを紹介したいのではない。それはキリがない。ぼくはアルセーヌ・ルパンその人の怪盗ぶりにぞっこんのオマージュを捧《ささ》げたいのだ。だから、ここではルパンが登場するものなら何でもよろしいのだが、それでは手放しすぎるだろうから、一応は『８１３』『奇巌城』『水晶栓』『カリオストロ伯爵夫人』『金三角』あたりをベスト５ということにしておく。

ともかくぼくは、アルセーヌ・ルパンの一から十まで、大好きで大好きでたまらない少年だった。むろん少年少女名作全集のたぐいで読んだ。表紙や挿絵には山高帽をかぶってマントをひるがえす片眼鏡のルパンが、いつも半分は黒々としたシルエットで描かれていた。

神出鬼没、大胆不敵、前代未聞の怪盗紳士。

これでバンザイ三唱だ。カンペキだ。そういうルパンを最初に夜を忘れて読んだのは『怪盗紳士ルパン』か『泥棒紳士ルパン』と銘打った大判のダイジェスト本だったとおもう。ひょっとしたら日本出版協同のルパン全集か、ポプラ社の全集だったかもしれない。それをくりかえし読んだ。

そのせいで、いつかは高級な美術品や歴史的な宝石しか盗まない大泥棒になってみたいと決心したほどで、その妄想がぐるぐるしていた。得意になって、カルピスの味がする初恋まがいの少女たちに、「ねえ、ぼくはアルセーヌ・ルパンのような泥棒になるから、そのときは君はこっそり手伝ってね」と言いふらしていたものだ。のちにそのころの美少女に会ったとき、「あのセリフはけっこう口説きのセリフとしてはよかったわよ」と言われた。その美少女は太ったおばさんになっていたのだけれど。その後に、やはり美少女の木村久美子に同じことを言ってみたところ、彼女は乗ってきた。

それほどルパンには憧れていたので、学生になってからも二十代になってからも、そこそこルパンを読みつづけた。ただしモンキー・パンチの《ルパン三世》は好きにはなれなかった。あれはアルセーヌ・ルパンにはほど遠い。

少年たちはなぜ盗賊が好きなのか。危ういから好きなのだ。悪いことをしているから好きなのだ。キワドイから好きなのだ。正体を隠すしかないから好きなのだ。そのために行方をくらまし、時間に紛れ、七変化をし、暗号をつかう。これがお話の中ではカンペキになる。

たとえば『アラビアン・ナイト』のアリババ、シャーウッドの森のロビン・フッド、『モンテ・クリスト伯』のルイジ・ヴァンパ、『水滸伝《すいこでん》』の梁山泊《りょうざんぱく》に集まった宋江《そうこう》とその一味、天下を盗みたかった石川五右衛門、明智小五郎をダシ抜きつづける怪人二十面相などなどだ。義賊であるなら、なおカッコいい。鼠小僧、ウンタマギルー、ルパンがそうだった。

実在の義賊たちもいた。ルイ・マンドラン、裏宿七兵衛、ビリー・ザ・キッド、イタリア山賊サルヴァトーレ・ジュリアーノ、インドのプーラン・デーヴィたちである。そういう義賊を研究したエリック・ホブズボームやフェルナン・ブローデルといった歴史家もいる。資本主義や経済史を研究していれば、盗賊や収奪はとうてい看過できない大テーマなのである。

そもそも歴史が「横取り」でできていると喝破したのは、『世の初めから隠されていること』（法政大学出版局）を書いたルネ・ジラールだった。

けれども、表向きには「盗み」を容認するわけにはいかない。おおっぴらに窃盗の意義や意味を問うたのはピエール・プルードンやミハイル・バクーニンくらいのもので、それは無政府主義《アナキズム》の夜明けにあたっていた。ほかには盗むことを盗みつづけたジャン・ジュネが光るばかりだ。

そんななか、泥棒を公然とほめつくしたのは、われらが星の博士・野尻抱影だった。長らく絶版になっていた『大泥棒紳士館』を、ぼくは工作舎で復刊させた。その抱影翁には「天には星、地に泥棒、心には乞食《こじき》を！」という脱帽の名スローガンがある。まあ、ウンチクはともかく、怪盗こそは少年の憧れなのである。

四十歳のモーリス・ルブランが怪盗紳士アルセーヌ・ルパンを創意したのは一九〇五年のことだから、巷《ちまた》はベル・エポックの真っ只中にあった。

気取ったダンディズムと富豪をからかうアナキズムがそこそこ受けていたころで、つまりはオスカー・ワイルドやアンブローズ・ビアスの時代だった。もうちょっといえばホモセクシャルで名高いE・M・フォースターだ。フランスならばコルヴォー男爵やマルセル・プルーストである。これらにも必ずやゲイの感覚がまじっている。

そこにルーアンに生まれ育ったルブランの気質が加わった。ルーアンはジャンヌ・ダルクが殺された土地で、ルブランはこの土地の歴史感覚をいかした舞台に、ベル・エポックなダンディズムとアナキズムを理想的に装着させたルパンを創像した。まさに創像だ。おそらくはルブランの姉がモーリス・メーテルリンク一座の座員だったため、少年のころから芝居の登場人物の出現の仕方や引っ込みかたに目を奪われていたのが糧になったのではないかと、ぼくは邪推している。

もっとも、ルブランがルパンで大成功をおさめたのは編集者のピエール・ラフィットの炯眼《けいがん》もあずかっていた。ラフィットはルブランが最初に書いたルパンものを雑誌にすぐ載せず、同じ主人公の短編物語を十本も書かせた。これがルブランにルパンの際立つ特徴を着想させたのだった。この編集者は、えらい。アルセーヌ・ルパンは〝編集的怪盗〟でもあったのである。

ルパンは絶対につかまらない怪盗ではあるが、それだけではあんなに人気が出なかったろう。次の条件が勲章のように輝いていた。

ひとつ、ルパンは大泥棒なのに城館かサロンにしか潜入しなかった。反エリートのエリートなのだ。ひとつ、神出鬼没で変装の名人だった。これはずるい手法だが、少年は変装には疑問をもたない。大人たちは変装しているると思っているからだ。ひとつ、美術品や宝物を失敬するにあたっては、その傍若無人な行為がルパン自身の仕業であることを隠さなかった。だから犯行現場には「頂戴いたしました。アルセーヌ・ルパン」というカードを残した。いやいや、この程度ではない。

ひとつ、お洒落《しゃれ》なヒューマニストであった。ひとつ、哀しい婦人を見ると放っておけないフェミニストであった。ひとつ、ニセモノやイミテーションを断固として許さなかった。ひとつ、資本主義の勃興に立ち向かうダンディ・アナキストであった。ひとつ、途方もない知識欲と調査力をもっていた。そしてもうひとつ、ライバルとの知恵くらべと死闘に生きがいを感じている男であったのだ。

こうした条件がアルセーヌ・ルパンをとんでもなくチャーミングにしていった。ぼくはこの未曾有の男っぷりに酔ったのだ。

しかし推理小説の主人公としてルパンを成功させているのは、実はもっとべつな役割性格の付与にある。それは、ルパンが怪盗であって、同時に探偵だったということである。盗賊が探偵であるという根本矛盾。この根本矛盾があったからこそ読者は、ルパンの盗み方に喝采をおくりたくなるとともに、ルパンが見えない敵の罠《わな》を解読しながらその罠を潜り抜けていくスリルとサスペンスを堪能できたのである。

いや、ここにはもっともっと痛快な根本矛盾が対同されている。人間というもの、古来このかた、「盗む」か「探す」か、この二つのことだけをやってきたのではないかということだ。
ぼくも、アルセーヌ・ルパンとミハイル・バクーニンに倣って、こう言いたい。盗めよ、さらば与えられん！

第一一七夜　二〇〇〇年八月二八日

参照千夜

四八〇夜：堀口大學『月下の一群』　一四〇〇夜：『アラビアン・ナイト』　一二二〇夜：デュマ『モンテ・クリスト伯』　四三八夜：施耐庵『水滸伝』　一三六三夜：ブローデル『物質文明・経済・資本主義』　四九二夜：ルネ・ジラール『世の初めから隠されていること』　三四六夜：ジュネ『泥棒日記』　三四八夜：野尻抱影『日本の星』　四〇夜：ワイルド『ドリアン・グレイの肖像』　一二六八夜：フォースター『インドへの道』　五七二夜：河村錠一郎『コルヴォー男爵』　九三五夜：プルースト『失われた時を求めて』　六八夜：メーテルリンク『青い鳥』

第三章　大人になりたくない

ノヴァーリス『青い花』
アーダルベルト・シュティフター『水晶』
ウィーダ『フランダースの犬』
モーリス・メーテルリンク『青い鳥』
ジェームズ・バリ『ピーター・パンとウェンディ』

ドイツ浪漫派が到達した
青い夜のための別国

ノヴァーリス

青い花

薗田宗人訳（ドイツ・ロマン派全集）　国書刊行会　一九八三　青山隆夫訳　岩波文庫　一九八九
Novalis: Heinrich von Ofterdingen 1799—1801

「すべて、見えるものは見えないものに、聞こえるものは聞こえないものに、感じられるものは感じられないものに付着している。おそらく、考えられるものは考えられないものに付着しているだろう」（ノヴァーリス）。

見えないものを見る。聞こえないものを聞く。感じるためには、感じないものに心をこめて注意する。ノヴァーリスならではの宣言だ。とくに「考えられるものは、考えられないものに付着しているだろう」は、極上だ。思索や表現はつねにこうありたい。そのように思索された本、表現された本を読むわれわれも、ぜひともそうありたい。

読書は想像なのである。彷徨《ほうこう》なのである。しばしば「夜」と「偶然」と「別国」が関与する。そういう本を読んだときは、夜中に街を歩いていてふと見上げた星々にも何かを感じることがある。本は星なのである。

たとえばドイツ浪漫派にいつ出会えたか。これはその後の読書感覚の流れを決めていく。漂流する海上でどんな星に出会えたかということに近い。その星はゲーテでは大きすぎるし、ヘルダーリンではあまりに微に入りすぎている。ホフマンかノヴァーリスか、あるいはジャン・パウルかティークあたりがいい。これらは北斗七星やオリオン座といった星座たちである。

一度目についたら、浪漫派の全天はこの星々をつないだ星座から始まっていく。ちょっと冬めく夜陰ならアルニムかブレンターノというところ、さしずめスバルや猟犬座だ。運がよければ最初からシュレーゲル兄弟という連星に出会うということもある。

ドイツ浪漫派に出会うこと、それは、読書においてどのように「夜の思想」を享受できたかということだ。この体験はどのように「夢」と「電気」と「彗星《すいせい》」を同時の刻限に観相できたかということを物語る。その同一刻限に見る浪漫派の光景は、そこに入りこんでみなければ決してわからない結晶的な雰囲気を伝える。ぼくにはそれがノヴァーリスの『青い花』からだった。

ノヴァーリスという稀有《けう》な作家がいること、父親はハルデンベルク男爵でザクセン製塩所の長官であったこと、そのノヴァーリスが『青い花』という魔法のような、この世のものともつかない作品を書いたこと、原題は「ハインリッヒ・フォン・オフターディンゲン」という主人公の青年の名であること、ノヴァーリスには十三歳で婚約したゾフィーという少女がいたこと、そのゾフィーはすぐ重病に罹《かか》って死んでしまったこと、ノヴァーリスもまたわずか二八歳で死んでしまったこと……。

そういうことを下を向きながら、黒っぽいアルバムに貼ってある古い写真の秘密をあかすように教えてくれたのは、四谷の予備校で知りあった橋本の綱ちゃんだった。

彼女はノヴァーリスだけではなく、海老を紐で結わえて散歩させていたネルヴァルのことや、いくつものシャンソンや、アデンに旅をした大歩行者ランボオのことなども、低い小さな声で教えてくれた。そんなことを知っている女学生がいることは驚嘆のかぎりではあったが、何も知らなかったぼくにはそのことが驚嘆すべきことであることも、わからなかった。

それからというもの、『青い花』が憧れになった。読んだのは大学二年のときだ。あまりに気分が高揚して、夢遊病患者のようになった。ウキウキしすぎて話にならなかった。そのときの印象をまずは書いておく。

岩波文庫の小牧健夫訳だった。その後に斎藤久雄訳も読んだが、今夜は都合により国書刊行会のドイツ・ロマン派全集「ノヴァーリス」に入っている薗田宗人訳をとりあげた。ちなみに英訳も手にしてみたけれど、これはハインリッヒがヘンリーになっていて、とうていノヴァーリスと思えない。

読みはじめてすぐに了解できたことがある。これぞ夢の別国への彷徨そのものだということだ。「まどろみ」の中の逆旅《げきりょ》なのである。暗い森を抜けていけば出会える幻想のコア・コンピタンスがあるとしたら、それが青い花なのだ。

ついで、すぐに自分がハインリッヒ・フォン・オフターディンゲンになっていた。これは軽い「めまい」のようなものだから、うっちゃっていただいてよい。読み方もおかしかった。ひたすら電気的で結晶的なフレーズを探して読んでいて、その言葉がどんな前後の脈絡をもっているかということなど、まったく意に介していなかった。ひたすらに見知らぬ夢や見果てぬ夢を一途《いちず》に見られれば、それでよかったのである。

作品のどこからどこまでが夢で、どこが地の描写かということもはっきりしないまま読んだ。

なにしろ父といい、商人といい、老人といい、ハインリッヒといい、登場人物がみんな夢の話をする。それも長い夢の話ばかりだ。まるで幻覚剤をのんだまま映画を見ているようなのだ。ノヴァーリスがそうした夢と現実の境界に溝を引かなかったのだ。すべてがアナザーワールドなのである。ノヴァーリスはどこが出来事で、どこが夢であるかなどということを分別などしたくない。それがノヴァーリスのやりかたであり、ぼくはそのノヴァーリスに園丁のごとくに従った。

そうした夢の話のなかではクリングスオールの物語が圧巻だった。とくに神のような婦人がギニスタンに渡された紙片をうけとると水に浸し、それを引きあげるたびに文字が消え残っていくというくだりにさしかかってからは、たいへんだった。ファーベルの所作のひとつひとつがただならない。

ざっとそんなふうに夢の日々の片隅の住人のように読んできたので、『青い花』が第二部「実現」の半ば、霊感と寓話が重なって鉱物世界の円頂である天界からの啓示をうけようというまさにそのとき、ぷっつりと未完におわってしまったことが信じられなかった。ぼくは橋本の綱ちゃんから、『青い花』が未完の物語であることを聞いていなかったのだ。

いったんノヴァーリスに出会ったということは、ヘッセの『車輪の下』や漱石の『三四郎』を読んでヘッセや漱石の他の作品をつづけて読みたくなるというような、そんな生易しい冒険ですませられる後日談を用意してくれはしない。

ひたすらノヴァーリスの只中《ただなか》に入り、『日記』『断片』『ザイスの学徒』を読み耽《ふけ》る。これでノヴァーリスとハインリッヒがぴったり重なれば、次はノヴァーリスを生んだ時代の哲学に入っていく。このへんで天界の旅をおえられればまだしも軽症であるが、とうていそんな程度ではおわらない。

ノヴァーリスを読むということは、ようするにアルベール・ベガンがのちに解説した「ロマン的魂と夢」という世界の旅程へ、すなわちリヒテンベルクにおける「内気な神秘主義と虚無の関係」に始まって、ティークのセレーネ幻想とアルニムの北極星の鏡をへて、ホフマンの悪魔の霊液によって砂男になりきってしまうというような、そういうドイツ浪漫派的遍歴を徹して通過しつづける巡礼者になるということなのだ。

それがノヴァーリスを読む精神の快楽なのである。ディシプリンなのである。ドイツ浪漫派との密約とはそういうものである。だからといって、以上の最初の熱病によってホフマンやティークやノヴァーリスの何かが理解できたかというと、そういうことはない。ただただドイツ浪漫派のウイルスによる天の麻疹《はしか》に罹りたいというだけなのだ。

ノヴァーリスだけがもたらす特別な熱病もある。さしずめノヴァーリス・ウイルスとでもいうものだ。

英語圏で最初にこの麻疹に罹ったのはトマス・カーライルだったろうか。カーライルはノヴァーリスを〝ドイツのダンテ〟というよりも〝ドイツのパスカル〟として尊敬したいと書いて、とりわけ『ザイスの学徒』の数学的神秘を漂わせる哲学に酔った。『ザイスの学徒』はぼくが「遊《ゆう》」時代にいちばん傾注した鉱山哲学作品だった。

一方、ハインリッヒ・ハイネにあっては、ノヴァーリスはどんな生命をも鉱物的結晶にしてしまう妖《あや》しいアラビアの魔術師である。魔術師のウイルスである。『青い花』については、ハイネはこの作品で出会うすべての登場人物がずっと以前から一緒に暮らしたことがあるように感じられてくる不思議について、しきりに言及してみせた。

ノヴァーリス・ウイルスの猛威は各処に広がっていった。メーテルリンクはノヴァーリスを「精神の究極の表現者」と名づけ、ニーチェは「経験や本能にひそむ聖なるものはノヴァーリスによって発見された」と見た。ふだんは口うるさい連中もこぞって熱病に罹っていった。ゲオルグ・ルカーチは「ノヴァーリスだけがドイツ・ロマン派の唯一の、そして正真正銘の詩人である」と絶賛し、ヴァルター・ベンヤミンは「精神的形象における観察の理論の樹立者」と称えた。

そんななか、ノヴァーリスに最大の心理学的実相のすべてを見いだそうとしたのはディルタイだった。ディルタイは「ノヴァーリスの自然は世界心情そのものである」と結論づけた。

ハインリッヒ・オフターディンゲンは青年であるが、そのロマン的魂は少年的永遠そのものである。このことはノヴァーリスのロマン的魂が永遠をめざしていたこと、さらにはドイツ浪漫派の総体が絶対永遠少年期であろうとしたことを告げている。

だからノヴァーリスを読むということは、われわれがそういう「少年期」に釘付けになるということなのである。その釘は「鉄」によって打ち込まれているのではなく、瑞々《みずみず》しい「青い花」によって別国に打ち付けられている。これこそ、少年の心が知っている釘、永遠の釘である。ぼくはずっと感じてきたのだが、ぼくの読書史はこの「少年の釘」とともに育《はぐ》くまれてきたのだと告白したい。

ところで、ノヴァーリスの『青い花』を読んだ者は、だいたいが未完におわった第二部「実現」を空想したくなる。その作業に最初にとりくんだのは同時代人のルートヴィヒ・ティークだが、以来、多くの文学者が第二部の構想を予想した。

ぼくにもいまやだいたいの見当はつく。きっとハインリッヒ・フォン・オフターディンゲンは戦火のイタリアにおもむいて戦場にたち、そこで名も知らぬ皇帝の息子と出会ってギリシアに旅をするはずなのだ。しかしながら、のちのネルヴァル同様に「東方への憧れ」こそ癒《いや》しがたく、そのためハインリッヒは東方の知に向かい、エルサレムの神秘とペルシアの童話とバラモンの少女に「青い花」を求めてひたむきになるにちがいない。そしてハインリッヒは帰還する。

ハインリッヒはオデュッセウスなのである。ドイツのオデュッセウスであった。だから帰ってきたオデュッセウスはマティルデの死に出会う。ファーベルと電気石とがその驚きを伝えたはずだった。

　悲しみにくれるハインリッヒはさまようが、ここでハインリッヒに一冊の古文書が渡される。これを渡したのはおそらくは皇帝だ。そこにはきっと「青い花」に関する最後の謎が書いてある。その場所は果てしない別国である。そこへ行くには長い旅が必要となる。そこは地上の植物も鉱物も見られない国である。しかしながら、そここそが「青い花」の国なのだ。

　ハインリッヒはここで「青い花」を摘み、マティルデの呪縛を解くことになるだろう。あらゆる石が歌をうたい、木々たちが古代文字になる。マティルデは蘇り、ハインリッヒは天界に詩を読んでいく。その詩こそ、かつてハインリッヒが見知らぬ男から最初に聞いた夢の奥に咲く「青い花」なのだ。ノヴァーリスはそのように物語を了《お》えたかったはずである。

　ヨーロッパにおいては「青」はアンティーク・アナスタシアである。キリスト教のイコノロジーでは「赤」が愛の象徴で「青」は知の象徴だった。天使においてはセラフィム（熾《し》天使《てんし》）が赤く、ケルビム（智天使）が青い。しかし総じては神の身から発している青い光が青の到達点なのである。

第一三三二夜　二〇〇〇年九月十九日

参照千夜

九七〇夜：ゲーテ『ヴィルヘルム・マイスター』　一二〇〇夜：ヘルダーリン『ヘルダーリン全集』　一二二二夜：ネルヴァル『オーレリア』　六九〇夜：ランボオ『イリュミナシオン』　四七九夜：ヘッセ『デミアン』　五八三夜：夏目漱石『草枕』　九一三夜：ダンテ『神曲』　七六二夜：パスカル『パンセ』　二六八夜：ハイネ『歌の本』　六八夜：メーテルリンク『青い鳥』　一〇二三夜：ニーチェ『ツァラトストラかく語りき』　九〇八夜：ベンヤミン『パサージュ論』　九九九夜：ホメーロス『オデュッセイアー』

ぼくたちの足下に
幻想鉱物が結晶している

アーダルベルト・シュティフター

水晶

山室静訳　新潮文庫　一九五一　望月市恵訳　白水社　一九六五　手塚富雄・藤村宏訳　岩波文庫　一九九三
Adalbert Stifter: Bunte Steine 1853

作品社の加藤郁美さんから「鉱物をめぐる松岡さんらしい本を書いてほしい」と頼まれたまま数年たつうちに、先日、退社しましたという挨拶《あいさつ》の訪問をうけた。「もう、日本の出版社はいい本はつくれませんね。売れるものしか出そうとしないですよ」と嘆いていた。

加藤さんはぼくの『ルナティックス』（作品社→中公文庫）の担当者で、これが彼女の本格的デビューだった。その後の彼女の編集能力はたちまち高山宏や武田雅哉やタイモン・スクリーチらを唸《うな》らせ、斯界《しかい》の評判になっていた。だからむろん、そういう加藤さんの頼む「鉱物の本」とはどういう趣向のものになるべきかはわかっていた。わかっていいただけに、その濃密な意匠のついているハードルを越すための時間がなかなかとれずに、結局はお流れになった。延ばして申し訳ないと思いつつ、ちょっとホッとしていたら、「いや、まだ流してませんよ」と言っていたが、だとしたらこの本はいま、どこかの川底に置かれた水成鉱物になっているのだろう。

ヨーロッパ文芸の底辺の一角には、地下鉱山幻想というものが中欧から北欧にかけて広がっていた。中世鉱山技術大全ともいうべきゲオルク・アグリコラの『デ・レ・メタリカ』(岩崎学術出版社)がバイブルだ。そこに水銀や白金や賢者の石を探索する錬金術幻想が絡まった。

足下に最も深遠なアナザーワールドがあったのだ。これを下敷きにしてノヴァーリスやジャン・パウルやヤコブ・ベーメや、のちにはホフマンスタールらの、鉱山幻想文学あるいは鉱物神秘主義ともいうべきが次々に登場してきた。地中深く沈められた鉱物や化石が秘めた幻想を、そこに誘われ、そこに閉じこめられた人物の綾《あや》なす宿命とともに解いていくというのが基本の大筋だが、その幻想は幾重にも複雑になって、しばしば『青い花』や『巨人』などの傑作が開花した。

アーダルベルト・シュティフターは一八〇五年の生まれだから、アンデルセンと同い歳である。けれどもデンマークに生まれたこととオーストリアに育ったことが、二人の資質の開花を分けた。分裂しつづけたオーストリアのことではない。オーストリアといってもベーメン、すなわちボヘミアに育った。

風景の南端にはアルプスの銀嶺《ぎんれい》が霞《かす》み、北にはボヘミアの漆黒の森林が連なっていて、少年シュティフターは天体観測や博物学や登山の途中に出会った岩石の形状や、ときおり露出する石英・水晶の土にまみれた輝きに胸ときめかせることができた。

中世的でロマン派的な神秘主義はもう退嬰《たいえい》していた。代わってビーダーマイヤー様式とよばれる善良な家庭主義とでもいうものがドイツ・オーストリアに蔓延していた。この様式は近代ドイツ社会がどのように均一的な家庭をつくっていったかを解明するにはおもしろい特色をもっているのだが、しかし、そんなもので少年が幻想の翼を広げられるはずがない。シュティフターはボヘミアの自然にこそ夢中だった。

その体験が結晶したのが『石さまざま』である。六篇の小篇作品からできている。『みかげ石』『石灰岩』『電気石』『水晶』『白雲母』『石乳』と続く。『水晶』はそのうちの一篇だ。このような鉱物名を標題群にした文学は世界文学史上でもめずらしい。

鉱物文学というべきではない。シュティフターは鉱物それ自体を描こうとしたわけではなく、「小さなもの」を擁護したかったので、そのために少年少女の日々と、その「小さなもの」の象徴として岩石と鉱物の光景を組み合わせたかった。

シュティフターがこだわった「小さなもの」を、批評家は理解しなかった。「小さなもの」だけが材料になり、人物もありふれた描写に終始していると解釈した。これを弁解反論した「序」が『石さまざま』の冒頭についている。

反論はごく穏やかなもので、道徳談義に流れているきらいもあるが、このなかでシュティフターが淡々とあげている例はすばらしい。それはある人物が多年にわたって磁石の針を一定の時刻に観察しているという例で、磁針が北をさす精度だけを示しているからといって、この「小さなもの」がそれだけしか意味しないというのだろうか、そんなことはあるまいという反論だ。

シュティフターは言う。たとえ磁針の示す数値がごく僅《わず》かなものであったとしても、それらを総合したとき、「地表全体がいわば一種の磁気の戦慄《せんりつ》を感ずる」という事態になるはずなのではないか、それこそはわれわれ自身が「電気をとらえる感覚器官」をもっていないにもかかわらず、雷光や稲妻に感興をもつことに匹敵するのではないか。そう、言ったのである。

ここに、シュティフターの基本の哲学はすべてあらわれている。『石さまざま』もこの「地表が感じる磁気の戦慄」と「電気をとらえる感覚器官」を、少年少女の心におののく

〝銀の匙《さじ》〟に託したくて書いていた。

すでにアンデルセンの夜のところでも書いたことであるが、少年少女においては「部分が全体を逆襲する」。どんなに小さな部分にも全体の体裁をゆるがす何かが秘められていて、少年少女というもの、一日中でも一年中でもそのことばかりを夢想する。シュティフターはそれを「小さなもの」とも「磁針」とも見たのだが、それはまさしく世界をゆるがすピアニッシモな一撃のための哲学なのである。最弱音が最強体制をくつがえすという存在学なのだ。


意外なことに『水晶』は、少年コンラートと少女ザンナが山中にあるおばあさんの家からの帰りに雪に降られ、その雪が無性に嬉《うれ》しくて歩いているうちに道に迷ったまま、あっというまに氷の世界に閉じこめられるという話で、水晶はまったく出てこない。

それなのにこの作品が心に残るのは、われわれが、とりわけ少年少女たちが、初めて水晶を見て胸が高鳴って以来、そのままその透明な石がもつ名状しがたい世界におそるおそる魅入られる感覚のすべてが、まことに微妙な描写の積み重ねによって表現されているからである。とくに前段がいい。

コンラートとザンナが住む山麓《さんろく》の村から見る雪山の描写と、かれらの父親にあたる靴屋の周辺の描写の、ほとんどその二つのことしか書いていないにもかかわらず、コンラートとザンナが雪に見舞われ、氷に誘《いざな》われるときの興奮と不安とが、まるでいつかの思い出なのかというふうに読めるようになっている。

だいたいぼくは靴屋に弱い。靴屋にはなんだか「いわく」がありそうなのだ。靴屋の倅《せがれ》がとくにあやしい。他人の靴を作り、その作業の一部始終が子供にも客にも見え、しかも仕上がった靴がピカピカになって諸国諸人生に旅立っていく。ここがなんとも大変な「いわく」なのである。

もうひとつ、ひょっとすると「修繕《ブリコラージュ》」ということも気になっているのかもしれなかった。ぼくは『水晶』が山村から見える雪山と靴屋の事細かな事情によって舞台を整えていたことに、おおいにしてやられたのである。

三つほど付け加えたい。

一つ、『水晶』はできるだけ早いうちに少年少女が読むといい。講談社の「少年少女世界文学全集」に『みかげ石』とともに入っている。少年少女にはたくさんのアメージングなんていらないのである。たった一、二度の『水晶』のような体験をすればいい。ぼくはすでに三人の少年少女にプレゼントした。一方、大人たちには『晩夏』（ちくま文庫）、『ナレンブルク』（林道舎）を奨めたい。運命と香気の関係が読める。

二つ、シュティフターは画家でもあって、このうちの何点かの岩場の絵がとてもいい。

きっと画集もどこからか出ているはずだろうが、まだ見ていない。おそらくラスキンやユゴーのヨーロッパ山水画に通じる岩石感覚を描出しえているとおもう。いま、ヨーロッパは大洪水に襲われているようだが、シュティフターもモルダウ河に何度も取材して、その景観を油彩に描いたものだった。

三つ、たいして読んではいないのであまりえらそうなことを言いたくないが、シュティフターをめぐる評論にはあまり見るべきものがない。これはどうしたことか。なかで谷口泰が「恩寵《おんちょう》」を切り口にとりくんだ『アーダルベルト・シュティフター研究』（水声社）があって、ぼくの知らないシュティフターが析出されていた。

第六〇四夜　二〇〇二年八月二三日

参照千夜

四四二夜：高山宏『綺想の饗宴』　一一一六夜：タイモン・スクリーチ『江戸の身体を開く』　一三二夜：ノヴァーリス『青い花』　五八夜：アンデルセン『絵のない絵本』　一〇四五夜：ラスキン『近代画家論』　九六二夜：ユゴー『レ・ミゼラブル』

「かわいそう」に隠された
ピーテル・ルーベンスの二枚の大画

ウィーダ

フランダースの犬

村岡花子訳　新潮文庫　一九五四
Ouida: A Dog of Flanders 1872

小さなころ、『家なき子』や『小公子』や『フランダースの犬』や『人魚姫』を読んで蟬《せみ》のように哭《な》いた。それでもまた読んでいるとなおしゃくりあげてくる。そんなところを母や妹に見られまいとして布団にもぐりこみ、隠れて読んだ。人には見せてはいけないことだと感じた。

なぜ、あんなに泣きたくなったのか。「かわいそう」であるからだ。かわいそうな主人公に自分の身を託して、その行く末を一緒にはらはら案じたいからだ。この子供ながらの一途な感情は、その後に大人になっても忘れられないトラウマだかスティグマになってしまうのだけれど、あらためてふと思うと、いったいこの手の「かわいそうな物語」

はどうしてまたこんなに世の中に多いのか、それをまた少年少女に向けて作家や脚本家たちが次々に書くようになったのはどうしてなのか、いやそもそも可哀想な話を子供たちはなぜ好むのかといったことが、なんだかたいそう深い問題であるような気がしてくる。

なぜって、あんなに集中して泣いて、あんなにそのことを隠さなければならないと思い、あんなにこの感情を大切にしたいと感じられたことなんて、なかったのである。そのわりにそういうことをめぐる議論はずっと放置されてきた。

ペローやグリム兄弟の童話はかわいそうとはかぎらない。アンデルセンだってかわいそうだというものではなかった。

それがおそらくは近代社会の平均的な家族像が確立するとともに、もうちょっと面倒なことをいえば、資本主義社会の波及や近代消費社会の出現とともに、やたらに「かわいそう」が目白押しになってきた。とくに「みなし子」や「貧しさ」が浮上した。今夜の千夜千冊でそのことを議論したいというわけではないが、ここには何かもう一度「近代」というものを問うための装置がはたらいているような気がする。

だいたいこの手の可哀想文学には、たいてい「みんなとなかよく暮らしました」といった文章や「こうしてしあわせに暮らしました」という文章が最後に出てきて、そうか、よかった、とホッとするようになっている。ところが、この、そうか、よかったがあやしい曲者《くせもの》なのである。「しあわせ」なんてことは物語の中にはほとんど示されていない。逆にときどき「ふしあわせ」という言葉が出てくるだけで、急に子供の心がズキンとするようになってしまうのだ。

こうなると子供には「ふしあわせ」ということが格別で、目を離してはいけないことだと思われてくる。「ハンスはふしあわせなことに」と書いてあるだけで、そこを読んだ子供は「ふしあわせ」という運命の言葉と対決しなければならなくなってくる。それらはほとんどは「親がない、家がない、貧しい」といったことばかりなのだが、そのひとつひとつの〝不幸〟がどういう質のものであるかなどということは関係なくて、ただただ「ふしあわせ」と「かわいそう」を受け取ることになる。

けれども主人公たちの運命は作者が握っているのだから、子供はどうすることもできない。あげくは蝉のようになって布団に隠れ、薄幸な主人公の行く末に固唾《かたず》をのむばかりなのである。

アリストテレスからニーチェまで、ショーペンハウアーからシェストフまで、世の芸術論や文学論や人間論にはつねにごたいそうな「悲劇論」というものが付きまとってきた。そうであるにもかかわらず、この手の可哀想文学についての研究がまったくないというのは、どうもぼくには片手落ち（これを差別用語だなどと言わないこと）であるように思われる。

メーテルリンクではないけれど、ここらで近代社会以降の世の中における「不幸」のつくりかたを問うては如何《いかが》なものだろう。とりわけワイドショーが好きなおばさんたちは、マスメディアが造成する「不幸」に過剰に加担しすぎであるようだ。しかし実は、名作少年少女ものを含めた児童文学のなかの多くの不幸は、たんに不幸を描いているのではなかったはずなのである。

さて、『フランダースの犬』の一行目にどう書いてあるかというと、「ネロとパトラシエはこの世に取り残されたよるべない身の上だった」というのである。「この世に取り残された」少年と犬、「よるべない身の上」のネロとパトラシエ、最初から「かわいそう」なのだ。

そして二行目で、「ふたりは兄弟よりもこまやかな友情に結ばれていて、ネロはアルデンヌ生まれの子供であり、パトラシエはフランダース生まれの大きな犬であった」というふうになる。そして三行目、「彼らはほとんど生涯を共にくらし、どちらも孤児で貧しく、同じ手に養われていた」とつづく。

付け加えれば、「ふたり」は村の教会の鐘が聞こえるみすぼらしい小屋で、ほとんど生まれ落ちてこのかたずっと暮らしていたが、その「ふたり」の前には広い青野がひろがって、その向こうにアントワープの大伽藍《だいがらん》の尖塔《せんとう》がそびえているのである。これで、たいていの子供たちはもうすっかり物語に入りこみ、金縛りにあったようにネロとフランダースの犬から離れられなくなっていく。

このあと、小屋の持ち主がダースじいさんであること、ネロのお母さんは二歳のときに死んでしまったこと、ネロは無邪気で誠実であること、小屋は「みすぼらしくても清らか」であること、パトラシエは「何世紀も苦しい残酷な労役に服してきた、奴隷中の奴隷」であり、「庶民の中の犬」だったことが告げられる。ではここから話は、どうなるか。憶えているだろうか。

ネロはアロアという少女に惹《ひ》かれる、アロアの父親にいじわるをされる、ダースじいさんが死ぬ、風車小屋が火事になる、そのほか少しずつの小さなエピソードが行きつ戻りつ続いていく。物語は「ふたり」がクリスマス前夜の大雪の日に凍え死ぬところで終わる。ネロはフランダースの犬に「みんなはぼくたちには用がないんだ。ふたりっきりなんだ」と言って、体を寄せあって死んでしまうのだ。

思い出しただろうか。それなら、では、そのあいだ、この物語は何をめぐって語られていくのか、思い出せる読者はいるだろうか。

おそらくはもう一度原作を読まないかぎりは、この物語の主題など、まったく記憶にのこっていないのではないかとおもう。それなのに、『フランダースの犬』がひどくかわいそうな話であったことだけはよく憶えている。ぼくは見ていないのだが、テレビのアニメを見た者は、原作にないエピソードをたくさん見せられて、もっともっと泣いたということだ。

われわれが自分が泣けた作品を可哀想文学だとおもいこんでいる疚《やま》しい問題が、ここにある。われわれは何かを特別視することで「かわいそう」をつくりあげてきたようなのだ。むろん、多くの作者もそれも狙っているのだが、実はもうすこし別の動機で書いていることが多いのである。

ちょっと穿《うが》っていえば、『フランダースの犬』はアントワープが象徴的な主題になっている。アントワープはこの作者にとってはピーテル・ルーベンスの町なのである。したがって、ルーベンスの二枚の大作《十字架にかけられるキリスト》と《十字架からおろされるキリスト》が大伽藍の聖堂のなかにあること、それをネロが僅《わず》かなお金がないためにずっと見られないままになっていることが、この物語の進展のすべての駆動力になっている。

ネロは画家になりたい少年だった。絵の才能も溢《あふ》れていた（そのことも書いてある）。それを知っているのはネロが石畳に描きちらす絵を見ているフランダースの犬だけで、最後までその才能は認められない。ただアントワープでは絵画コンクールがあって、ネロはそこに応募する。物語では発表の日が近づくこととクリスマスが近づくことがたくみに重なっていて、物語はそのクリスマスと発表の日に向かって進行する。

ネロには絵の具代もない。それでも小屋でやっと一枚の絵を描くのだが、クリスマス前の発表の日に自分の絵が落選していることを知る。その直前、ネロは火事の責任を問われ、アロアとの待ちに待ったクリスマスも送れないことを知り、絶望する。そして自分より大事なパトラシエにパン一切れすらあげられない身のふがいなさを感じて、ふらふらと町をさまよいに出る。

それが大雪の日だった。パトラシエが必死にネロの足跡を追ってみると、ネロの靴跡は大伽藍に向かっている。やがてパトラシエは、大伽藍に掛かっているルーベンスの絵の前で凍え死にそうになっているネロを見る。が、すべてはまにあわない。「ふたり」は体を寄せあって、死ぬ。

ところが翌日のクリスマス、人々はネロがいろいろな事件となんらかかわっていなかったことを知り、ネロを辛《つら》い目にあわせたことを羞《は》じる。しかも絵画コンクールの審査員がネロの絵を見落としていたことも羞じて、ネロの絵こそが特選作であることを発表する、という顚末《てんまつ》になる。

なぜウィーダはこんな物語を書いたのか。いささか秘密をあかせば、少年のネロという名はニコラスの愛称なのである。ニコラスはヨーロッパ人にとっては聖ニコラスのこと、すなわちサンタ・クロース（セイント・ニコラウス）のこと、つまりはこの物語は聖降誕祭にあわせたアレゴリーになっている。そこへアントワープというイコノグラフィック・トポスをかぶせた。

アントワープという名は巨人アンチゴンを倒してその手をスヘルデ川に投げこんだ英雄シルヴィウス・ブラボーの伝説に由来する。アントワープとは手を投げるという意味である。一条戻り橋の渡辺綱《わたなべのつな》の伝説に似ている。

そのアントワープがルーベンスの町であることが、さらにこの物語をアントワープ大教会に飾られているキリスト昇架とキリスト降架という〝二枚の絵に挟まれた出来事〟にさせている。それだけではない。大教会にはルーベンスの《聖母被昇天》がいつも布に覆われて飾られている。ネロにとってはこの絵を見ることが未知の母親と出会うことだったのだ。

ルーベンスが犬好きだったこと、サンタ・クロースが橇《そり》に乗っていることは、アントワープの歴史のなかにいる人々の集合記憶であった。物語はそのような共同体の記憶にもとづいている。イマジナリー・メモリーにもとづいている。だからこの物語がもしかわいそうなのだとすれば、アントワープとアントワープの周辺の人々が自分たちの記憶を忘れてしまうことが「かわいそう」なのである。

もうひとつ加えておく。

作者のウィーダ（ペンネーム）は犬が大好きなのに、そのころはまだ犬を飼って暮らすことがおおっぴらに認められていなかった。そこでヨーロッパを転々とする。転々としながらもなんとかして自分が何度も飼ってきた犬たちの心情を物語に入れてみたかった。犬たちの食事代がないときは、家具を売ってしまうような犬好きだったのである。

そういうウィーダがアントワープ旅行の体験をもとに一念発起、『フランダースの犬』を書いたのだ。もっとも、この作品ではパトラシエを執拗《しつよう》に描いていない。むしろ抑制しているほどだ。それがまた大きな犬への愛着をかきたてた。動物愛護文学の嚆矢《こうし》といってはつまらぬ評価になるが、そういう先駆性にも富んでいた。

かくて物語は次のように結ばれる。「生涯ふたりはいっしょにすごし、死んだ後もはなれなかった。なぜなら少年の腕があまりにしっかりと犬を抱いているので」というふうに。これをかわいそうな物語というべきなのだろうか。

ぼくとしてはここに、内村鑑三が「孤児」や「棄人」や「離脱者」や「難民」に着目していたということを付言しておきたいと惟《おも》う。内村はこう書いた、「父母に棄てられたる子は家を支ゆる柱石となり、国人に棄てられたる民は国を救ふの愛国者となり、教会に棄てられたる信者は信仰復活の動力となる」。

そうなのだ。「しあわせ」とは救われていると思えることなのである。「ふしあわせ」とは棄てられていると感じることなのだ。しかしながら、その「棄却の返上」を見つづけているものもまた、この天上界にはいるはずなのだ。

第四二六夜　二〇〇一年十一月二二日

参照千夜

七二三夜：シャルル・ペロー『長靴をはいた猫』　一一七四夜：グリム兄弟『ヘンゼルとグレーテル』　五八夜：アンデルセン『絵のない絵本』　二九一夜：アリストテレス『形而上学』　一〇二三夜：ニーチェ『ツァラトストラかく語りき』　一一六四夜：ショーペンハウアー『意志と表象としての世界』　六八夜：メーテルリンク『青い鳥』　二五〇夜：内村鑑三『代表的日本人』

チルチルとミチルを欺く「験《ためし》」と「憑《つき》」の物語

モーリス・メーテルリンク

青い鳥

若月紫蘭訳　岩波文庫　一九二九　堀口大學訳　新潮文庫　一九六〇

Maurice Maeterlinck: L'Oiseau Bleu 1908

メーテルリンクの『青い鳥』なんて読むまいとダダをこねていた。ぼくはグリムやアンデルセンや小川未明ならオーケーだが、善意だけでできているような童話や物語はとても苦手なのだ。『一杯のかけそば』では困るのだ。宮沢賢治だって、『銀河鉄道の夜』『風の又三郎』『注文の多い料理店』をはじめ大半の作品はオーケーだが、『雨ニモマケズ』だけは中学の教科書で読んだときに、途中で嫌になった。

ところがあるとき、メーテルリンクの『温室』を読んで考えこんだ。詩集であるが、かなり深みを示していた。あえて日本語の感覚で説明してみるが、ここには「験《ためし》」とは何か、「憑《つき》」とは何かということの根本が問われていた。混乱を救うものは瞬間と運命の両方にひそんでいることを告げていた。

　それでも『青い鳥』はやめておいた。そのうち『埋宮』を古本屋で見つけて読んでみて、やはりメーテルリンクは只者《ただもの》ではないことがはっきりしてきた。『埋宮』は中世フランドルのルースブルックの神秘学にノヴァーリスの結晶哲学を混ぜていた。物語の構造も本格的だ。

　そのうちドビュッシーやシェーンベルクの《ペレアスとメリザンド》を聴くうちに、これはどうでも『青い鳥』を読むしかなくなった。なぜ少年ペレアスと少女メリザンドは森と泉の架空の国アルモンドに行かなければならなかったのか、知ってみるしかなくなった。こういうひどい読者だったのだ。


　読んでみて初めてわかったことは、いろいろある。まずもって『青い鳥』は戯曲なのである。お芝居なのだ。ウェデキントの傑作『春のめざめ』（岩波文庫）や『地霊』『パンドラの箱』（岩波文庫）がそうであるように、これは六幕十二場のレーゼ・ドラマだった。むろん舞台で子供たちが上演できるようにもなっている。

　しかも冒頭、他の戯曲とはちがって、「服装」という注目すべきト書きから始まっていく。次のように指定されている。

　チルチル＝ペローの童話に出てくる「親指小僧」の服装。

ミチル＝グリムの童話に出てくる「グレーテル」または「赤ずきん」の服装。

光＝月色の着物。型はギリシア式あるいはウォーター・クレーン風のイギリス・ギリシア式。

時＝昔ながらの時の服装。

妖女《ようじょ》ベリリウンヌ＝例の貧しい女の服装。

そのほか、とうさん、おばあさん、太った幸福たち、夜、水、犬や猫などの服装が指定されている。

これでおよそのことが告げられているのだが（つまりはすでにメーテルリンクの独壇場にわれわれは引きこまれてしまっているのだが）、そこでさらに舞台の説明があって、きこり小屋で寝ているチルチルとミチルがベッドに起き上がって会話するところになっていく。その会話もすぐに妖女との会話に変わり、われわれは早くも「そこにある別世界」を相手にしているような気分にさせられる。

メーテルリンクの作劇術ははなはだ独創的である。用意周到で、かつその独創性をむきだしに感じさせない哲学がある。すべては指定され指示され、物語の「からくり」や「しかけ」さえ見えるようになっているにもかかわらず、その術中に溺《おぼ》れたくなっていく。そこがメーテルリンクの文芸哲学なのである。

物語の進行には人生の大半の感情がもりこまれる。たいていはアンビバレンツな感情だ。どんなふうにもりこまれるかというと、むろん童話のような登場人物たちが交わす会話にちりばめられている。それぞれは子供っぽいかわいらしい会話なのに、その総体はメーテルリンクが思索した世界観の深さのための哲学になっている。そういう文芸哲学であり、人間哲学なのである。そこが忖度《そんたく》されている。その忖度がなぜ哲学かということを、試みに第三幕の「夜の御殿」を例に、あえてふつつかな文章にしてみることにする。

ここは夜というものなのです。猫は痩《や》せっこけて憔悴《しょうすい》しきっています。猫の属する夜の界隈の秘密があばかれつつあるからですね。もし、その秘密が公開されれば、夜は終焉となるのです。

ほんとうのことをいえば、すでに光が〝彼等〟に籠絡されていて、夜への案内を買って出ていました。そこへ月光に育てられた青鳥たちが夜の界隈に棲息しているという情報が洩《も》れてきたのですね。けれども〝彼等〟はもうそこまでやってきていました。困った夜はフィクショナルな夜という現実を演出するしかなくなります。そういう二重性を作ろうとしたのです。それには〝彼等〟に虚偽の青鳥を見せることが効果的でした。そこで夜の演出者たちは、多様な門と扉と鍵を用意したのです。

案の定、〝彼等〟に門と扉と鍵をわたすと、その方面の探索にのりだしました。ところが、それらの門は入口であって出口であり、扉は奥をつくるものか、外をつくるものかがわかりません。まして鍵には鍵穴という逆鋳型というものがついているのです。〝彼等〟はついに迷い、夜はほくそ笑みました。やがて〝彼等〟はおびただしい数の青鳥に出会うことになります。もちろんそれらはすべて虚偽の鳥なのです。

ざっとこんなふうなことが、因果をあらわす言葉をひとつもつかわずに、子供用の会話に置き換えられている。これでは子供ならずともメーテルリンクの術中にはまっていく。そして、けっこう深いことを考えさせられる。それが『青い鳥』なのだ。

この物語は、よく知られているようにチルチルとミチルが眠っているあいだの夢になっている。その夢に妖女が出てきて青い鳥の探索を依頼する。

二人の子供は「記憶の国」で最初の青い鳥を見つけるが、これは籠に入れたとたんに黒い鳥になる。「夜の国」では大量の青い鳥に遭遇するものの、つかまえると同時に死んでいく。見えているのに捕獲はできない。つまりは籠に入れてもつかまえるだけでも、ダメなのだ。次の「森の国」では青い鳥が飛んでいるのにつかまえられず、「墓の国」では死に出会って退散させられ、「幸福の国」では不幸という連中が邪魔をする。死を悼み、不幸に同情しては、青い鳥は見えなくなってしまうのだ。

　こうして最後にたどりついた「未来の国」でやっと青い鳥を生きたままつかまえるのだが、これを運ぶと赤い鳥になっていった。

　妖女との約束ははたせない。チルチルとミチルはしかたなく家に帰って眠ってしまった。そこで目がさめ、隣のおばあさんが駆けこんでくる。自分のうちの病気の娘がどうもチルチルの家にいる鳥をほしがっているらしい。すっかり忘れていた自分の家の鳥を見にいくと、それはなんと青い鳥になっている。なんだこんなところにいたのかと、二人がその鳥を娘のところへもっていくと、娘の病気がよくなった。よろこんだ三人が、よかった、よかったと鳥に餌をあげようとすると、青い鳥はさあっと飛びたち、どこかへ逃げていったとさ……。

　ラストの二回にわたるリリースが絶妙だ。やっと生きた青い鳥をつかまえたと思って運んでみたら赤い鳥になっていたというところ、自分の家の鳥こそが青い鳥だとわかって餌をやろうとすると飛び去ってしまうというところだ。

　これは「いじわる」なのだろうか。それとも希望が潰《つい》えて「失望」になったことを示しているのだろうか。どちらでもあるまい。ドンデン返しですら、ない。宿命や運命などというものは、そんなに大がかりなものではないことを、メーテルリンクは暗示したかったのだ。万事はマイクロ・スリップなのである。手元に引き寄せたと思えば逃れ、掌中に入れたと思えばそこから抜けていくものが必ずあるということを、暗示したかったのだ。

まさにメーテルリンクはこの思想の持主なのである。ただ、この思想は容易には説明しがたい。服装のようなものであるからだ。「すれすれ」や「わずか」や「見方のちがい」にふわりと装着されているからだ。

モーリス・メーテルリンクはベルギー人であるが、早期にフランスで思索した。ヘント大学で法学を修めて、グレゴール・ル・ロワとともに一八八五年にパリに行き、そこで目ざめた。目ざめさせたのは、ヴィリエ・ド・リラダンやジャン・モレアスやサン・ポル・ルーだ。とくにリラダンに奨められて読んだユイスマンスの『さかしま』に胸を射られた。

こうして文芸的執筆にいそしむようになると、一八八九年に詩集『温室』を書いて、その清新な感覚で話題を浴びた。続いて神秘主義に傾倒し、『闖入者《ちんにゅうしゃ》』（本の友社「全集」第五巻）、『ペレアスとメリザンド』（岩波文庫）をへて、一九〇九年の『青い鳥』で広い人気を博し、ノーベル賞やレオポルト賞を授与された。その後も人間や社会できわきわにすれちがっていく運命や宿命にひたすら関心を寄せた。

この時期のメーテルリンクを支えたのが、ジョルジェット・ルブランである。アルセーヌ・ルパンを創像した作家モーリス・ルブランの妹だ。

ぼくが最初に唸ったのは『闖入者』と『万有の神秘』（玄黄社）だった。少年少女向けではない。万人に向けて「隙間から放たれるもの」を綴ってみせた。メーテルリンクの思想に直撃されたのは、このときである。

運命哲学や神秘哲学と交差しているようでいて、そういう軛《くびき》からするりと蟬脱《せんだつ》していて、この世で一番大事なことを一番細い条理で出し入れしていることに、びっくりした。すぐに、これは作家を超えていると思った。「験《ためし》」と「憑《つき》」の微妙な関与ばかりを主題にしているのだ。

その後、工作舎で『蜜蜂の生活』『白蟻の生活』『蟻の生活』を翻訳刊行することになって、メーテルリンクがなぜミツバチやアリに深入りしていったのか、その「とんでもなさ」にさらに付き合うことになるのだが、これがティンバーゲンやローレンツの動物行動学《エソロジー》ならともかく、あるいはファーブルの昆虫記のような観察記だというならともかく、まさに「ミツバチを哲学する」「アリを思索する」というものなのである。この思想、とてもパラフレーズはできないと白状するしかなかった。

ひるがえって『青い鳥』を一言でいえば、メーテルリンクのこういう一貫した「験《ためし》」

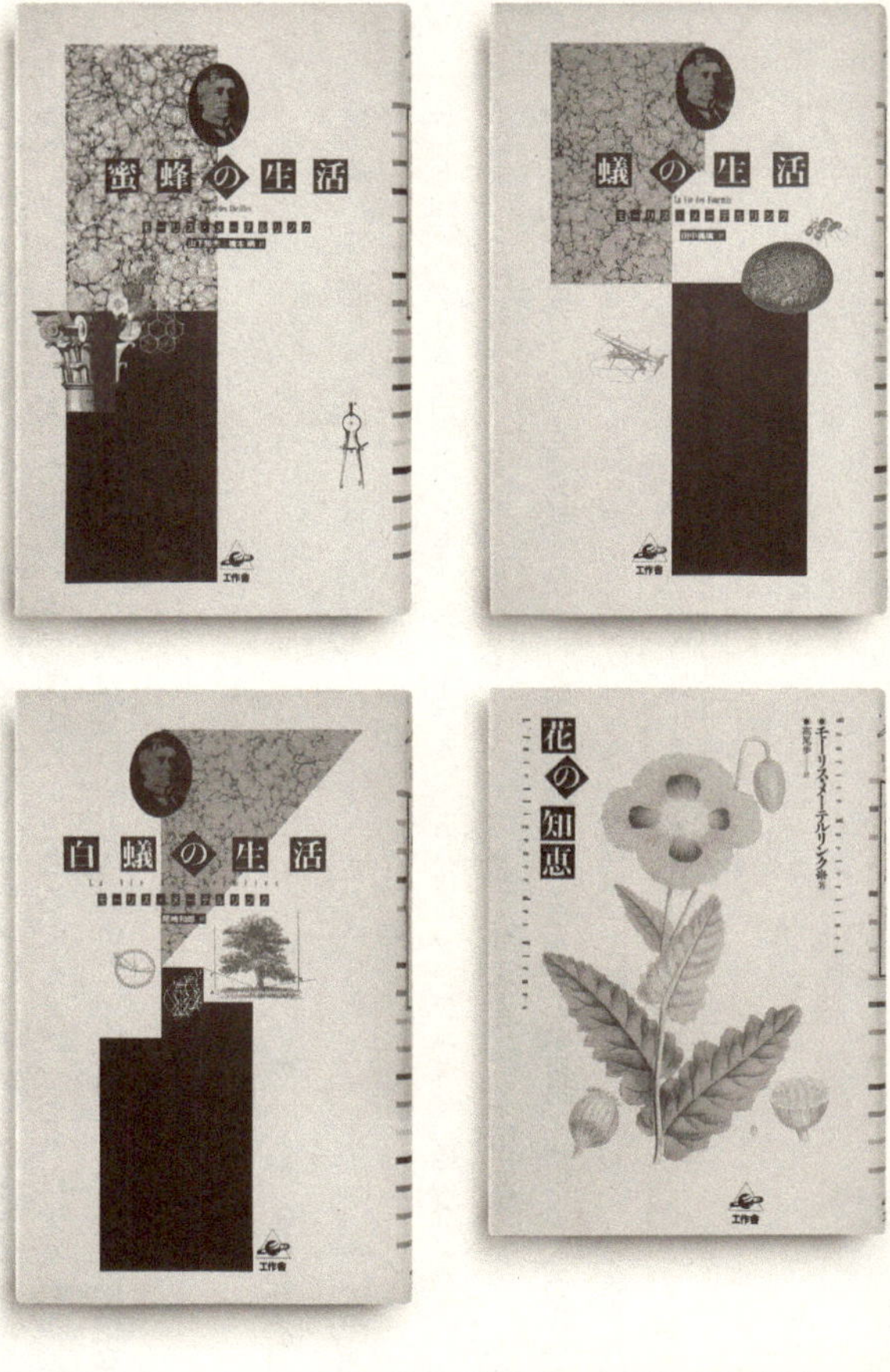

博物神秘学者メーテルリンクの澄明な思索が堪能できる、昆虫三部作『蜜蜂の生活』『白蟻の生活』『蟻の生活』および『花の知恵』。いずれもぼくの古巣である工作舎がずっと大事に、装幀を替えながら版を重ねてくれている。

と「憑《つき》」をめぐる哲学を、さらっと水彩で描いたようなものだったのである。なんとも畏怖《いふ》に充《み》ちたことをしたものだ。忌憚《きたん》のないところで言えば、これはチルチルとミチルをさえ欺いてみせたのである。二人はもう少しのあいだ、大人になってはいけなかったのだ。

第六八夜　二〇〇〇年六月十二日

参照千夜

一一七四夜：グリム兄弟『ヘンゼルとグレーテル』　五八夜：アンデルセン『絵のない絵本』　七三夜：小川未明『赤いろうそくと人魚』　九〇〇夜：宮沢賢治『銀河鉄道の夜』　一三二夜：ノヴァーリス『青い花』　七二三夜：ペロー『長靴をはいた猫』　九五三夜：リラダン『未来のイヴ』　九九〇夜：ユイスマンス『さかしま』　一一七夜：モーリス・ルブラン『奇巌城』　一七二夜：ローレンツ『鏡の背面』

「ほんと」と「つもり」の区別はつかない
ネヴァーランドはそこにある

ジェームズ・バリ

ピーター・パンとウェンディ

芹生一訳　偕成社文庫　一九八九

Sir James Matthew Barrie: Peter and Wendy 1906–1911

ぼくが仕事と人生の多くを費やして試みてきたことがある。それは「ほんと」と「つもり」をどのように近づけるかということだ。

「ほんと」と「つもり」の関係だなんて、たいしたことではないだろうと思うかもしれないが、とんでもない。いざ二つの関係を見ようとすると、容易な推察では片付かないことがすぐわかる。「ほんと」は実際におこったことで、「つもり」は希望や予定のことだなんて思っていると、みごとに足をすくわれる。もちろん真実と虚偽の関係などではないし、オリジナルとコピーの関係でもない。

そもそも「ほんと」とは何かということがとても難解なのだ。現実におこったことが

「ほんと」だろうとしても、朝は晴れていた、ビスマルクは鉄血宰相と称《よ》ばれていた、俳句をつくった、きのうはよく眠れた、村上春樹の新作をざっと読んだ、内閣が改造された、自社株が下がった、母親の病気が重い、友達とコーヒーを飲んだ、シリアにイスラエルからの爆撃があった、チラシのデザインを仕上げた、といったことの、いったいどこからどこまでが「ほんと」なのかを説明するのは、えらく大変なのだ。

朝は「晴れ」でいいのか、俳句を「つくった」のか、病気はどんなふうに「重い」のか、デザインは「仕上がった」のか。そんなことはどこまで「ほんと」なのか、わからない。

何が「ほんと」かわからない以上に、「つもり」の正体は、もっと抜き出せない。いったい「つもり」とは何なのか。予定なのか、意思なのか、プランだったのか、気分というものなのか。

たとえば、そろそろ結婚したい、連休は海外旅行に行く、信長は野望をもっている、あなたが好きです、この映画は当たるだろうね、銀河系には生命があるにちがいない、あしたの遠足なんか行きたくない、リンゴを剝《む》きますか、発車まであと数分、この歌をうたえるかな、あの件はチャラにしたい、なんてことから、「つもり」の部分だけを抜き出すのは至難の業なのだ。

世間ではおそらくは「ほんと」から「つもり」を引いたところを勘定したいわけだろうが、そうは問屋が卸さない。ときに「つもり」は「ほんと」より、ほんとらしいこともある。おそらく恋心などはそういうものだろう。

「ほんと」と「つもり」はトレード・オフの関係にはあてはまらないものなのだ。それよりも、すべてが「つもり」で出来ているのだと見たほうがうんといい。世界はたいてい「多様の可能性《コンティンジェンシー》」のほうに向かって開いているのである。このことは、幼い少年と少女以外の誰もがわかっちゃいないことなのである。そう、かれらにとっては「つもり」こそが「ほんと」なのだから。

今夜は世の中のピーター・パンをめぐる既存の擬似幻想をちょっとばかり変更したくて、書きはじめている。多少はファンタジックだけれど、実はうんとフィロソフィカルなことを綴ることにした。

一九八〇年代になってからのことだったが、世間ではピーター・パン症候群などという、「大人になりたくない病」がはびこっているとまことしやかに語られていた。ピーター・パンは大人になりたくなかった少年で、それは少年のモラトリアムや非成熟のせいだろうと判定されたのだ。しかし、ジェームズ・バリが生んだピーター・パンはそんなことを強調したかったわけではなかった。

ジェームズ・ディーンの《理由なき反抗》やフランソワ・トリュフォーの《大人は判ってくれない》はティーンエイジをみごとに描き出した映画だったけれど、バリがピーター・パンに託したことはそういうティーンエイジの社会観ではなかった。ローティーンよりもさらに年下の少年少女は、「おとな」が確信できない「つもり」をいっぱいもっていることを綴ったのだった。そして、その「つもり」のほうが「ほんと」よりも確信できる超編集的な世の中があってもいいと考えたのだ。

バリが問うたのは「おとな」と「こども」の対比なんかではない。幼い子供にとっての「ほんと」と「つもり」と、思春期以上の大人にとっての「ほんと」と「つもり」では、器量や壊れやすさや矛盾のぐあいが根本において異なっていて、それを理解するにはどうすればいいかということなのだ。それをとりあえず〝バリの存在予告〟と言っておく。

あらかじめバリの名言をひとつ、紹介しておく。バリの〝存在予告〟は次の一文に集約されていると、ぼくが思っているからだ。原文の英語は、こうだ。"The secret of happiness is not in doing what one likes, but in liking what one does." ふつうに訳せば「幸せの秘訣《ひけつ》は、やりたいことをするのではなく、やらなければならないことを好きになることである」になる。

その通りだ。やらなければならないことを好きになること、それは仕事人の真骨頂でもある。ぼくもそうしてきた。編集の秘訣も、ここにある。だからバリが言いたかったことを理解するには、この「幸せ」のところをいろいろ言い替えてみるといい。たとえば、「仕事の秘訣はやりたいことになく、やらなければならないことを好きになることにある」とか、あるいは「感動はやりたいことに見いだせず、やるべきことから生じてくる」などというふうに。

なんならもっと言い替えてもいい。「存在の秘密はその欲望の発露になく、かの偶然をこの必然にする価値観の当然を好きになることにある」などなどと。

しかし、こんな重大なことを少年ピーター・パンが告げているのかどうか、きっと訝《いぶか》しく思う諸君もいるだろう。バリがどんな「つもり」でそんなことを言っているのか、それこそ値踏みしたくなる者もいるだろう。それは、諸君の心が疚《やま》しいからなのではなくて（少しは疚しいが）、諸君が『ピーター・パン』をディズニー映画の延長か、子供の童話時代の〝読み〟でしか見てこなかったからだ。そういう諸君は、お節介《せっかい》のようだが、少し原作に当たったほうがいい。

ただしピーター・パン物語というもの、その後に翻訳されたり児童文学として童話化されたり、映画になったりしているのは、どれもが総称「ピーター・パン」なので、これをバリの原作に沿って少し振り分けて見る必要がある。まずはそのことを話しておく。

新潮文庫の『ピーター・パン』の原著は『ケンジントン公園のピーター・パン』(Peter Pan in Kensington Gardens) というものだ。一九〇六年に発表された。

これはバリの最初の作品ではない。バリはちょこちょこ小説や劇曲を書いていた。そのひとつに短編の『小さな白い鳥』(The Little White Bird) という小品があった。この作品がもともとの「ピーター・パン」ものの原作の原作にあたっていた。心に傷を負う軍人がケンジントン公園で白鳥たちを見ているうちに、池に飛ぶ白い鳥に子供たちの前身を見るというお話だ。それが膨らんで『ケンジントン公園のピーター・パン』になり、その後半で初めて特異な少年ピーターが登場する。

この『ケンジントン公園のピーター・パン』には、諸君が知っているネヴァーランドの冒険はまったく入っていない。ティンカー・ベルもフック船長もタイガー・リリーも出てこない。物語は冒険性に乏しく、はなはだナイーブで、その物語的心情はきわめてハイパーセンチメンタルなのだ。後半にいたってはピーター・パンもほとんど登場せずに、メイミー・ナリングという少女の話が中心になる。

それでもピーター・パンをかなりリミナル(境界的)な少年として描いているところがなかなか特長的で、たとえば「かわいそうに、どっちつかずの半端な子」とか、「おまえは中途半端なものになるんだよ」とか、そういうきわどいセリフがしょっちゅう入ってくる。つまり、この作品ではどこにも属することのない存在、人間でもなく鳥でもない両義的な少年がピーターで、そのようなピーターこそがバリが当初に描きえたピーター・パン像だったのだ。

念のためおおざっぱな粗筋《あらすじ》を紹介しておくと、話はケンジントン公園の詩的な描写を目で追うように始まって、蛇形をした池がしだいに広がっていくと、その向こうに島が見えてくる。

ここですぐさま説明が入って、「どんな人間の男の子も女の子も、この島で生まれるのです、ただピーター・パンだけを除いて」というふうに不思議な設定が提供される。いや、もっと突き放した説明も入る。「ピーター・パンは半分だけ人間なのです」というふうに。ピーターは半ちらけなのだ。半ちらけだなんてずいぶん異様な結像だが、そういう結像がズバッと提示されるのだ。

この話のなかでは、そもそも「人間の赤ちゃんはみんな鳥だった」という前提にもなっている。そして死んだ子供はツバメになって島に戻ってくることになっている。けれどもピーターだけは、生まれて七日目にケンジントン公園に飛び戻ってしまったため、鳥でもなく赤ちゃんでもない半分の存在になったのだ。半存在なのである。おかげで公園に住んでいる妖精や鳥たちに怖れられてしまう。つまりピーターはめんどうくさくいうなら「ネオテニーとなったキマイラ」や「当初に傷をうけたキューピッド」であり、この島では「中途半端な異人」なのである。

人間が上陸できない島に戻ったピーターはソロモン・コー老人と会う。この老人の話を聞いているうちに、ピーターは自分が「鳥ではない」ことに気がつかされ、自信を失って飛ぶことができなくなる。このあたりは、後々のピーター・パンとはずいぶん違っている。

やむなく島で半人間として暮らすことにするのだが、やっぱり公園に行きたい。とくにお母さんに会いたい。あるとき妖精の舞踏会ですばらしい笛の演奏をしたピーターは、妖精の女王から願いごとを叶《かな》えてくれると言われ、女王から飛べる魔法をかけてもらった。これでお母さんのところへ飛んでいけた。

あとでも説明するが、この「お母さんのところへ行ける」というところが、バリが用意したもうひとつの根本問題だった。ピーター・パン物語は「母なるものの喪失」が主題になっているからだ。


話戻って、妖精の女王の魔法は永遠ではない。ほどなくとける。シンデレラの魔法と同じだ。そこでピーターは公園に隠れていた四歳の少女に関心をもつ。

公園は時間になると門が閉まるのに、この少女、その名をメイミー・ナリングという少女は、ちゃっかり隠れていた。ピーターはこの少女が好きになる。けれども二人の会話は、なぜかいつまでも成立しない。メイミーが「キスしたい」と言うので、キスを知らないピーターがうっかり手を出すと、メイミーはポケットから指ぬきを出してその手に握らせる。ピーターはそれがてっきりキスだと思って、メイミーの手に今度は自分が大事にしていた小石をポケットから出して握らせる。

キスは指ぬきであり、指ぬきが小石であって、小石がキスなのだ。これはピーターが「あたりまえ」すなわち「当然」を知らないためだとされる場面なのだが、バリはここにおいてすでに、われわれの行為と言葉が「出会えない関係」を含意しているということを示していた。「ほんと」と「つもり」はこのようにコンティンジェント（偶有的）にずれあうのだと、いうように。

しかし、よくよく感じてみれば、キスと小石は同意義だっていいわけである。そういう当然がまかりとおる世界があったっていいわけだ。バリはそのような世界を描きたくて『ケンジントン公園のピーター・パン』を書いた。

これでおわかりのように、初期には世に知られてきた元気なピーター・パンではない〝異人ピーター〟が描かれていた。これはこれでけっこうギョッとする。

その後、バリは劇曲ばかりに手を染めるようになった。劇曲には舞台がつきものだから、その評判は観客が多かったかどうか、その場の反応がどうだったかで、すぐわかる。けれどもバリが劇場を覗《のぞ》いてみると、自分の芝居はほとんど受けてはいない。がっかりした。

　そのうちバリは、そのころ仲良くなった或《あ》る家族との甘美な体験をヒントに芝居を書くことを思いつく。或る家族というのは弁護士アーサー・デイヴィズとシルヴィア夫人の家族のことで、最初はジョージ、ジャック、ピーターという三人の子が、ついで二人がふえて五人の子がいた。バリはこの子たちと公園やデイヴィズ家で遊ぶようになり、海賊ごっこやファンタジーごっこをするようになった。

　こうして一九〇四年頃に、このデイヴィズ家の子供たちとのごっこ遊びを下敷きにした『ピーター・パン　大人になりたがらない少年』という全三幕の劇曲を書いた（のちに五幕構成になった）。稽古《けいこ》をし、上演をしてみると、そこそこヒットした。主人公は前作に出てきたピーターに似ていたが、新たなデイヴィズ家の実在少年のピーターでもあった。そして、ここにはティンカー・ベルやフック船長や「ネヴァーランド」が出てくるようにした。そのためピーターの役割をそれらにあわせてファンタジックにした。元気にもなった。

　これがいま日本中が知っている「ピーター・パン」の原作なのである。ディズニー・アニメもずいぶん誇張はあるけれど、一応はこれにもとづいている。子供向けのお芝居やミュージカルにも、こちらがよく使われる。

劇曲の上演が当たったので、ひとまずバリは気をよくしたのだが、何かを置き忘れたと感じていた。ほんとうに書きたかったピーター・パンがいささか遠のいているのではないか。バリは『ケンジントン公園のピーター・パン』のほうの潜在少年にひそむ曖昧《あいまい》な心身像を、もう少し取り戻すべきだと感じたのだ。

そこであの半ちらけのピーターを復活させ、一九〇四年版の劇曲の中でつくりあげておいた大受けのファンタジーに曖昧異人少年を交ぜこみ、さらにバリが心を寄せていたデイヴィズ夫人の面影をウェンディという少女に託して、あらためてみずから編集構成した。一九一一年に発表した『ピーター・パンとウェンディ』である。

こちらこそが石井桃子訳の岩波文庫や、今夜とりあげた芹生一訳の『ピーター・パンとウェンディ』になる。ただし、ここがちょっとややこしいのだが、日本でたんに『ピーター・パン』と題されて出版されているものには、この『ピーター・パンとウェンディ』を入れこんだダイジェスト版もあり、さきほどの劇曲版もあり、これらがアニメになるとき、映画になるとき、翻訳児童小説になるとき、そのつどごっちゃになってしまうのだ。

あげくはディズニー・アニメのピーター・パンが他を制覇して、そのうち「ピーター・

ン症候群」などというつまらない病名すら流布するようになった。しかし、これらからはバリが仕上げにこめた意図は伝わらないと、ぼくは思っている。少年と少女が「ほんと」を遥《はる》かにこえる「つもり」の世界にいること、そこに偶然と必然をつなぐための「当然」があることは、伝わらない。

まあ、諸君が知っているストーリーだからかんたんにしておくが、ところどころにぼくがバリの気持ちを忖度した注釈を入れておいた。

こちらはロンドンの一四番地のダーリング家が最初の舞台になっている。この家には、なんでもお金で勘定しないと気がすまないダーリング氏、ふつうの喜怒哀楽の持ち主のダーリング夫人、そして三人の子供がいる。子供たちはお姉さんのウェンディと弟のジョンとマイケルだ。子供たちの婆やは、白くて大きなニューファンドランド犬のナナである。とても世話焼きの乳母犬だ。

ダーリング家はあきらかにシルヴィア・デイヴィズ夫人とその子供たちがモデルだった。ウェンディはシルヴィア夫人を幼くした面影にもとづいていて、しかし、やがて成長して「おとな」になるモデルになっている。犬のナナは、バリ自身が大事に飼っていたセントバーナード犬パルトスがモデルだ。バリはしょっちゅうケンジントン公園をパルトスを連れて散歩していた。

話はこのように始まる。

ある夜のこと、子供部屋にそっと入りこんだよく動きまわる男の子を見つけた犬のナナは、その子をつかまえようとして窓をしめてしまった。男の子はあわてて外へ逃げるのだけれど、窓がバタンとしまって影がぷつりと切れた。

ダーリング家の両親が出掛けるのを見はからって、男の子は自分の「影」を取り戻しにきた。羽根のはえた手のひらサイズの妖精のティンカー・ベルを連れて。いろいろ家中をさがし、やっと自分の影が見つかった。さっそく石鹸《せっけん》でくっつけようとするのだが、うまくいかない。男の子がめそめそ泣いていると、ウェンディが裁縫箱をとりだして「影」を糸で縫いつける。ウェンディはかくもかいがいしい。

男の子はピーター・パンであると名のった。ウェンディはとっくにその噂を知っていたが、よく見ると、生え変わらない歯の持ち主だった。ピーターはウェンディのことはおかまいなしに、こんなことを言う。「ぼくは生まれた日に家出をした」。それはお父さんとお母さんが、「この子がおとなになったら何にしたらいいんだろうか」と話していたのを聞いてしまったからだった、と。

そうなのだ、子供というもの、親たちのたった一言で、何もかもを察知してしまうものだ。「それでケンジントン公園に行って、ずっとながいあいだ妖精たちと遊んでいたんだ」とピーターは加えた。

妖精たちは奇妙な連中だった。赤ん坊が最初に笑ったときに、その笑いが何千にも割れて生まれたらしい。けれども、「ねえ、妖精なんているわけないよね」と子供が言うたびに、ぴょろんと死んでしまう。妖精も「つもり」においてのみ持続できたのである。

それでも妖精は、その光の粉《こな》で魔法の力を発揮できた。一番の力は空が飛べるようにさせられることだ。ピーターにとってはこんなことは「あたりまえ」だったが、ウェンディとジョンとマイケルにはびっくりだ。みんなはその粉をたっぷりふりかけてもらって、部屋中を飛びまわり、ついではネヴァーランドに飛んで行けたのである。このときのピーターの合言葉が「二つ目の角を右にまがって、それから朝までまっすぐ！」というものだった。

この合言葉は、ジェームズ・バリが放った唯一の名セリフだろう。ちなみにティンカー・ベルは、ピーター・パンがウェンディと仲良くなるのが気にいらず、小さなやきもちを焼き、のべつ苛々《いらいら》することになる。

ネヴァーランドは「どこにもない国」であり、「ありえない国」であり、「その気にならないと見えない国」である。太陽や月もいくつもあった。そこには「お母さんを知らない子供たち」が住んでいて、人魚と妖精とインディアンと一緒に暮らしている。インディアンは心やさしくないピカニニ族で、その酋長《しゅうちょう》の娘がタイガー・リリーだった。タイガー・リリーはぼくらの姉御だ。

この「母のない子」ばかりが集まっているというところが、この作品の通奏低音になっている。作品のなかで、この子たちは「迷子」と呼ばれている。迷子は六人いた。ピーター・パンはこの迷子を守っていた。そこで、このあとどんなときも「ほんとうのお母さんなんて、いらない」と言い張ることになる。ピーターはウェンディがお母さんの「つもり」になることだけを望むのである。

実際、ウェンディはネヴァーランドではみんなのお母さんがわりをした。そのせいかジョンもマイケルもいつしか「ほんと」のお母さんのことを忘れ、ウェンディも記憶がだんだんぼんやりしてくるのだった。

ネヴァーランドにはご存じの海賊がいた。海賊を率いるのは片腕のジェームズ・フック船長で、以前、ピーター・パンと戦ったときワニに時計ごと右手をもぎとられていたため、ピーターを憎んでいた。

バリはこの海賊船長を次のように描写する。意外な描写だ。「その様子は屍《しかばね》のように痩《や》せこけているのに、並外れて美しい顔立ちです」「髪は長い巻毛で、目は忘れな草のような青い色、そこには深い悲しみがたたえられているのです」「ところが右手の鉄の鉤《かぎ》を相手に食いこませる時にかぎって、その瞳に赤い点が二つあらわれて恐ろしく輝くのです」というふうに。

バリはこの作品で、悪人を描いていない。みんながちょっとずつ意地悪だったり、邪険だったり、ぷんぷんするところはちゃんと描くのだが、根っからの悪人はいないし、善人もいない。フック船長においても、一番大切にしていることは「作法」を守るということなのである。つまりすべての出来事は、バリがのこした〝名言〟のように、「やらなければならないことを好きになる」ような登場人物ばかりによってできあがっているわけだ。

かくてピーター・パンとフックの宿命の対戦に向かって、お話はじゃかじゃか進行するのだが、その粗筋《あらすじ》をこれ以上に書くこともないだろう。それよりもフックの最後の言葉をご存じだろうか。船長はピーターの攻撃の大半を尊重していたが、ついに大口を開けて待っているワニに呑みこまれる寸前に、こう言ったのだ。凄《すご》いセリフだ。「は、は、は。ついに作法を軽んじおったな！」。

物語は、ウェンディと兄弟たちがダーリング家に戻ってきて、次のような、悲しいけれどもちょっと不思議な会話や、その後の顚末を紹介しておわる。

まず、ピーターはみんなを送り届けたときに、もしもダーリング夫人（ウェンディの母親）

が、これまでウェンディが帰ってこなかった理由をわかっていたらいいのにと思っていたのだが、夫人の目に涙がちょっと流れたのを窓の外から垣間見《かいま》て、「じゃあ、いいや」と言ってウェンディたちを残して、飛び去った。「おいで、ティンク(ティンカー・ベル)。ぼくたちは、お母さんなんてばかなものはいらないんだ」と言って。ただし、毎年一回、一週間だけはネヴァーランドの春の大掃除にみんなを連れていくためにやってくることを、ウェンディに約束して。

やがてウェンディたちは大きくなっていく。ピーターは約束通り春の大掃除に迎えにくることもあったけれど、すっぽかすこともあった。なにしろ気まぐれで、忘れっぽい。そのうちマイケルが「もしかしたらピーターなんていなかったのかもしれない」と言い出した。それをきっかけに、男の子たちは朝起きるとうっすら髭《ひげ》がはえているようなダメな奴になっていった。そして、あのウェンディも結婚してしまった。

さらに何年かたつとウェンディに女の子ができた。ジェーンというその子は口がきけるようになると、さっそくピーター・パンのことを聞いた。

ダーリング夫人が亡くなり、ナナも死んだ。ナナの最期はひどくつきあいにくい老犬だった。それでもふらりとピーターはウェンディのもとを訪れることがあった。あいかわらず生え変わらない歯をもっていた。

ウェンディのそばのベッドにはジェーンが寝ていた。「こんばんは、ウェンディ」とピーターは声をかけた。ウェンディはびっくりして、自分の中の「おとな」が消えてくれるといいのにと祈った。「マイケルは寝ているの?」とピーターは聞いた。「あれはマイケルじゃないの」と言いながら、ウェンディは裏切りの罰の恐ろしさに身をちぢめた。ピーターは「約束の春の大掃除に行こうよ」というのだが、もはやウェンディは「ほんと」のことを知らせるしかなかった。

あかりをつけたとき、ピーターは生まれて初めての恐怖におののいた。ウェンディは言う、「わたしね、年をとったのよ。ずっと前におとなになったの」。「おとなにならないって約束したじゃないか」「でも、しかたがなかったの」「うそだ」。ウェンディは言った、「あのベッドで寝ている子はわたしの子供なの」「うそだ」。

そこへジェーンが起き出して、ピーターになついた。ピーターはもうけろっとしていて、ジェーンに光の粉をかぶせて飛べるようにした。ウェンディは二人が窓から飛び出して、星のかなたに小さくなって飛んでいくのを見るしかなかった。そして月日が流れ、ジェーンは「おとな」になり、マーガレットという女の子を生んだ。ピーターはマーガレットをネヴァーランドに連れていって、お母さんの「つもり」を頼んだ。そのマーガレットの子も、やがてお母さんの代わりをするはずである……。

以上が話の結末だが、はっきりしているのは、ディズニー・アニメなどと異なって、この物語は、現実（リアルワールド）と幻想（ヴァーチャルファンタジー）を往復している物語なのではなくて、すべてが中途半端に交じりあっている半世界での半出来事だけが描かれているということだ。

では、バリはどんなつもりでこの物語を書いたのか。その答えはバリの生涯とそこから派生するいくつかの出来事のなかにある。

ジェームズ・マシュー・バリは北スコットランドのキリュミアの出身である。貧しい手織りの織工の父と石工の娘だった母のもと、一八六〇年五月九日に生まれた。九番目の子だった。母親は小さいころから働いていて、たくさんのお話を知っていた。バリはその母親のしてくれる〝幼な話〟で育った。

六歳のとき、兄のデイヴィッドがスケートをしているときに事故死した。母が溺愛していた兄だった。バリは兄にそっくりになって、悲嘆にくれる母を慰めることにした。兄の洋服を着て、立ったままズボンのポケットに両手をつっこみ、口笛を吹いた。バリは兄の「つもり」になったのだ。こうして死んだデイヴィッドは十三歳の永遠少年になった。

その後、エディンバラ大学を出てノッティンガムの新聞社に勤めたバリだったが、なんだか冴えない。思春期を脱するごとく一八八五年にロンドンに移ることにした。バリがめざしたのは作家だったが、うまくはいかない。結婚して劇作家に転向することにするのだが、これも当たらない。

やむなくバリはセントバーナード犬を連れてケンジントン公園を散歩しては、人々の姿や暮らしぶりを眺め、メモをとった。このあたりの落ち込んだバリの気分は、二〇〇五年にジョニー・デップが主演した《ネバーランド》（監督マーク・フォスター）に淡々と描かれている。この映画はバリの存在予告の深層にはほとんど肉薄していなかったが、それなりにバリの日々を知るには恰好のものになっている。

やがてバリは、ケンジントン公園に遊ぶ美しい婦人と子供たちに出会う。シルヴィア・デイヴィズ夫人とジョージ、ジャック、ピーターの三人の男の子たちである。バリは近づき、この子たちと遊び始める。「ごっこ」遊びだ。みんな海賊の「つもり」や王子さまの「つもり」になった。バリも八面六臂《ろっぴ》の演者や演出家になった。この「つもり」遊びは五年も続いた。そのあいだに、バリは妻との関係を悪化させてしまった。別れざるをえなかった。劇曲もあいかわらず当たらない。

しかし、あるときバリはこのデイヴィズ夫人の面影をうんと幼くして、その子供たちの一人のピーターをモデルにした少年の物語を思いつく。一九〇四年のクリスマス（十二月二七日）にその劇は上演され、当たった。ピーター・パンの登場である。脚本はその後何度も書き換えられ、やがて新たな小説として『ピーター・パンとウェンディ』にまとまった。が、ぼくが今夜伝えたいバリの〝存在予告〟の秘密ともいうべき話は、この途中から始まっていた。そこを説明しないと、ピーター・パン登場をめぐる「つもり」と「ほんと」のあいだの出来事がわからない。

実はそれ以前、シルヴィア夫人が病気がちになると、バリは一家に献身的に尽くすようになっていた。そのぶん、お姑《しゅうとめ》さんからは排除されていた。それでもデイヴィズ家の子供たちを陰に日向《ひなた》に応援するうちに、一九一〇年、美しいシルヴィア夫人が重い病気で亡くなった。このときバリは、なんと五人の子を引き取ったのである。『ピーター・パンとウェンディ』をまとめたのは、その直後の一九一一年なのだ。すなわち、デイヴィズ家の五人の子供たちはネヴァーランドの「迷子」六人と同じ運命をたどっていたわけである。「母のない子」たちはバリの両腕のなかに抱かれていたのだ。

その後、一九二八年になってのことだが、『ピーター・パンとウェンディ』は演劇作品『ピーター・パン』になった。その扉には「五人へ」という献辞が印刷されていた。

ジェームズ・バリは子供たちの父親の「つもり」の人生を送り始めた。そうすることによってピーター・パンを「ほんと」にしてみせつづけたわけである。

「母のない子」とは「みなしご」である。内村鑑三ふうにいえば棄児《きじ》である。それを代表するピーター・パンは棄人であって、棄民の代表である。内村もそのように書いていたが、われわれは父母をもつかぎり、父母のない子供の気持ちはわからない。しかし、バリはそのような子供の気持ちがわかるためにデイヴィズ夫人の子を引き取り、ピーター・パンを仕上げたのではなかった。幼い子たちにはまだ自我がなく、したがって父母もなく、永遠で愛すべきものが父母なのだ。その父母は「ライナスの毛布」だってかまわない。その子たちには何だって「つもり」や「かわり」になれるからだ。

でも、そういう愛すべき永遠のものをあれこれ集めようとすると、これは「ほんと」の日々では集まらない。ここにネヴァーランドやちょっと意地悪なティンカー・ベルが出現するわけである。バリは、そのことを書きたかったのである。

これは、「つもり」や「かわり」のほうがうんと大きいというお話だ。そして、「ほんと」が何かということはけっこう厳しいということなのである。実は、次のようなことが後日におこっていた。

ジェームズ・バリが引き取ったデイヴィズ家の子供たちを、次々と悲劇が襲ったのである。それは子供たちが「おとな」になってからの出来事で、バリの手元から自立していったあとのお話だ。

長男のジョージが第一次世界大戦に少尉として出征し、一九一五年にフランクフルトで戦死した。これは仕方なかったかもしれない。バリはセント・アンドルーズ大学の立派な学長になっていたのだが、このときは多くの学生たちの中の「幼な心」を育むことで、なんとか心をつないだ。ついで、四男のマイケルが一九二一年、オックスフォードのサンフォード水泳場で水死した。溺死だった。この喪失は、バリを極度に悲しませた。バリは勇気をふりしぼって『ピーター・パン』五幕ものを完成させた。けれども、何度も自殺したくなっていた。それでもなんとかエディンバラ大学の学長に推挙されたことを受け入れた。しかし、心は晴れない。バリは痩せるばかりだった。一九三七年に亡くなった。

ところが、悲劇はさらに続いた。バリの死から約二十年後の一九六〇年、三男のピーター・デイヴィズが自殺した。地下鉄のホームに入ってきた電車に身を投げたのだ。ピーター・パンのモデルになってくれた少年だった。イヴニング・スタンダードやニューヨーク・タイムズは「ピーター・パン、自殺」という記事を載せた。

それからしばらくして、何人かの批評家たちが、かれらは「大人になりたくなかった」のだろうと解説した。しかし、ぼくはそんなふうに思わない。かれらがネヴァーランドに行ったなどとも思わない。こういう事件だけから「ほんと」を引き出すようになった世間がとてもつまらないと思うだけである。「ほんと」に立った連中が、「つもり」

を攻撃するのはみっともないと思うだけである。

だから、ジェームズ・バリの〝存在予告〟のやさしい心のために、ぼくは「つもり」の凱歌《がいか》を歌いたいと思う。そうである、その歌の最初は、こういう歌詞なのだ。「二つ目の角を右に曲がって、それから朝までまっすぐ！」。

第一五〇三夜　二〇一三年四月十四日

参照千夜

一〇一五夜：石井桃子『ノンちゃん雲に乗る』　二五〇夜：内村鑑三『代表的日本人』

第四章　菫色の悪だくみ

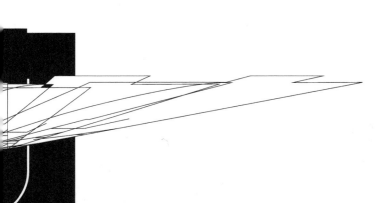

ヘルマン・ヘッセ『デミアン』
ウィリアム・ゴールディング『蝿の王』
ギュンター・グラス『ブリキの太鼓』
ロートレアモン『マルドロールの歌』
オスカー・ワイルド『ドリアン・グレイの肖像』
ジャン・ジュネ『泥棒日記』
スティーヴン・キング『スタンド・バイ・ミー』

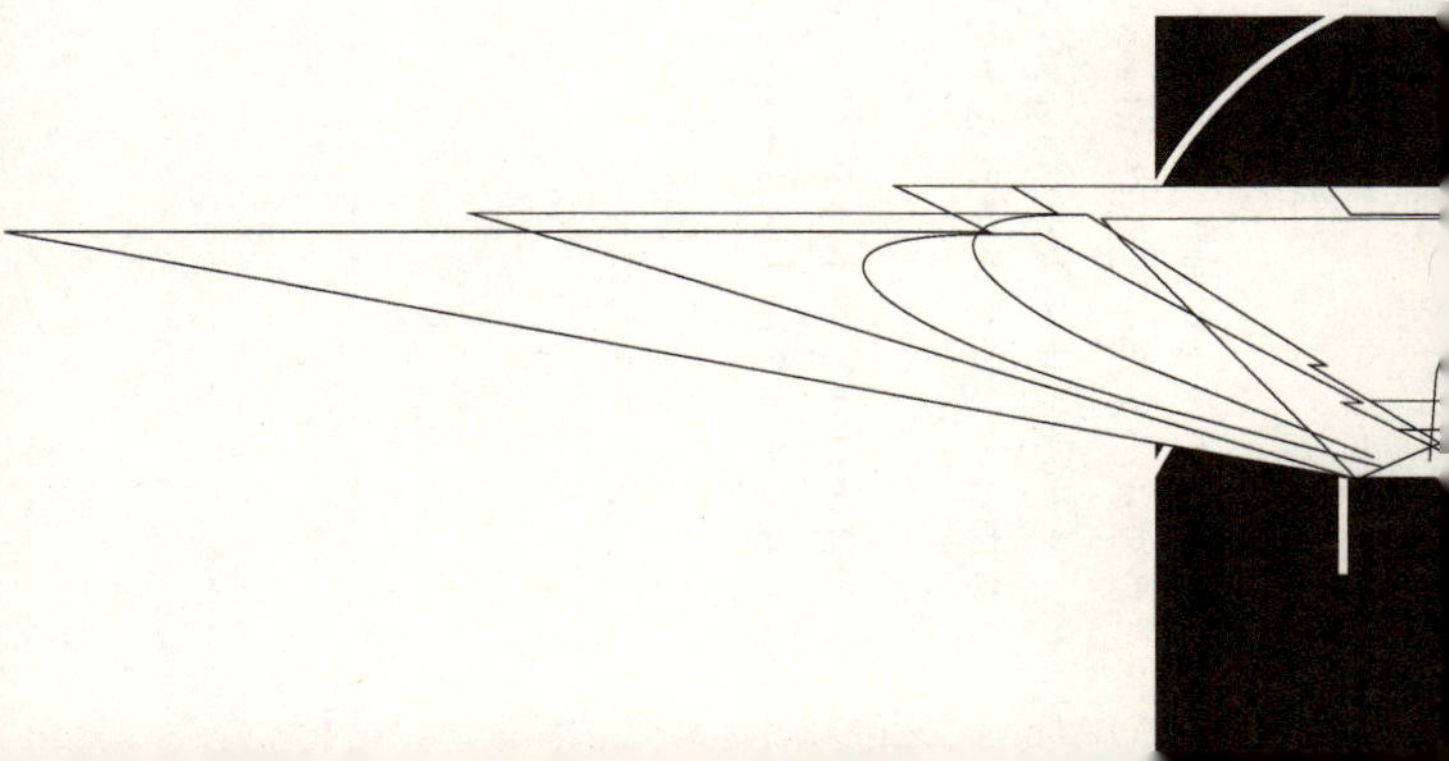

デミアンの「聖なる背徳」
シンクレールの「矛盾の分母」

ヘルマン・ヘッセ

デミアン

高橋健二訳　新潮文庫　一九五一
Hermann Hesse: Demian 1919

去年（二〇〇二）の秋のこと、帝塚山学院大学主催の「花のドットコム」というシンポジウムの席上で、田口ランディが「やっぱりデミアンを読んでいたら、そういうことになりますよ」と言った。
そういうことというのは、“others”とか“there”に関心をもつことをいう。その日のテーマは「心とITはどうつながっているか」というような内容で、パソコンでネットの向こう側と交信をしていると、どんな心境になるかというような話題を交わしていた。そりゃあデミアンを読んでいた少年少女ならパソコンに夢中になりますよ、そう、田口ランディは断言したのだった。

満席のシンポジウムの壇上でモデレートをしながら、ぼくは『デミアン』を読んだ当時の、いくぶん宗教的で、かなり甘酸っぱい思索の日々を思い出していた。デミアンを思い出すなんてずいぶん久しぶりだ。

もっとも四半世紀ほども前だったか、一度だけデミアンを思い出したことがある。リチャード・ドナーの《オーメン》という映画を見たときだ。この映画はウィリアム・フリードキンの《エクソシスト》で味をしめたハリウッドのオカルト映画の勝負手のようなものだったろうが、少年の頭頂に「666」の数字があらわれていたという聖痕《スティグマ》をテーマにしていたためか、妙に深刻なエンタテインメントになっていた。主人公の少年の名前がダミアンだった。ちょっと太めの、なかなかいい少年俳優だった。

ダミアンはおそらくデミアンのヴァージョンである。そしてデミアンは「デーモン」のヴァージョンなのである。映画館の暗闇でぼくはこの符牒《ふちょう》に気がついて、ついでに有島武郎の『カインの末裔《まつえい》』のラストはどうだったっけということをちょっとだけ思い出していたのだが、すぐに映画の筋に戻っていた。映画のほうはまずまずで、一年後だか二年後だかに続篇も製作されたのでテレビで見てみたが、これはつまらなかった。ダミアンもデミアンも「大人」になってはつまらない。

ヘルマン・ヘッセの『デミアン』を読んだのは、田口ランディがそうだったように、高校生のころである。『車輪の下』『郷愁』『春の嵐』『知と愛』というふうに読んだあと、続けざまに読んだ。

ということはハンス・ギーベンラート、ペーター・カーメンチント、ヘルマン・ハイルナー、ゲルトルート・イムトル、ハインリッヒ・ムオトといった、なんともジャーマンな、なんともユーゲントシュティールな名前の洗礼をうけたあとということで、これらの登場人物がアタマのなかの寄宿舎でうじゃうじゃ渦巻くうちに読んだわけだから、きっと正当な読み方などしなかったのだとおもう。

もっともそんなふうに読んだことが、かえってヘッセの意図がよく見えたことになったのかもしれない。だいたいわれわれ読者というものは勝手なもので、作家が書いた作品を処女作から順番に読むなどということはしないものだけれど、ことヘッセに関しては、ぼくはおおむね発表順に読んだからである。

ヘッセが『郷愁』を皮切りに『車輪の下』『春の嵐』（いずれも新潮文庫）などの青春文学から、第一次世界大戦をへた直後の『デミアン』で大きな転回をして、後半は『シッダールタ』（新潮文庫）『東方巡礼』（新潮社「ヘルマン・ヘッセ全集」第一〇巻）『ガラス玉演戯』（角川文庫）といった禅定《ぜんじよう》思考のような境地に向かったことはよく知られている。

文学史家がそう跡付けたのではない。あとで説明するように、ヘッセはそのことを充分に自覚して『デミアン』を書いた。アベルの正義と浪漫に対するにカインの悪徳と破壊の意味を下敷きにしたのは、そのせいだ。ただしそれをもって青春文学を書いていたヘッセが「悪」の領域に踏みこんだというのは、当たらない。

ヘッセという人、たとえば『春の嵐』でも、「聖書は知見にいたるひとつの有効な道だけれど、知見そのものではありません。君はカルマの学説を知っていますか」とローエ先生に言わせて、少年に「接神術とカルマ」をめぐる一冊を貸し与えるというような場面をしょっちゅう挿入してきた作家である。『車輪の下』でも「聖書を汚しちゃいけないぜ、けれども魂を損なうよりは肉体を十ぺん滅ぼすことだよ」といったセリフを乱発させていた。

高校生であるぼくは、きっと田口ランディもそうだったとおもうけれど、そのようなセリフを読むたびにこの悪魔的で清浄なような、神秘的で悪徳に満ちたような、ヘッセが繰り出すさまざまなアンビバレンツな断片を、さてどこにしまっておけばいいのか、その抽斗《ひきだし》を誰かに見られたらどうするかといった戦慄《おののき》にいたものだった。だからヘッセは『デミアン』以前に、すでにデミアンを隠しもっていたというべきだった。

ヘッセは南ドイツのカルフの出身だ（一八七七年の生まれ）。ここはシュヴァーベン地方といって、シラー、ハウフ、メーリケ、それになによりヘルダーリンの故郷であって、へッセが詩人であろうとした決意を動機づけている絶好の詩的環境である。

そういうところでヘッセは育つ。のちのち海外の各所を旅しているのだが、世界中で一番美しいところはシュヴァーベンの黒森（シュヴァルツヴァルト）のもとの古い町カルフだと、このことについては絶対の自信をもって書いている。実際にもその郷土を描いた散文作品は大小四十篇におよんでいて、それだけを集めた『ゲルバースアウ』という二巻本も刊行した。ゲルバースアウというのは「皮なめし職人の里」といった意味をもつ。『ヘルマン・ヘッセ　エッセイ全集』全八巻（臨川書店）に詳しい。

しかしヘッセを育んだ環境はもうひとつあって、それがインドを筆頭とした東洋だった。そこは黒い森とはちがった禅定の森でもあって、また異教の森でもあった。

ヘッセの父親は北方ドイツ系ロシア人である。新教の布教師としてバーゼルで修行ののちインドにわたった。そこでインド生まれのドイツ人牧師の娘マリーと出会い、二人がカルフに戻って生んだのがヘルマンだった。

加えて母方の祖父がキリスト教とともにヒンドゥ教や仏教に通じていて、『わたしの幼年時代』や『魔術師の幼年時代』を読むとわかるけれど、この祖父の強い影響のもとに育った。「少年のころ、ぼくは魔術師になりたかった」と書いているのは、こうした異教への憧れにもとづいている。新島襄がそのころに訪独したときの印象も強いものだったらしく、『デミアン』にもそういう日本人が出てくるが、ヘッセは少年期にしてすでに自分のなかの異人《まれびと》に敬意のような畏怖を抱いていた。

　そのくせ少年ヘッセは、第三の環境、すなわち神学的家庭環境の雰囲気に押しきられてもいた。プロテスタントの牧師になることを宿命づけられたようにマウルブロンの神学校に進み、共同生活を強いられる（寄宿舎はヘッセのテーマでもある）。しかしチュービンゲン大学にいたときは家庭の善意が押しつけた神学を唾棄《だき》するにおよんだ。自殺をおもいつき、借金のうえピストルまで入手したのは、プロテスタント的キリスト教に対する抵抗であった。

　それでも良家の家庭というものは強いもので（あるいは有島武郎の例のようにとても弱いもので）、周囲の親身の心配でやむなく転校するのだが（転校もまたヘッセのテーマでもある）、ここでも首尾よく十一ヵ月で挫折、町工場で歯車を磨いたりしながら、本屋の店員を転々としてツルゲーネフやハイネに耽《ふけ》っていく。

　ともかくもドイツ的なアウトサイダーとして出発をしたヘッセは〝詩を書く書店員〟としてなんとか名が出てくると、やっと『郷愁』（ペーター・カーメンチント）で予想以上の反響があったので、自分がたった一人でないことによろこんだ。

　ついでは『車輪の下』『春の嵐』（ゲルトルート）で作家の地位をつかんで「社会に包まれ

る自分」を意識した。ところが、もうこれでいいだろうと楽観して結婚し、男児三人をもうけてからが新たな苦悩の日々となった。「家」に苦悩してしまったのだ。

そこで試みたのがインド旅行である。シンガポール、スマトラ、セイロン（スリランカ）をまわった。これで魂の「彼方《かなた》の存在」を展望するのだが、戻ってみると離婚と愛児喪失である。それに未曾有《みぞう》の世界大戦だった。ドイツは想像だにしなかった敗北へ落ちていく。マルクは日に日に下落して、世界一の屈辱にまみれた。ここで、一からやりなおしをすべきだと覚悟して、自身の魂の遍歴の当初に蟠《わだかま》っていた根本矛盾ともいうべきものを描こうと決意する。こうして満を持したかのごとくに出来《しゅったい》するのが問題小説『デミアン』なのである。

これで宿便が出たのか、三年後には『シッダールタ』を、さらに『東方巡礼』『ガラス玉演戯』を書いて、晩年は般若経《はんにゃきょう》のような心境の記述に徹していった。この晩期のヘッセについては、今夜は省く。

さて、『デミアン』が問題小説だというのは、この作品をエーミール・シンクレールという変名《ペンネーム》で出版したことでも察しがつく。ヘッセほどのアウトサイダーにして、自身の存在の直下にひそむ矛盾を晒《さら》すのが躊《ため》れ《らわ》たのだ。ただし、いざ『デミアン』を発表をしてみるとあまりに賛否両論の話題になったので、十七版目からはヘルマン・ヘッセ作

『デミアン／エーミール・シンクレールの青春の物語』となった。

話は少年シンクレールがデミアンという「聖なる背徳」を心得た級友に惹《ひ》かれながらも、なんとかその呪縛を逃れて最後の最後に「母なるもの」に抱かれるという筋になっている。それだけなら何ということはないのだが、シンクレールはデミアンに出会う前にフランツ・クローマーという「悪」につかまって、すでにカインの刻印を余儀なくされている。そこに鳶色《とびいろ》の髪をもつデミアンが颯爽《さっそう》と登場し、シンクレールを「悪」から守るのだ。

シンクレールはカインの印《しるし》をもつ子供にならずにすんだ。そこへデミアンが神と悪徳をめぐって意外なことを解説してみせる。シンクレールは驚いて言う、「じゃ、カインは悪者じゃなかったんだね」。このセリフこそ、かつての青春ヘッセがデミアン＝ヘッセになった瞬間の言葉なのである。カインが気高い者でアベルこそが臆病者だというデミアンの論理は、その後のシンクレールを混乱させる。

どうもデミアンこそがカインの一族の真実を知る者かもしれなかった。父親にこっそり聞いてみると、そのようなカインをめぐる解釈は原始キリスト教の一部にあったもので、それを克服してきたのがキリスト教であり、プロテスタンティズムというものだったと言う。しかしもしそうだとすると、キリスト教はアベルとしての自分たちをごまかしているとしか思えない。シンクレールは、自分の知覚と体験を重視するための冒険をするべきだと決意する。

シンクレールはデミアンと離れ、ベアトリーチェと名づけた少女に恋を試みた。形而上的な愛を通して矛盾を昇華することを望むのだが、これはあっけなく失敗する。"there"は手に入らない。

ついで一転、今度は異なる神を感じようとする。この異神は「アプラクサス」という神で、一般には魔術とむすびつけられている神名だが、そこには神と悪魔が未分化のままにあるとおもえた。そのことを強調してくれるピストーリウスという音楽家をめざす青年にも出会えた。ピストーリウスは、「芸術というものは神も悪魔も抱えもつアプラクサスのようなものだ」と言明する。アプラクサスになるには、シンクレールは芸術家としての自身を完成させなければならない。

ヘッセはロマン・ロランに憧れたようなところもあるので、このように芸術に律しようとするシンクレールを描くことは実際のヘッセの表現努力のひとつに入っていたのだろう。けれども、ヘッセもシンクレールも、とうていベートーヴェンにはなりきれない(ジャン・クリストフにもなれない)。かれらはどちらかといえばモーツァルトたちなのである。魔笛が聞こえる者たちなのだ。案の定、このアプラクサス計画も挫折する。"others"も手に入らない。

一転、シンクレールは「夢」の共有という奇妙な計画に関心をもつ。これは当時勃興しつつあったフロイト心理学にヘッセが血迷ったことを証しているのだが、むろん他者との夢の共有などうまくいくはずがない。シンクレールはついに力尽きて、大いなる女性に包まれることを希求する。

そうしてやっと出会えた女性というのがなんということか、デミアンの実母だったのである。シンクレールはデミアンの母に包まれる快感をおぼえる。デミアンという神、デミアンという悪魔、デミアンというアプラクサス、デミアンという夢を生んだ母なるもの、それがシンクレールの最後に行き着いた原点であった。それはいっさいの「矛盾の分母」でもあった。そうだとするなら、デミアンとはもともと「母なるもの」が遣わしたメッセージという生きものだったのである。

勘ちがいしてもらうと困るのだが、ヘッセは原罪を問うたのではない。神を呪ったのでもない。そんなことではなかった。ヘッセは歴史を問うたのである。キリスト教の神の歴史があまりに粗雑すぎることを問うたのだ。

これはオスヴァルト・シュペングラーがドイツの敗戦のあとに『西洋の没落』（五月書房）を書いてセンセーションをもたらし、トーマス・マンが『魔の山』（岩波文庫）でドイツという個性を問うたことに似て、ヘッセが自身の青少年期を賭金にして問題にしたかったことだった。それを『デミアン』で神と戦争の歴史の矛盾とともに突き出してみたかった。

以上のように『デミアン』を読むことは、とくに際立った読み方ではないだろう。すでにこれまでの千夜千冊のなかで、たとえばアーサー・C・クラークの『地球幼年期の終わり』（創元SF文庫）やウィリアム・ゴールディングの『蠅の王』（新潮文庫）でも、またミラン・クンデラの『存在の耐えられない軽さ』（集英社文庫）やエレナ・ガーロの『未来の記憶』（現代企画室）でも、またアリスター・ハーディの『神の生物学』（紀伊國屋書店）やデズモンド・モリスの『裸のサル』（角川文庫）やバーナード・マッギンの『アンチキリスト』（河出書房新社）でも、ぼくはこれらに似たことこそが物語の当初にひそんでいることを告知しておいた。

もともとすべての物語の当初にあるものとは、「胚胎《はいたい》と告示とは何か」ということである。何かがそこにあるということは、それ以前にそれが辿《たど》ってきたいくつもの流れがあり、その流れはもともとはどこかの母体に宿っていたものだということだ。

しかしながら、たんに母体に何かが宿ったというだけなら、そこから分岐はおこらない。正負も生まれない。母体に何かが宿ったということは、その胚胎にすでに「分岐の原型」がひそんでいたということなのである。

ぼくはいつのころからかは知らないが、すべての重大なものには、つまりは神やら宇宙やら心やら愛などというものには、あるいはまた、歌や舞踊や大工や文様というものには、最初から矛盾と葛藤の原型こそがひそんでいるのであって、その「マイナスの割れ目」をどのように直観するかということが、何かを考えるということの根本であると了解できていた。

いいかえれば、そういう「分岐の原型」こそがのちにグノーシスとかラプラスの魔か、アンチキリストとか地球幼年期とか、そしてときには弱法師《よろぼし》とかデミアンとかよばれることになるものなのである。

田口ランディがシンポジウム後に、こんなことを言っていた。

彼女は、自分の心と科学の見えない関係とか、ロマンティックなことと真理の探求とが歴史のどこかにつながっているだろうというようなことをしきりに考える少女だったらしいのだが、そんなことに当時まともに対応してくれる雑誌は「遊」以外になかったので、そのころ「遊」を異様な熱意で読み耽ってくれていたそうなのだ。ぼくは「ふうん、そうなの」と言って、過去の熱心な愛読者に感謝した。

が、彼女はつづいてこう言ったのだ。ぼくがかつて「遊」で見せたような世界観の切り口は、「あれはやっぱりデミアンのためのものよねえ」と。少女はなかなか少年デミアンにはなりきれないけれど、松岡さんはそこをやってのけたのねという意味だった。はい、そうだったかもしれませんね、ランディ・ゲルトルート・イムトル！

第四七九夜　二〇〇二年二月十八日

参照千夜

六五〇夜：有島武郎『小さき者へ』　一二〇〇夜：ヘルダーリン『ヘルダーリン全集』　二六八夜：ハイネ『歌の本』　一〇二四夜：シュペングラー『西洋の没落』　三一六夜：トーマス・マン『魔の山』　四二八夜：アーサー・C・クラーク『地球幼年期の終わり』　四一〇夜：ウィリアム・ゴールディング『蝿の王』　三六〇夜：ミラン・クンデラ『存在の耐えられない軽さ』　四〇四夜：エレナ・ガーロ『未来の記憶』　三一三夜：アリスター・ハーディ『神の生物学』　三二二夜：デズモンド・モリス『裸のサル』　三三三夜：バーナード・マッギン『アンチキリスト』

少年が少年になるための邪悪と義務と夢

ウィリアム・ゴールディング

蝿の王

平井正穂訳　集英社文庫　一九七八

William Golding: Lord of the Flies 1954

正直なことをいうと、二度と読まないだろうという気がしてほったらかしにしてあったのだが、それだけに忘れられなかった。

先だってふと思い立ち、西に向かう新幹線で再読してみて、構成と文体と会話の按配が巧みであったことにあらためて気がつかされ、ゴールディングが少年に寄せた感情の深さに相槌《あいづち》が打てた。

帰ってゴールディングをめぐる評論や批評も拾い読みしてみたが、はなはだ情けないものだった。まさかノーベル文学賞(一九八三)をもらっていたからではあるまいが、日本人が『蝿の王』を語ると、闇と悪の問題を過大に語りすぎるか、あるいは逆に闇と悪の奥からやっと光をあらわす神性を裏読みしすぎて、定型的でつまらない。

似たようなことは、ユイスマンスなどをめぐる批評にもいつも感じていたことだった。ぼくは澁澤龍彥という人が大好きなのではあるけれど、闇と悪を大事そうに日本人の知識人がもの申すときは、そこに澁澤の影響が少なからずはたらいていた。

一方、英米の批評では、今度はおおむね文明論や極限論が勝ちすぎる。善悪を判定したがる極限論はとくにアメリカの批評家に多く、ベトナム戦争や湾岸戦争が好きなアメリカ人を反映する。つまりはコッポラの《地獄の黙示録》をめぐる議論に似ているのだ。そこへもってきて権利、義務、チーム、分担といった文学を超える議論が参集していて、読んでいてやかましい。


ゴールディングは『蠅の王』を近未来小説にした。

第三次世界大戦がおこっているらしい状況のもと、少年たちを遠方に脱出させる旅客機が南太平洋の孤島に不時着する。そこは核戦争をよそに豊富な食料に恵まれた楽園で、大人たちがまったくいない世界を少年たちが満喫しはじめている。そこは小さなミルトンの楽園だったのだ。

少年たちはしだいに相手を知りあい、綽名《あだな》をつけあい、島内を冒険する。高いところにのぼると、まわりが珊瑚礁にかこまれていることがわかった。少年たちは急に解放されていく。そのうちいろいろなことが決まっていった。法螺貝《ほらがい》を象徴とすることも決まった。隊長は選挙で決めた。選挙ごっこだ。ラーフが隊長になった。狩猟隊もできた。けれども当然のことに、少年たちの性格はまったくさまざまだった。ピギーは合理派である。サイモンは敬虔《けいけん》なものに憧れている。ラーフはコモンセンスを大切にする。双子も交じっている。それにヘンリやモリスやジョニーや、ちびっこのパーシヴァルや悪童めいたジャックやロジャーがいた。

島のことも少しずつわかってきた。ただし物語の進行では、何々を見たとか感じたという別々の少年の断片的な見聞の寄せ集めがちらちらするだけなので、ほんとうに島内に何があるかははっきりしない。たとえば島には豚がいるらしい。たしかに豚がいた。ジャックはそいつをナイフで殺しそこねてしまった。蛇もいるようにおもえた。が、その大きさは少年によってまちまちだ。

焚《た》き火もした。火の勢いがさかんになると、これを消せないことがわかってきた。火は守らなければならないものだったのである。それでもしばらくは順調で、少年たちは自分たちに自信が漲《みなぎ》っていることを知る。

ところが、少年たちは我知らずその内面の「邪悪なもの」を吐露せざるをえなくなっていく。少年たちが一日中遊んだり喚《わめ》いたり、泣いたり沈んだりしているのは最初こそよかったが、年上の子からすればそれはだんだん煩《わずら》わしいものに変わっていく。火が林に燃え移り山林におよぶと、そこは煙によって修羅場のように見えてきた。なんであれ何かの肉を獲得しなければならないこともあきらかになってきた。

しかし、何の肉を？　野生の豚を少年の力で殺すことはできそうもない。少年たちは歌をうたうことにした。豚ヲ殺セ、喉《のど》ヲ切レ、血ヲ絞レ。

島内にはどうやら「悪」のようなもの、「闇」のようなものの支配があるらしい。大きな蛇のようなもの、獣のようなものを見たという少年も出てきた。ぎらつく海が盛り上がりいくつもの層に分かれることも目撃した。ピギーはそれは蜃気楼《しんきろう》だというのだが、少年たちは納得できなかった。

ある日、ジャックがついに豚を仕留めた。手伝った者もいた。喉を掻《か》き切った者もいた。わーっと凱歌《がいか》があがった。が、誰がどこを食べるのか。どのくらい？　どのように？　その肉を食べつくしてしまったら、どうするか。そのうち獣を見たという少年が説得力をもちはじめた。こんな孤島でも言葉の力というものは大きかった。けれども、それはたんなる想像の力でもあって、その想像が度を過ぎた力をもてば少年たちはその恐怖に脅えるだけだった。その恐怖は必ず闇から這い上がるようにやってきた。

少年たちはその得体の知れない闇の獣のようなものに対して、殺した豚の首を捧げることにした。その首が闇を支配してくれるとおもえたからだった。

それが「蠅の王」である。「蠅の王」は胴体から切り離された豚の首だったが、そこには黒山のように蠅がたかっていた。ついでサイモンが「蠅の王」の言葉を聞いた。サイモンが自分で「蠅の王」の言葉を代弁したのか、実際に「蠅の王」が喋《しゃべ》ったのかはわからない。なぜそうなったかも、ほんとうの「蠅の王」の正体もわからない。少年たちがそう呼んでしまったから、そうなっただけなのだ。こういう得体の知れないものをめぐる奇妙な確信が物語のなかにどんどん攪拌《かくはん》されていくことを、ゴールディングは巧みに綴っていく。

少年たちは二派に分かれた。ジャックやロジャーが悪魔に操られたような行動に走りはじめたのである。そこには病いのような権力に対する意思が芽生えていた。そのうち夜空にぱっと閃光が走って爆発音とともに異様な物体が落ちてくる。落下傘兵士の死骸《しがい》だった。事態はいよいよのっぴきならないところにまで達していた。何がおこってもおかしくはない。少年はもはや少年ではなくなっていた……。

このあとどうなるかは伏せておくが、最後には孤島の少年たちは救助され、読者はほっと胸をなでおろす。ぼくも最初に読んだときは、ほっとした。しかし、かなり吐き気を催す寸前まで、物語は進んでしまうのだ。

ちなみにベルゼブルとは、聖書に出てくる悪霊の君主「ベルゼブブ」(Beelzebub) のことである。旧約では列王紀にペリシテ人の町であるエクロンの神バアル・ゼブブとして、新約ではマタイ伝やルカ伝に、律法者の「イエスは悪霊の頭《かしら》ベルゼブルの力を借りているにちがいない」と出てくる。ヘブライ語で「蝿の王」をあらわしていた。

さて、こうした物語を読んで、ほら、ここには「悪」や「罪」というものが寓意的に描かれているというのは、いただけない。そのような「悪と罪」は無垢であるはずの少年にも必ず宿るものですよというのはもちろん、ほら、お母さん、子供は邪悪なものですよ、気をつけなさいねというのは、もっといただけない。

また、そのようなことを描いたゴールディングはこの一作によって二十世紀文学史上の『ヨブ記』の位置を占めたというのも、ぞっとしない。すでに指摘したように、この作品をめぐる批評にはなぜかろくなものがない。

だいたいぼくは「悪の哲学」をまことしやかにふりまく思想に関心が薄い。悪はどんな時代のどんな社会においても組みこまれた前提である。しかもこうしたまことしやかな哲学では、悪はほぼ突出してたえず正の領域に凄《すご》みをもって君臨し、逆に善はすっかり凹《へこ》むか萎《しぼ》むかして、サドが自身の『悪徳の栄え』（河出文庫）に対するアンチテーゼとしての『美徳の不幸』（河出文庫）に描いたように負の領域にある。だから作家も批評家も「悪」を綴り「悪」を論ずるにあたっては、機関銃をぶっ放し、死体を切り刻むように思う存分を書く。まるで、それはビートたけしの暴力映画とその批評のようなのだ。そんなものがおもしろいわけがない。

悪は静かに描くべきなのである。たとえていうなら親鸞《しんらん》がそうしたように。あるいは悪は意識において気配において、淡々と流出するべきである。たとえていうならピエール・クロソウスキー（『ロベルトは今夜』）がそうしたように。

当然、ゴールディングもそのような作法を知っていた。そうとうに知っていた。だから、書けたのだ。『蠅の王』は悪や原罪を描いたというよりも、まさに少年の本来を描いてみせたのである。それは中勘助の『銀の匙』（岩波文庫）となんら変わらない。

ゴールディングは英国コーンウォールの出身で、生まれた家が墓地に隣接していた。少年はそこに埋まっている死体をいつも感じていた。ジュール・ヴェルヌのSF群、バランタインの『さんご島の三少年』、ダニエル・デフォーの『ロビンソン・クルーソー』が愛読書だった。

オックスフォード大学で英文学を専攻し、第二次世界大戦になると海軍士官として従軍し、ノルマンディ上陸作戦にも参加した。戦争がロジェ・カイヨワのいう意味での「遊び」の興奮をもたらすことを知った。そのあとは何度か教師の職についた。

趣味が変わっている。チェス、古代ギリシア語、考古学、船、ガーデニングは特筆することでもないが、「紳士の仮面をかなぐり捨てたくなる時間を愉《たの》しむこと」「レイプをしたいという意思を確固としてもつこと」「相手にひそむ内なるナチズムを吐露《とろ》させることと」などとなると、かなり変だ。きっと自嘲して誇張したのだろうと思うかもしれないが、自伝に近い『通過儀礼』(開文社出版)を読むと、まんざらでもないようだ。

人を食っているのかといえば、そうではないとは言えない。『ピンチャー・マーティン』や『蠍《さそり》の神様』(いずれも集英社文庫)を読むと、本気で人を食いたいのかと思われてくる。しかし、そうなのではない。ゴールディングは人類と文明の原罪を問いたかったのだ。ぼくは『後継者たち』(ハヤカワ文庫)で、そう確信した。ネアンデルタール人とホモサピエンスが遭遇しておこした軋轢《あつれき》と戦闘を描いた奇想天外な小説だった。

ちなみにゴールディングは、ジェームズ・ラヴロックの「ガイア仮説」の名付け親でもある。

きっと人類は進化しすぎたのだ。意識が生物体としての成長を追い抜きすぎたのだ。いつしか意識のお化けになったのだ。そうではあるまいか。ゴールディングはそんなふうに感じていた。

だからといって、もはや生命の起源などには戻れない。戻れるとしたら、ひとつには子供に戻ることである。子供がすでに邪悪であることを知ることだ。それが『蠅の王』

である。もうひとつは？　もうひとつは人類の端緒に戻ってみることだろう。そのころは意識のお化けはなかったのか、どうなのか。それを思い出してみることだ。それがネアンデルタール人の目から人類の誕生を見た『後継者たち』になる。

ぼくは数年前にこんな結論をもった。世界中の子供たちは長らくほぼ同じ遊びをやっている。それは「ごっこ遊び」か、「しりとり」か、それとも「宝さがし」かのいずれかに決まっている。『蝿の王』にもそのことが書いてある。

第四一〇夜　二〇〇一年十月三一日

参照千夜

九九〇夜：ユイスマンス『さかしま』　九六八夜：澁澤龍彦『うつろ舟』　四八七夜：旧約聖書『ヨブ記』　一一三六夜：サド『悪徳の栄え』　三九七夜：親鸞『歎異抄』　三九五夜：クロソウスキー『ロベルトは今夜』　三一夜：中勘助『銀の匙』　三八九夜：ジュール・ヴェルヌ『十五少年漂流記』　一一七三夜：デフォー『モル・フランダーズ』　八九九夜：カイヨワ『斜線』　五八四夜：ラヴロック『ガイアの時代』

おばあさんのスカートの中には
香ばしい失望と暗い永遠が入っている

ギュンター・グラス

ブリキの太鼓

高本研一訳　現代の世界文学（集英社）　一九七二　集英社文庫　全三巻　一九七八
Gunter Grass: Die Blechtrommel 1959

集英社から「現代の世界文学」が刊行開始した。六〇年代後半の編集者と翻訳者と出版社の勇気を鮮やかに告げたこの文学全集は、ぼくの世代の快挙だった。

二十世紀の文学作品ばかりで飾ったこの全集で、ヘンリー・ミラーの『ネクサス』、レオーノフの『泥棒』、フォースターの『ハワーズ・エンド』、ベケットの『モロイ』が読めた。いずれも本邦初訳だったとおもう。『泥棒』ではサーカス芸人のターニャや吹雪のマーニカに惚《ほ》れた。

『ハワーズ・エンド』にはゲイ感覚文学にこそ二十世紀文芸のカレイドスコープがあることを告げられた。フィリップ・ロス『さようならコロンバス』、アラン・シリトー『長距離走者の孤独』、ジェイムズ・ボールドウィン『もう一つの国』、ドナルド・バーセルミ『死父』なども続刊され、そのつど着換えさせられる気分だった。なかで、最もぼくを驚かせたのがギュンター・グラスの『ブリキの太鼓』だった。

二段組で五三二ページもあるこの作品を読みはじめて十数分、誰も名前を知らなかったグラスがこの一作でドイツ文学のゲーテ以来の根本的伝統を蘇生させたことが、すぐ伝わってきた。もう少し読みすすむと、少年の屈折した魂と市街生活の光景をかつてないほど徹底して描きえていることが、了解された。

これはすごい、これはすごいとおもいながら、ぞくぞくしながら読んだ。読みおわって、当時、編集をしていた「ハイスクール・ライフ」(高校生向け読書新聞＝東販発行一六万部)というタブロイド新聞にすぐに書評を書いたことが懐かしい。

どうして『ブリキの太鼓』の主題は瑞々《みずみず》しいのか。ドイツの現代文学史はそのことをはっきり指摘していないようだが、そんなことははっきりしている。「壊れやすさ」「傷つきやすさ」こそが瑞々しい。フラジリティというものなのだ。

グラス自身がしばしば作品のなかで「こわれやすい美」という言葉をつかっている。しかし、そのフラジリティは都市や部屋や事物の細部で色彩をこめ、匂いをはなち、内側に向かっている。ここがグラスの懸命である。それは大半が「狭さ」というものをもっている。しかも二重化され、玩具化されている。

玩具は主人公オスカル・マツェラートが打ちつづけているブリキの太鼓に象徴されている。オスカルは一九二四年にダンツィヒ自由市（現在のポーランド領グダニスク）に生まれ、三歳の誕生日にブリキの太鼓をもらった。オスカルはそのブリキの太鼓をもったまま地下室の階段から落ちて成長がとまった絶対少年であり、かつまた三十歳まで生きつづけた絶対大人でもある。

グラスはその主人公にまつわる詳密で猥雑な出来事をあらわすにあたって、書き手の「ぼく」と描かれる「オスカル」という二重主語を駆使することにした。このアイディアが功を奏した。読者はその二重主語の告白によってまんまとグラスの術中に嵌《は》まっていく。ぼくが読みはじめて十数分で嵌まったのも、そのせいだ。

もうひとつ、グラスが仕掛けたのは「匂い」と「スカートの中」という感覚装置だった。ふだんあまり使わない想像力が刺戟《しげき》された。

匂いを多用する作家は少なくない。マルセル・プルーストもフェルディナンド・セリーヌも香りや悪臭を利用する。有臭作家と無臭作家と大別できるほどに、ヨーロッパの文学は匂いをつかってきた。パトリック・ジュースキントの『香水』（文春文庫）という匂いだけでできている傑作もある。

けれどもグラスの匂いはぎりぎりになってあらわれる。オスカルが危険を認知すると匂い出してくる。そしていったんあらわれたらその匂いがこびりつく。その文章上のタイミングが重い。そこがこの作品を重厚にした。

スカートはこの作品では「抉《えぐ》られた小劇場」である。オスカルの祖母が四枚のスカートを穿《は》いているのが、分厚いスカートの中に世界があることを暗示した。そのため、読者は作品に女が出てくるたびにスカートを想うことになる。加えて、オスカルたちは「スカート」とよばれるトランプゲームを頻繁にやる。それなのにスカートの中の女の描写はまったくあらわれない。スカートという被膜だけが世の中に堂々と存在するという感覚は、オスカルの意識を追う使命をもたざるをえない読者に異常な効果をもたらした。

ダンツィヒという町を舞台にしたのも成功した（グラスはダンツィヒで生まれた）。この物語はナチス抬頭の一九三〇年代の、グラスの言葉によれば「涙のない世紀」におかれているのだが、その、燻《くすぶ》っていて、絡みあった時代のきしみがダンツィヒの町の細部の意匠によって全面的にうけとめられている。

客観的に町の描写をしている箇所はない。異常児オスカルが目にした町のごく一部分だけが露出する。それなのに、その一部の露出がダンツィヒを時代の影にする。その計算が徹底して結晶的なのである。
町をこのように描くのも、ニコライ・ゴーゴリのペテルブルクこのかた、むろん世界文学ではめずらしくないことだけれど、グラスのダンツィヒは不具の町として心に残るものになっている。しかし、このような指摘は『ブリキの太鼓』の特質のほんの表面的なことなのだ。

この作品がドイツ現代文学の頂上を極めるのは、この作品の全体性と部分性の質量の配分が、かつてドイツ文学がゲーテからマンにいたる流れのなかで到達した密度をめざしたということにある。ノーベル賞も授与された。

なぜ、こんなことをグラスはやってのけられたのか。残念ながら、ぼくにはグラスの奥に蠢《うごめ》く底意地のようなものはわからない。おそらくはドイツ文学の底流にわだかまる黒森の動静のようなものがぼくの意識の奥で摑《つか》めていないからだろう。ぼくには『伊勢物語』や『曾根崎心中』や『三四郎』が示した日本文学の意味は直観的にわかっても、そのへんのドイツの意識はかんじんのところが摑めない。

グラス自身は、『ブリキの太鼓』がたった一夜でセンセーションをおこしたあとのインタビューに答えて、この作品の背後にある意志の動向がグリンメルスハウゼンの『阿呆《あほう》物語』（岩波文庫）やゲーテの『ヴィルヘルム・マイスターの修業時代』（岩波文庫）やケラーの『緑のハインリヒ』（岩波文庫）と同質のものであることを否定しなかった。ぼくも当時はそのインタビュー記事でだいたいのことは了解できたのだが、グラスの本音はそんなことではなかったはずだ。

グラスが生まれ育ったダンツィヒは、現在はグダニスクにあたる。当時はヴェルサイユ条約で切り離された擬似独立区ダンツィヒ自由市で、雑多な民族や部族がごちゃまぜに集住していた。グラスの父はドイツ人の食料品店主で、母は西スラヴ系の少数民族カシューブ人だった。

ナチスが抬頭していて、その勢力はダンツィヒに及んでいた。十五歳のグラスも労働奉仕団や空軍補助兵をへて、十七歳のときはナチスの武装親衛隊の一員になっていた。だからドイツ敗戦後は米軍捕虜収容所にいた。菫色《きんしょく》の悪魔と交流した青少年だったのである。そういうグラスが『ブリキの太鼓』を書いたのだ。ビルドゥングス・ロマン（成長小説）などで、あるはずがない。

われわれは、同じく第二次世界大戦をおこしたドイツと日本でありながら、その体験における決定的な記憶の差異というものをどこかで感じているはずである。ヒトラーと東条英機は同列には語れない。ニュルンベルク裁判と東京裁判はその組み立てがかなり異なっている。天皇の人間宣言も特異であった。ドイツは東西に分断されたけれど、日本はGHQが一極支配した。

きっとギュンター・グラスを理解するには、この記憶の差異にまで深入りすることが要請されるにちがいない。ギュンター・グラスやペーター・ヴァイスを読むということは、日本をドイツで読むということなのだ。

さて今夜は、一番大事なことだけを書いておきたい。いったいオスカル少年は「少年」なのかどうかということだ。小説のなかでオスカルは、精神病院入院中の三十歳の患者として登場し、看護人を相手に自分の来し方をふりかえって語るというふうになっている。

オスカルは「精神の発育が誕生の時すでに完成してしまった耳ざとい嬰児《えいじ》」として出生したのである。病理学的には先天的異能者だったというふうになる。大人たちの会話はたいてい理解できるし、自分がおかれた状況もすぐに察知して抜け目なく立ちまわることができた。そういうオスカルが企《たくら》んだのは「胎児の頭位に帰ること」（幼児のままでいること）によって、既存のオトナ社会における自分の有利をどのように自己誘導すればいいかということだった。

ところが十四歳のときに、自分の奇行によって母親が心を病んで過食症のまま死んだ。のみならず伯父も父も、オスカルの言動によって命を落とすことになった。それまで自分のおかれた状況が不利なときはブリキの太鼓を打って金切り声をあげれば、どんな高価なものでも粉々にさせられるという異能をつかってきたのだが、それでは事態は好転するとはかぎらなかったのだ。

こんなことができる少年は「少年」なのだろうか。オスカルは二一歳で方針を転換してブリキの太鼓を投げ捨てた。烈しく鼻血が出たが、かまわない。ここから大人のオスカルとして「成長を始めた」のである。

生まれ育ったダンツィヒを離れ、父と同じ闇の商売を始め、石工や美術学校のモデルをし、ジャズドラマーになった。ドラマーとしてブリキの太鼓を叩いてみると、聴衆たちの幼少時の記憶が喚起された。オスカルは新たな「ブリキの太鼓叩き」として再生した。こうして「永遠の三歳児」が封印されたのだった。

そこへ事件がおこる。ある殺人事件に巻きこまれ、容疑者として逮捕されるのだ。これはオトナとして社会的制裁を受けることになったということなのだが、ところが精神障害者と診断され精神病院に入れられる。こうしてオスカルはふたたびブリキの太鼓を叩いては自分の記憶を看護人に語り始めるという、冒頭の場面に戻るのである。

この顚末《てんまつ》は何を物語っているのか。オスカルは「少年」を演じていただけなのか、それともどんな少年にもこの程度の「悪だくみ」がひそんでいるのだろうから、やはりオスカルは本来の少年でありつづけたということなのか。
一番大事なことを書いておきたいというのは、このことだ。ぼくは思うのだが、少年においては（少女だって同じだが）、「ほんと」と「つもり」は一緒なのである。すべては二つが綯交《ないま》ぜの「もどき」（擬き）だということなのである。

第一五三夜　二〇〇〇年十月十九日

参照千夜

六四九夜：ヘンリー・ミラー『北回帰線』　一二六八夜：フォースター『インドへの道』　一〇六七夜：ベケット『ゴドーを待ちながら』　九七〇夜：ゲーテ『ヴィルヘルム・マイスター』　九三五夜：プルースト『失われた時を求めて』　四五三夜：パトリック・ジュースキント『香水』　一一三夜：ゴーゴリ『外套』　三一六夜：トーマス・マン『魔の山』

しっ、静かに！
葬式の行列が少年たちの側を通ってゆく

ロートレアモン

マルドロールの歌

栗田勇訳　現代思潮社　一九六〇

Comte de Lautréamont: Les Chants de Maldoror 1874

爪を伸ばしっぱなしにする必要がある。

粟津潔《あわづきよし》の装幀《そうてい》だった。ドキリとした。黒い唇のフロッタージュの上に金銀もどきの滴《したた》りがドロップされている。高田馬場の本屋の棚に寝かせてあったのに、それは異様な風魔でありすぎた。

第一の歌の第一行をおそるおそる読む。早稲田車庫裏のいつもの喫茶店ナポリ。午前一時をすぎてからの非マルクス時間。「神よ、願わくば読者がはげまされ、しばしこの読みものとおなじように獰猛果敢になって、毒にみちみちた陰惨な頁《ページ》の荒涼たる沼地をのりきり、路に迷わず、険しい未開の路を見いださんことを。読むにさいして、厳密な論理と、少なくとも疑心に応じる精神の緊張とを持たなければ、水が砂糖を浸すように、この書物の致命的放射能が魂に滲《し》みこんでしまうからだ」と、ある。

いったい何を読む者に課そうとしているのか、よくわからない。早稲田ナポリの一杯のブルーマウンテンとハイライト一箱では、とても済みそうもない。

諸君の混乱したイマジネーションに烙印《らくいん》をおす。

しばらく読みすすむと、粟津潔がブックデザインに唇をモチーフとしたことの意図が見えてくる。「ぼくは鋭い刃のナイフを握って、二枚の唇のあわさっている肉を切り裂いた」。続いて「失敗だった！」と書けるのがマルドロールなのである。マルドロールを造像したロートレアモン伯爵こと、本名イジドール・デュカスの仕掛けなのである。ぼくは警戒しはじめた。

人類の手から放たれた百艘《そう》ものレヴァイアサンがあらわれる。

これはきっと呪詛《じゅそ》なのだ。この文体は呪詛のために編み出され、読めなくなる者をつくりだすための悪意の仮説の集成なのである。ぼくは「しまった！」とおもい、こんな書物はシュルレアリストに任せてしまえという気になった。

ところが目も手も脳髄も二杯目のモカも、ロートレアモンが接着印画した忌まわしい文字群から離れない。そのうち子供と母親が恐ろしい会話を交わし、「お母さん、あいつが首を絞めるよ」と叫ぶと、第二の歌が始まった。マルドロールはパリを彷徨《ほうこう》しはじめたのだ。

なぜパリをうろつきまわるのか。これはリルケなんかじゃない。ランボオとも似ていない。そこにはどんな脈絡もないし、どんなイメージも結像しないのに、すべての言葉が猛烈な加速度で次々に連結してきてしまったのだ。

人間どもがじぶんの負担で養っている、ある種の昆虫がある。

やっと茂みの奥のエルマフロジットで一息ついた。うん、うん、この第二の歌はどんな詩人の歌より美しい。けれども、それが罠だったのかもしれない。マルドロールが造物主の彫像を見たとたん、ロートレアモンはデミウルゴスに怒号を浴びせはじめたではないか。

いいかね、そりゃいかにもありそうだ。

何も止まらない。言葉は自動筆記のように、隠喩は麻薬吸引者のように、しっぺ返しは地中はおろか、天界の意図までひっくりかえす。のちにアンドレ・ブルトンが驚いて、シュルレアリスト第一号に認定した言葉の乱暴だ。

マルドロールは必死に「数学の端正」にすがろうとしているようなのに、ロートレアモンはこれをけっして許さない。「ぼくはぼくに似た魂を探していた。だがしかし、見いだすことはできなかった」のである。ここからマルドロールは理性と論理と批評のいっさいを放棄するようだ。

ぼくは喫茶店を出ることにした。そのころ持ち歩いていた象牙色の麻布の鞄《かばん》に『マルドロールの歌』を入れると、そのまま半年にわたって二度と悪意に耳を傾ける気がなくなっていた。

人生にはこういう数刻がある。

日韓闘争は疲れる闘いだった。文学部の共闘委員会の議長となっていたぼくは、ほとんど毎晩何枚もの新聞紙をホッチキスで止めた上掛けをかぶって寝ていたものだ。けれども、夜明けに近い夜陰に必ず目がさめる。困ったことに、そういうときにマルドロールが鮮烈に蘇る。

仕方なく、また読んだ。山元泰生が「なんだ松岡、マルドロールかよ」と嗤《わら》う。それなのになんと、第三の歌を読んでみると、憤怒《ふんぬ》の奥から繻子《しゅす》のような透明な声が聞こえてくる。いや、ぼくがそのように読めたのである。マルドロールは信じがたいほどに、ぼくの胸の片隅に蹲《うずくま》っている友情をよびさまし、ロートレアモンに寄せる思慕のようなものをかたちづくっていったのだ。

これはいったい何なのか。カンダタの糸なのか、それともシュルレアリストたちが読みまちがえたのか。

ぼく、一人で人類を向こうにまわすのだから。

そうなのか。ロートレアモンは素手なのだ。何も武器を持ってはいない。まどろみのなかで得た言葉だけが武装革命なのである。それにくらべれば、ぼくは隊列を組み、シュプレヒコールを唱和させ、黒々とした機動隊にぶつかっていく。

第四の歌は、ロートレアモンとマルドロールがカインとアベルのように体をくっつけた。昆虫は豚のように大きくなっている。けれどもこの歌はつまらなかった。一八四六年にウルグアイのモンテヴィデオで生まれ育ったときに戻っている。この歌は本名のイジドール・デュカスに戻って、ロートレアモンがマルドロールを歌いあげる直前の抱合だったたにちがいない。

そして今度は、ぼくも断乎《だんこ》として遠ざかっていった。

一八四六年生まれのロートレアモンが第一の歌を書いたのは、パリに出てきたころの二二歳のときである。翌年には第六の歌まで書いた。その翌年にフォーブール・モンマルトル街の下宿で死んだ。二四歳だ。

なぜ死んだかはわからない。普仏戦争の真ッ只中《ただなか》だったから、食糧不足と疫病に冒されたのだろうと言われているが、イジドール・デュカスの生涯、その二四年間でわかっていることは、ほとんど紙っぺら一枚程度なのである。

この消去や撤退が作為されたものかどうかも、まだ見当がついていないほどだ。ロートレアモンをめぐる議論というのはすべて恣意《しい》的なのである。けれども、はっきりしていることもある。第五の歌はロートレアモンの決断に満ちているということだ。ここにはモーリス・ブランショやフィリップ・スーポーがよろこぶような作為は、微塵《みじん》も入っていやしない。

しっ、静かに！　葬式の行列が君の側を通ってゆく。

こうして第五の歌は絶望の淵《ふち》を旋回して絶顚《ぜってん》に向かっていく。これはポオにもボードレールにもできなかったことだ。もし、この歌が文学史の放棄を意味するほどの自覚で綴られたのではないとしたら、この歌はイジドール・デュカスが錯乱の裡《うち》にさまよった夢の記述にすぎないことになる。『オーレリア』のネルヴァルじゃあるまいし、そんなことではないだろう。

ぼくはこのあたりで『マルドロールの歌』の秘密を嗅ぎとった。それからは大林宣彦《のぶひこ》や松本俊夫の映像に驚かなくなっていた。そのかわり、土方巽《ひじかたたつみ》の言葉にロートレアモンに匹敵するものを感じてしまっていた。

わが宿命の流れを下るにまかせてもらいたい。

第六の歌。ここはいかに邪悪を装おうとも、息を殺すような鎮魂が押し寄せている。ロートレアモンを堕天使だとか否定の文学者だとか、ときには読者を「痴呆状態」にさせたいがための告白者だとか言うが、どうもこれらはあてずっぽうすぎて、とうてい肯《がえ》んじられるものではない。鎮魂でないとしたら、カナリヤである。ロートレアモンが最後に歌いあげたのは死に瀕《ひん》したカナリヤを温める言葉を探すことだったはずである。ぼくはすでに大学二年生になっていたが、これで二度とロートレアモンを読まないだろうという予想がついた。

ぼくを信じたくないなら、君自身でそこに見にゆき給え。

そうなのである。第一の歌からすすむうちに、ロートレアモンは巻雲のごとくにその詩想を変えていったのだ。呪詛はいつしかすっかり消えたのである。けれどもそうだとしたら、いったいロートレアモンはだれのために『マルドロールの歌』を書いたのか。だれも出版してもくれない紙片を、だれのために残そうとしたのか。矜持《きょうじ》のためではあるまい。意識の痕跡のためでもない。むろんのこと、一人の患者の症例記録ではありえない。

こうして、ぼくのなかから長いあいだロートレアモンは消えていたのでした。

寺山修司が「松岡さんならわかるとおもうけど、ロートレアモンは言葉の絵を描いたんだよね。でね、ぼくはこれを映像か舞台にしようと考えていてね」と言ったときも、それに答えるかわりに、スターンの『トリストラム・シャンディ』やバニヤンの『天路歴程』のころからそうですからと言いかけて口をつぐみました。

そういうふうに言った自分の言葉にはっとして、待てよ、ロートレアモンは口承文芸の古典をこそ新たに繋《つな》いだのではないかとも感じたからです。映像なんてほしくはなかったはずです。また第六の歌はやはりゴシックロマンの正真正銘の伝統だととっくに見えていたのですが、そういうことはみんなに表明しないでそのままになっていたのです。

それが、またまた粟津潔の装幀が気になって、思潮社から刊行された『ロートレアモン全集』を入手したとき、初めて『詩学断想《ポエジー》』というものを読んでみて（これは父の借金を返しおえて、そろそろ「遊」にとりかかろうとしていた時期ですが）、突如としてロートレアモンの「懸命な意志」ともいうべきものが見えたのです。

そこには「ぼくはエウリピデスとソポクレスは認めるが、アイスキュロスは認めない」とあって、「今世紀の詩はソフィスムにすぎない」とありました。これだけでも大きなヒントでしたが、もっと得心がいったのは「詩とは暴風雨ではない。旋風ですらない。それは溢れんばかりの洋々たる大河なのだ」という一節で、これで第一の歌が海と水の賛歌であって、呪詛でもなんでもないことが判明したのです。もっと多くのヒントが書いてありましたが、ともかくもこれで迷妄は解けました。

ロートレアモンはフレイザーの『金枝篇』の世継ぎであり、ポオの従兄弟《いとこ》であり、そしてなによりも『オイディプス王』の語り部の係累だったのです。そうだとすれば、『マルドロールの歌』の悪態はひとつずつが言葉の錬磨のための逆療法のようなもの、これはシュルレアリストが期待したような自動筆記ではありません。

しかし、なにしろ二十歳の青年です。熱にうなされるように古典やダンテやラシーヌやポオを読んだとはいえ、ミュトス（詩神の筋書き）が連鎖的に出るというわけにはいかなかったのでしょう。短詩のかたちにすればすむものを、ロートレアモンはあたかも物語のように歌を綴りたかったようですから、そこにはどうしても少年期以来の夜の夢が入りこんだだけのことだったにちがいありません。とくに説明したいとはおもわないけれど、これはぼくがほとんど確信できたことでした。

それにしても、読書とは罪なもの、若いうちに読んだ読後感はずいぶん変遷してしまいます。ただ、ロートレアモンにかぎっては、イジドール・デュカスが二四歳で没したのだから、諸君もやはりそのころまでに読んで、「しまった！」と思うのがよさそうに思います。いまでは、栗田勇さんが数行訳すたびに吐き気を催しながら、この難解な訳業にとりくんだことに感謝するばかりです。

第六八〇夜　二〇〇二年十二月十三日

参照千夜

四六夜：リルケ『マルテの手記』　六九〇夜：ランボオ『イリュミナシオン』　九七二夜：ポオ『ポオ全集』　七七三夜：ボードレール『悪の華』　一二二二夜：ネルヴァル『オーレリア』　九七六夜：土方巽『病める舞姫』　四一三夜：寺山修司『寺山修司全歌集』　六五七夜：ソポクレス『オイディプス王』　一一九九夜：フレイザー『金枝篇』　九一三夜：ダンテ『神曲』

イケメン肖像画を変容させた
審美主義と悪魔主義

オスカー・ワイルド

ドリアン・グレイの肖像

福田恆存訳　新潮文庫　一九六二　渡辺純訳　旺文社文庫　一九六八
Oscar Wilde: The Picture of Dorian Gray 1891

金髪碧眼《へきがん》の美青年だ。そのことを自分でも得心している。だから友人の画家のバジル・ホールウォードが「君の肖像画を描いてみよう」と言ってきたとき、ドリアン・グレイは悦《よろこ》んでモデルを引きうけた。ギリシアの殉教者のような肖像がみごとに画布に出現した。

そういうドリアン・グレイを、房のついた黒檀《こくたん》のステッキ片手のヘンリー・ウォットン卿《きょう》がしきりに煽《あお》っていく。「君は二十歳になったようだが、まだ少年だ。私のそばにいなさい。美と若さは奔放な芸術生活に支えられるのだから、もっと好きに遊びなさい」と煽る。グレイはウォットン卿の暗示にかかったように、奔放な舞台女優のシビル・ヴェインに惚れた。婚約もした。けれどもシビルがこの恋にあまりに真剣になってくると、グレイは幻滅した。シビルを捨てたグレイが家に戻ってみると、肖像画の自分の顔が少し醜くなっていた。目が血走っていた。

哀しんだシビルは自殺した。それでもあいかわらずウォットン卿とオペラを見にいくグレイを、バジルは非難して「あの肖像画に変わったことがおきていないか」と質《ただ》す。図星を突かれたグレイは肖像画を屋根裏部屋に隠した。

二十年がたっても、ドリアン・グレイは若々しく、官能に溺れている。その噂を確かめたくてバジルがグレイを訪ねると、なるほど白皙《はくせき》のグレイはまだ美しい。けれども肖像画のほうはまったく逆だった。異様に醜くなっている。激しく責めるバジルを、腹を立てたグレイは殺してしまう。さすがに罪の重さに慄《おのの》くグレイは麻薬に手を出し、アヘン窟《くつ》に出入りする。肖像画はますます悪化していった。

シビルの仇《かたき》を打ちたい弟のジェイムズはアヘン窟にグレイを捜し出すのだが、目の前の人物があまりに若々しいので人違いをしたと謝る。そのうち「彼は老いないらしい」という噂は広まるばかり、グレイはこの機になんとか心機一転をしようとするのだが、ウォットン卿はあいかわらず愚弄《ぐろう》するかのように一笑する。

切羽つまったグレイは、醜悪の極みに至った肖像画を破壊することにした。悲鳴があたりをつんざいた。駆けつけた者たちがそこに見たのは、美しい肖像画と醜い老人の姿だった……。

『ドリアン・グレイの肖像』を読んだときの感慨をまざまざと思い出すには、あまりにも時がすぎた。昨夜もう一度、読もうかとおもったが（ちらちらページを繰ってみたが）、ワイルド文学を批評するというならともかくも、物語を思い出すために読むことはないなとも感じた。その程度にはドリアン・グレイはずっとわが胸中で生きている。

それに、ぼくがこの本を読んだ学生時代に惑溺したのは筋書きやドリアン・グレイの個性などではなくて、ヘンリー・ウォットン卿の言いまわしだった。あの、青年をたぶらかす快楽主義と悪魔主義と耽美主義に、けっこう擽《くすぐ》られたのだった。

学生時代、サド裁判があった。初めて公聴券をもらって公判という場に行ってみた。サドの『悪徳の栄え』（現代思潮社）の翻訳が猥褻《わいせつ》罪に問われて開かれた裁判だ。まだ若かった澁澤龍彥と版元の石井恭二が裁かれていた。埴谷雄高《はにやゆたか》や吉本隆明が弁護のための証人に立った。

証言を聞いていると、裁かれていたのがマルキ・ド・サドであることがわかった。しかし、当時の思想者たちが議論していた「サドは有罪か」という問題にはそれほど関心がなかったぼくは、ただ澁澤龍彥を見るために公聴券を手に入れたのだった。当時の澁澤がぼくの当面のヘンリー・ウォットン卿だったからだ。

その後、澁澤さんとは土方巽のアスベスト館や神田の美学校で出会い、さらに鎌倉の書斎で話しあうことになった。その澁澤さんと最初に話してみたかったのはドリアン・グレイのことだったのに、一度もその話題をかわさなかった。話題を持ち出せなかったというより、持ち出さなくてもいいように感じた。澁澤さんはちっとも悪魔主義的ではなかったのだ。


オスカー・ワイルドが近代資本主義社会に最初に公然と登場してきた正真正銘のホモセクシャル・アーティストであったことは、いまではゲイ・フェミニズム史のほうからお墨付きが出ているほどだ。

ダブリン大学のトリニティ・カレッジにいたころからの審美主義少年で、オックスフォード大学に来てからも自室を華美に飾りつけ、フリルのシャツを見せびらかし、五分ほどの会話にも必ず奇抜なメタファーを使ってみせるような、ディレッタント・ダンディだった。

知力は際立つほど切れまくっていたのだと推《おも》う。ハイスクール時代すでにラテン語に出入りし、オックスフォードではジョン・ラスキンの講義をおもしろがり、ギリシア語にも美術史にも堪能になって、首席で卒業した。衒学《げんがく》いちじるしいものがあったのだろう。それが一八八二年にアメリカ旅行をして名うてのゲイ詩人ウォルト・ホイットマンに出会って、自身にひそむ男色性を露呈することをためらわなくなった。

美意識をフリルのシャツだけでなく華麗な言葉にすることは、オックスフォード時代に師事したウォルター・ペイターの影響をうけていた。当代随一の審美者である。マシュー・アーノルドの「甘美と光明」(sweetness and light)を承知したペイターは、文体だけが魂で(soul in style)、文体をもって知性を表明すべきであることを(mind in style)、たとえば『享楽主義者マリウス』(南雲堂)などをもってワイルドに教えた。

十年後、ワイルドは一八九一年の『ドリアン・グレイの肖像』で一躍スター作家になった。まさにペイターとマリウスをトランスミューテーションした作品だった。

ところがこのあとワイルドは、この作品を九回も読み返したというワイルド・ファンの二一歳のアルフレッド・ダグラスに出会い、身も心もとろけてしまったのである。この十六歳年下の青年のためにはどんな薔薇の毒を盛り付けてもかまわないと、身の毛もよだつようなことを思うようになる。ワイルドはダグラスをヒュアキントス(ヒヤシンス)とみなし、自身をアポローンと準《なぞら》えた。これは当時の世情からすると、かなり危険な賭けだった。案の定、ワイルドはダグラスの父に責められて獄中の人となる。『獄中記』

（角川ソフィア文庫）に詳しい。

ペイターやマリウスに倣ってウォットン卿を描くことが真骨頂だったはずで、ウォットン卿になることでこそ知的に煌《きら》めく人生になったはずなのに、どこかでボタンを掛け違えたのだ。これは予定していたワイルドではない。むしろダグラスの文学だ。

当初のワイルドはドリアン・グレイを変貌させる仕掛けをつくり、その美学と哲学だけを誇りたかったのだろうと想う。男色趣味もあらわにはしていない。文芸表現のいっさいを「芸術がつくる美の変貌の魔法」にゆだねてみせていた。

ワイルドは四六年間の生涯を通して極上の偏見をもちつづけた。その多くは「美」と「悪」と「芸術」と「男」と「女」と、そして「魅了」にかかわっている。「魅了」についてはこんな偏見に達していた。「本当に魅力的な人間は、二種類しかいない。何もかもを知り尽している人間か、まったく何も知らない人間か、そのどちらかだ」。「私は信条よりも人間を好む。そして信条のない人間を最も好む」。

ワイルドがディレッタントな逆説を好んだことはよく知られている。アリストテレスが「芸術は自然を模倣する」と書いたのに対して、すかさず「自然が芸術を模倣している」と言ってのけ、「経験というものは、誰もが自分の過ちにつける名前のことだ」とか「不完全な人間こそ、愛を必要とする」とか「軽薄な者だけが自らを知る」といった名言、を連発した。

が、ぼくが見るに、ワイルドは逆説に強かったというよりも「穿《うが》ち」が冴えていた。その「穿ち」は世の中にまかりとおる原因と結果の関係のどうしようもない固定性に鋭い変更を迫り、あわよくばワイルドの審美人生哲学を一気に正当化してしまおうというような、王手飛車取りめく「穿ち」だった。「民主主義というのは、人民の人民による人民のための脅しである」や「戦争では強者が弱者という奴隷を、平和では富者が貧者という奴隷をつくる」などが、その王手飛車取りの真打ちだ。

この感覚はどこかアナキズムの芳香を放っていた。そうなのだ、ワイルドはほんとうは無政府、無所有、無分配でいきたかったのだ。

ところで『ドリアン・グレイの肖像』には序文がついている。小説のエピグラムとしてはやや奇妙なものだが、ワイルドらしい宣言だ。「すべて芸術は無用である」と書いたのだ。「すべて芸術は表面的であり、しかも象徴的である」「芸術家たるものは道徳的な共感などほしくない」とも書いた。そして警告もした。「象徴を読みとろうとするものは危険を覚悟すべきである」と。なぜ象徴を読みとろうとすると危険なのだろうか（危険を覚悟しすぎたのはワイルド自身だった）。

そのことについては、『幸福な王子』をもって少々補っておきたい。この童話はワイルドの童話集の中でも最も知られているもので、翻訳も西村孝次訳・井村君江訳ほか、各版元でいろいろ試されている。話はこういうものだ。

ある町の柱の上に「幸福な王子」と呼ばれる像が立っていた。かつてこの国で幸福な生涯をおくりながら若くして死んだ王子を記念して建立されたものだった。両目には青いサファイア、腰の剣には赤いルビーが輝き、全身は金箔《きんぱく》に包まれていて、心臓が鉛でつくられていた。

町の者たちはそんな王子像をとても自慢していたのだが、みんなが知らないこともあった。この像には死んだ王子の魂が宿っていて、王子がこの町の貧しさと不幸を嘆き悲しんでいることだ。

一匹のツバメがエジプトに飛び立つ前に、王子像の足元でひとときの眠りをとろうとしていた。そこに王子の大粒の涙が落ちてきた。気になったツバメが涙の理由《わけ》を尋ねてみると、王子はツバメに不幸な人々に自分の宝石をあげてきてほしいと頼む。ツバメは言われたとおり、ルビーを病気の子がいる貧しい母に、両目のサファイアを飢えた劇作家と幼いマッチ売りの少女に運び、両目を失って世の中が見えなくなった王子には町の人々の話を聞かせた。王子はまだたくさんいる不幸な人々に自分の体の金箔を剝《は》がして持っていってほしいと言った。

やがて冬がきた。王子はみすぼらしい姿になり、ツバメはずいぶん弱っていた。ツバメは最後の力をふりしぼって飛び上がり、全身で王子にキスをすると力尽きた。そのたん、王子の鉛の心臓が音をたてて割れた。

何も知らない町の役人たちは、ぼろぼろの王子像を柱からはずし、鉱炉で溶かすことにした。鉛の心臓は溶けなかったので、ツバメと一緒にゴミ溜《た》めに捨てられた。そのころ、下界を眺めている神さまが、天使たちに「あの町で尊いものを持ってきなさい」と命じた。天使が持ってきたのは鉛の心臓と死んだツバメだった。こうして王子とツバメは天国で一緒になった。

この話は、自分を犠牲にして人々に幸福を分け与えた王子のお話だということになっている。実際にも、多くの読者が「美しい犠牲」を称えた。ところがいつのまにか、この話はハッピーエンドなのだろうかという疑問や議論がおこってきた。メリーバッドエンドにも読めるからだ。

ハッピーエンドかバッドエンドかなどということは、問題ではない。実は童話を読むと、ツバメがけっこう複雑に描かれている。なるほど王子はほぼ善意をあらわしているのだが、ツバメは自分の事情にもこだわっていて（エジプトに飛んでいく予定が遅れることを気にしている）、そのぶん王子や民衆と交わす会話も、折紙細工のように折れたり曲がったり、重なったりする。シテの王子はワキのツバメによって、どうにでもなったのである。ワイルドはその関係を書いた。
そうだとすると「ぼろぼろな王子」になりつつあったのは、シテとしてのワイルド自身だったのである。ツバメはそういうワイルドを観察するワキなのだ。幸福でも不幸でもない。三四歳でこの『幸福な王子』を書き上げたワイルドはこの童話を発端にして、自分自身の変容を含んだ物語の大半を「もどき」に仕立てていくことにしたのだったろう。それをぼくは「穿ち」から「擬《もど》き」への造作変更だったと思っている。

第四〇夜　二〇〇〇年四月二六日

参照千夜

一一三六夜：サド『悪徳の栄え』　九六八夜：澁澤龍彦『うつろ舟』　九三二夜：埴谷雄高『不合理ゆえに吾信ず』　八九夜：吉本隆明『藝術的抵抗と挫折』　九七六夜：土方巽『病める舞姫』　一〇四五夜：ラスキン『近代画家論』　二九一夜：アリストテレス『形而上学』

神だって、富だって、悪だって
ぼくなら、みんな盗んでみせる

ジャン・ジュネ

泥棒日記

朝吹三吉訳　新潮社　一九五三
Jean Genet: Journal du Voleur 1949

ボードレールの『悪の華』冒頭詩篇「祝禱《しゆくとう》」に、親に呪われ世間から厄介者にされる詩人が出てくる。ジャン・ジュネはまさにそのようにして生まれた。一九一〇年のパリである。生まれたところは公共施療院で、父の名はいまもって知られていないし、母もわが子を捨ててさっさと姿をくらました。

天涯の孤児である。里子に出されたあとは十歳で盗みをはたらき、「おまえは泥棒なんだ」という烙印《らくいん》が押されて、感化院に入れられた。ところがジュネはその烙印を捨てようとはしなかった。烙印をそのまま背負って脱走をした。そしてまた捕まり、また外へ出て盗みをはたらいた。ジュネは汚辱《おじよく》も罪悪も捨てなかったのである。あえてそれを好んで、自分で神聖戴冠《たいかん》してしまったのだ。これには社会の大人たちが困った。罪を悔いてくれればいいものを、青年ジュネは罪科をそのまま引きずり、それらをマントのように翻す。

フランスにはフランソワ・ヴィヨンという泥棒詩人の伝統があるけれど、二十世紀の泥棒詩人は貴族でもペダントリーでもない。悪徳と汚濁と零落《れいらく》によってきわどい生死の境界を歩いていく。ジュネはそちらを選んだのだ。

それから二十年、ジュネは何度も牢獄を体験しながら各地を放浪し、泥棒となり乞食となり男娼となって、詩を書き、小説を書き、戯曲を書いた。一度も社会に妥協をしなかった。

泥棒のジュネがどのように突如として溢《あふ》れる才能を発揮したかは、いまもって謎である。あの途方もなく分厚くて、あんなに同時代人を勝手に実存分析しきってもいいのかとおもわせたサルトルの『聖ジュネ・殉教と反抗』（人文書院）ですら、そのことに納得できる理由を何ひとつ発見できなかった。

ともかくもジュネは刑務所で一連の詩を書きはじめ、草稿に飽きずに手を入れた。それが「ぼくは盗みへとおもむいた。あたかも解放へ、光明へとおもむくように」の題詞ではじまる『死刑囚』（国文社）である。最後の一節には「ああ死神の斧がぼくを両断するよりもっとまえに、ぼくの心が死んじまったんだ」とあった。
これで何かの根底が動き出したのだろう。しばらくして、やはり獄中で小説『花のノートルダム』(新潮文庫)を書いた。これは儚《はかな》くも美しい原少年的魂の記録であって、ジュネのジュネ自身によるジュネのための『罪と罰』だったにちがいない。かくて堰《せき》は切らされたのだ。

いつしかジュネの危険な言霊《ことだま》を阻止するものなどなくなった。その言霊は一年ごとに『薔薇の奇蹟』(新潮文庫)、『葬儀』(河出文庫)、『ブレストの乱暴者』(河出文庫)などになっていく。当初はそのいずれもが秘密出版のようなものだったが、その奇態な男色性をともなう異様な才能の噂はたちまち広がっていった。『薔薇の奇蹟』なんて、その言葉ひとつずつが、それを読んだ者を次から次へと菫色《きんしょく》に染めていく。

こうしてジュネは『泥棒日記』にとりかかる。ジュネの生きかたの自伝的集大成ともいうべきものだ。ところが、ここでのっぴきならない事態がもちあがる。その執筆中に数えて十回目の有罪が宣告され、ジュネは終身禁錮を求刑されたのだ。

コクトーやサルトルらが減刑を求めて卒然と立ち上がった。運動はあっというまにジャーナリスティックな話題となって、なんとフランス大統領の特赦をうけることになった。犯罪裁定史上、世界にも類例のない〝事件〟がおこったのだ。犯罪者ジュネはフランスという国家から救われたのである。

しかしすでに死刑囚であることを歌い、何度も自殺を志していたジュネにとって（その後もときどき自殺を試みているが）、この救済の意味は複雑だ。はっきりいって、ありがた迷惑だった。コクトーやサルトルは、自分たちがした救済がジュネの心には届かないことを知って愕然《がくぜん》とする。

コクトーはジュネにアンドレ・ジッドを紹介しようとして「あの人の背徳性はうさんくさい」と断られ、あまつさえ絶交状をつきつけられた。コクトーこそはジュネの最初の正真正銘の読者であったのに。サルトルはサルトルで、ジュネからは「なにもぼくのために自分の言葉をすべて使おうとしなくていいのに」と皮肉を言われながらも、ありったけの言葉を尽くしてジュネ論を書く。

こうしてジュネはみんなが期待するジュネではあろうとせずに、どんな国家的なるものからもあっというまに去っていってみせた。いっさいの社会秩序に背を向けていったのである。実際にも行方知れずになることなんて頻繁だった。それでいて、また飄然《ひょうぜん》とフランスの「知」の過激の渦中に戻ってきた。

サルトルはその姿をなんとか「演劇者か、さもなくばカインの末裔《まつえい》としての殉教者」として描こうとするのだが、ジュネにはとうてい追いつかない。かえってジュネこそが『泥棒日記』を「サルトルへ、カストールへ」と献辞する始末だった。カストールとはサルトルの恋人ボーヴォワールのことである。

ジャン・ジュネという「救済と解釈を拒否する者」の謎。『泥棒日記』にさえ見えてこない精神と身体を、まるで夜店の叩き売り同然に売淫《ばいいん》してしまう男の謎。

こうした謎にくらべれば、コクトーをもサルトルをも翻弄した男などという評判記はどうでもいいことになる。けれども、一九八八年になって出たJ＝B・モラリーの『ジャン・ジュネ伝』（リブロポート）も、その後のエドマンド・ホワイトの『ジュネ伝』（河出書房新社）も、そういうどうでもよい評判ばかりに捉《とら》われていた。

もっとすっかりジュネであるような、ジュネにぴったりの精神の蚊帳《かや》の中にはいられないものなのか。もっとジュネらしく、もっと「おジュネ」らしく！

ぼくはジュネが盗んだものがずっと気になっている。いったいジュネは何を盗んだのだろうか。誰もそんなことを議論しようとはしてこなかった。たいていは「聖なる悪」か「悪なる聖か」の問題なのである。これはサルトルの執拗な批評でなくとも、倦《あ》きてくる。そういうことはそんな話こそがふさわしいミシェル・フーコーやメアリー・ダグラスにでもまかせておけばよい。それよりもジュネはどこで何を盗み、それをするとなぜ気分が晴れたのか。

なぜ「ジュネ盗品目録」といったものがないのだろうか。とても残念だ。そういう酔狂な研究がないのは、そんなことには意味がないと思っているからである。また、ジュネ自身がそんなことをあげつらってもいないからだ。そのかわり、ヴェルレーヌの豪華版を盗んだというような、平岡正明の犯罪者同盟が似たようなことをしたような、そんな〝知のコソ泥〟が好きそうなまことしやかな話しか語られてこなかった。

ジュネが盗みをはたらくという衝動はジュネの生存の本質である。ジュネは窃盗によって何かを異化し、窃盗によって何かに同化しているはずなのだ。

ぼくはずっとそう感じていたのだが、あるとき『泥棒日記』にこんな一節があったことにあらためて気がついた。それはジュネがドイツを歩いていたときのこと、「わたしはポーランドからブレスラウを経て、徒歩でベルリンに着いた」と書いたあと、「わたしはできれば盗みがしたかった」と書きこんだ箇所である。

ジュネはつづいて書く。「しかし、ある不思議な力がわたしを押し止《とど》めていた。当時、ドイツはヨーロッパ全体に恐怖の念を起こさせていて、特にわたしにとっては残酷の象徴となっていた。それはすでに法の外の存在だったのだ」。

こうしてジュネは男娼売淫だけのベルリンの日々を送る。ナチスのベルリンの日々である。そして、こんなふうに得心してみせるのだ。「ここで盗みをしても、おれはなんら特異な、そしておれをよりよく実現させることのできる行為を遂行することには決してならない」と。

もともとジュネの犯罪なんて、たいしたものじゃない。ちょっとした盗みか、パスポートなどの偽造か、不法な生活か、男娼としての淫売などである。こんな安直な犯罪が、なぜ「おれをよりよく実現させる」のだろうか。

それについては、『泥棒日記』の次の呟《つぶや》きが答えている。「十六歳から三十歳にいたる期間、感化院や刑務所や酒場で、わたしは英雄的な冒険を捜し求めていたのではなく、最も美しい、また最も不幸な犯罪者たちとの同一化を追い求めていたのだ」。

かれらとぴったり同じでなくてはならなかったのである。かれらとは、ジュネが少年時代をともに送った不良な連中のことである。そのためには、ジュネは決して更生してはならず、大きな犯罪ではなく小さい犯罪を犯しつづけ、といって何もできないのでもなく、何でもできると言いはり、いつもしょっぴかれ、いつも同じ臭い飯を食べている必要があったのだ。

こんな人生をジャン・ジュネは、自分で選んだのではない。気がついたときには、それをこそ生きるべく宿命づけられていた。その宿命のリズムから一度でも逃れれば、ジュネはいっさいの社会性と向き合うしかなくなってしまうのだ。

それはジル・ド・レエの日々ではなかった。そのそばに黄蝶《きちょう》の花を咲かせるエニシダなのである（エニシダの茎や葉は有毒のアルカロイドを含む）。マルキ・ド・サドでもなかった。ジュネはサド侯爵が送る手紙なのである。

エニシダと手紙。ひとつは男娼、ひとつは盗み。ジュネはなんとかそのことだけを続けようとした。そこへ現れたのがコクトーやサルトルだった。二人は（もっとたくさんの支援知識人がいたが）、ジュネのいっさいを許容した。だからそこには喝采が待っていた。けれどもジュネは、そこに「盗みのない美」を感じて萎縮する。すべてを聖化してしまう過剰な装置を感じて、うそ寒くなる。そして、その喝采を裏切り、友情を断つ。

あの感化院で同じ体験をした連中の延長にいない者たちとは、ジュネはけっして言葉も体も交わさなかったのだ。『泥棒日記』が描いている日々は、ここまでだ。ジュネの前半生というところだろうか。

ジュネはそれ以降も世間を騒がせた。ブラックパンサーと共闘し、マルグリット・デュラスと坐《すわ》りこみ、カルチェラタンの闘争や日本の全学連にさえ呼応した。そういうジュネについては、いつかすっかり議論されることがあるだろう。そこにはコクトーやサルトルが知らないジュネがいる。

ぼくはもうひとつ、演劇者としてのジュネに関心をもってきた。すでに『泥棒日記』にして一篇の戯曲としても読めるけれど、やはり『バルコン』（白水社）や『女中たち』（岩波文庫）にはベケットやイヨネスコを超えるものを認めたい。少なくともアラバールでは敵《かな》わない。ともかくも、ジュネは最後までジュネだった。そこをセリーヌやシオランとさえくらべるべきではない。

もうひとつ言っておきたいのは、ジュネは結局は言葉だけを武器にしたということである。窃盗体験や男娼体験は、ジュネの言葉によって別種のものになる。それを「ジュネの言霊《ことだま》」とよんでもいいだろうが、その言霊はジュネ自身ではなかったということでもある。ジュネは、そう言ってもいいのなら、ある社会に生きる人間たちのための代作詩人であったのだ。

ところで、晩年のジュネがお忍びで何度か日本でこっそり遊んでいたことはほとんど知られていない。

ぼくは偶然の機会にこのことを知った。藤本晴美さんがこっそり連れてきていた。二人が富士山をバックに撮っている写真も見た。藤本さんは照明家であるが、そのころ赤坂MUGENを異人で埋めていた。ジュネはそのような藤本さんをボーヴォワールよりも、ずっと信頼していたようだ。

いつかそのようなジャン・ジュネが世の中に知らされる日もあるだろう。その日までは、まだそっとしておこう。そういえば、ブラッサイが撮った写真にレオノール・フィニと一緒に写っているジュネがいるのだが、あのジュネはとっても和《なご》んでいて、心からやさしそうだった。

第三四六夜　二〇〇一年七月三一日

参照千夜

七七三夜：ボードレール『悪の華』　八六〇夜：サルトル『方法の問題』　九一二夜：コクトー『白書』　八六五夜：ジッド『狭き門』　五四五夜：フーコー『知の考古学』　一一三六夜：サド『悪徳の栄え』　一〇六七夜：ベケット『ゴドーを待ちながら』　二三夜：シオラン『崩壊概論』

十二歳の時の思い出は
いつも、ぼくのそばにいてほしい

スティーヴン・キング

スタンド・バイ・ミー

山田順子訳　新潮文庫　一九八七
Stephen King: Different Seasons 1982

かなり付きあいにくい奴なんだろうとおもう。晩年は柔らかくなったが、若い時分はそういう底意地をもつ顔をしていた。友だちにはなりたくない。それなのにその手練手《てれんて》管《くだ》といったら百人抜きだ。スティーヴン・キングの筋書きや言いまわしや落としどころで、ここはヘタクソな仕立てだと感じたことがない。

いつも寒気がしながら急いで読んでいたので、本当はヘタクソなところもいろいろあるだろうにそれに気がつかないだけなのかもしれないが、子供のころに夜中のおしっこに行くとき脇目もふらずに走りだすあの感覚に似て、仮にヘタクソなところがあったとしても、キングはそれを読者に気づかせない技倆《ぎりょう》を駆使して、読者のぞくぞくをマネージしつづけるのである。それをふくめて、キングの才能はやはり図抜けている。

古来、恐怖の演出は、それほど難度の高い技法で成立してきたわけではない。基本は「いない・いない・ばあ」なのである。「いない・いない」をどこまで続け、「ばあ」をどのくらいにするか、恐怖はこれでどうにでもなる。仕掛けは「怪異の森」か「お化け屋敷」がモデルであって、あとは「何がぐるか」という心理サスペンスをどれだけ盛るか。原則はこれだけだ。

ゴシック・ロマンとエドガー・ポーとコナン・ドイルこのかた、大半のホラーものやミステリーものは、このやりくちでつくられてきた。

けれどもこの原則ではなくて、別の手口で恐怖を募らせるというやりかたもあったのだ。それがモダンホラーだった。殺人犯も怪物もお化け屋敷も出てこない。舞台はごくごくふつうの町で、すべてはふつうの日々なのだ。事件がおこっているのか、おこっていないのかもわからない。それなのにだんだん怖くなっていく。「屋敷に怪異もぐるもいなかった。ぐるは俺が連れて行ったあの歯医者だった」という展開だ。「いない・いない・ばあ」ではあるのだが、何が「いない」のかがわからない。

この手法はディーン・クーンツとスティーヴン・キングが発明した。今夜はそうした作家術をバラすような野暮なことはしないけれど（ちょっとはするが）、ぼくがなぜキングを読みはじめたかということについて、少々説明しておく。

父親はタバコを買いにいくと言って家を出たまま帰ってこなくなった。キングが二歳のときだ。メイン州ポートランド。そこそこの規模ではあるけれど、アメリカのどこにでもある町の一隅でのことだ。やむなく母親は祖父母の面倒を見ながら、兄デイヴィッドと弟キングを育てた。

小学校に入ってすぐに病気のために一年休学した。ほぼ家に引きこもって片っ端からコミックブックを読みつづけた。学校に行くようになっても、新聞の殺人事件のニュース記事をスクラップばかりした（人相《にんそう》が悪くなっても仕方があるまい）。これだけでもミステリー作家やホラー作家になる資格は十分だが、キングのばあいはこれではまだ足りない。貧しくて、みんなに疎遠にされて、びくびくしているのに、そうは見えない外見が必要だった。家に風呂がなかったので、凍えるような寒い日でも親戚の風呂を借りにかなり歩いたというのに、実は肥満児だったのである。

ともかく何かを書きたかったようだ。十一歳のときに母親からタイプライターをクリスマス・プレゼントされ、小さな話をいろいろ打った。この習癖は徹底していて、高校でもオロノのメイン大学でもいろんな「話」を書いている。ウサギでも薬屋でも新聞記事でも、何が相手になっても「話」にした。このエクササイズはすばらしい。大学二年からは学内新聞のコラムを毎週担当した。

一応は教員資格をとるために大学に入ったけれど、卒業してもなぜか就職口はなかった。二四歳で結婚してクリーニング屋で働き、トレーラーハウス暮らしをした。それでもやっぱり書きまくっていた。そんなことをしているうちに、一九七四年の春、デビュー作の『キャリー』（新潮文庫）がヒットするのである。大評判になった。まるごとモダンホラーの傑作になっていた（二年後、ブライアン・デ・パルマが映画化してくれた）。ぼくより四つ年下だから、以上の経緯をふくめて、ほぼ時代感覚は近い。

なぜにまた一挙にモダンホラーだったのか。ポートランドのキングのような少年時代をおくった男が、話づくりに夢中になって恐怖《ホラー》小説を書き始めたからだ。

前兆があるとしたら一九六七年のアイラ・レヴィンの『ローズマリーの赤ちゃん』（ハヤカワ文庫）や一九七一年のウィリアム・ピーター・ブラッティの『エクソシスト』が当ったというくらいのこと、あとはキング自身が体まるごとにとことんモダンホラーになっていったのだ。

なんといっても「見えない恐怖」を書いたのがよかった。その「見えない恐怖」が何によってしだいに告知されていくのか、その気配と現象をできるかぎり克明に書いたのがうまかった。それを、いつもはとくに変わりばえのしない町の一角に出現させたのが上等だった。おまけに主人公はそのへんの家族と、そして少年たちなのである。

キングは、モダンホラーには「構想」はいらないと言う。必要なのは何かがおこる以前の「情況」なのである。その情況の中で誰かが少しだけ窮地に立つのだ。この窮地が、ものを言う。だからそこには人物たちの「個性」はいらない。しだいに迫る事態が登場人物たちの性格を浮き出させる。そこがモダンホラーなのである。

惜しみなくというほどではなかったが、そういうキングが「手の内」を案内した『小説作法』(アーティストハウス)という本がある。そこにはまず、「何はともあれ、夢を見るためには書斎とドア、そしてそのドアを閉めきる意思がなくてはならない」とある。

次に出来事をひとつ選ぶ。何でもかまわない。バスに乗っている、授業を受けている、ハンバーグを食べている、夕方に寒くなってきた、新しいビルが建った、誰かがどこかへ引越していった……何でもかまわない。どんな出来事だって、何かがそこに加われば過剰にも異常にもなるからだ。

ついでは、情況と出来事をできるかぎり細部にわたって書けるようにする。ここで手を抜いたらすべてはオジャンなのである。そのうえでその情況がおこっているところがもたらす雰囲気を克明に描き出す。ここが微妙で緻密なのだ。こうして、ゆっくり事件が開始する。書き手が努力を怠らず、持てるすべてを傾けさえすれば、このあとの物語は必ず息をはずませてくれるのである。

キングは、そう指南するのだが、もちろんそこには風呂がなかった家に育ち、肥満児のままトレーラーハウスで暮らした経験が生きていた。

それにしても、その創作力は尋常ではない。べらぼうだ。『キャリー』（一九七四）の翌年の『呪われた町』（一九七五）から、ほぼ毎年、ヒットさせていった。主な長編ものだけでも『シャイニング』（一九七七）、『デッド・ゾーン』（一九七九）、『クージョ』（一九八一）、『ペット・セマタリー』（一九八三）、『IT《イット》』（一九八六）、『ミザリー』（一九八七）、『不眠症』（一九九四）というふうに連打した。これらの多くが映画化され、おまけにのべつ短編も書き続けた。

このあと一九九九年に事故にあった。相当額の印税で購入した別荘の近くを散歩しているときにライトバンが衝突してきて、片足が不自由になったのだ。いまもそのままのはずである。けれども二一世紀に入ると、平気で『ドリームキャッチャー』（二〇〇一）などを発表した。

怪物だ。怪物でありながら「手の内」も見せるのである。クーンツにもそういう指南開示の趣味があるけれど、どうやればモダンホラーが書けるのか、とくとくと明かすのである。日本では宮部みゆき、新井素子、荒木飛呂彦《ひろひこ》らが、この指南をうまく活用したように見える。

本書は、そのキングがタチの悪い批評家たちから「モダンホラー以外は書けないのか」と言われていたころ、普通のノベレットを書いてみせたものである。

英語の原題は『四季』（日本では『恐怖の四季』）。春夏秋冬四篇を書き分けた。この作品はそのうちのノベレットの一篇で、原題は“The Body”（死体）になっている。けれどもロブ・ライナーによって映画化された《スタンド・バイ・ミー》が大当たりして、日本ではこの表題がいまも通ったままにある。エンディングのタイトルロールだけにベン・E・キングの往年の名曲《スタンド・バイ・ミー》が使われたのだが、この音楽づかいにはぼくは胸をつまらせた。

やはりスティーヴン・キングは普通ではなかった。このノベレットはホラーでもないが、でも普通でもなかったのだ。キングという達人の賜物《たまもの》だった。どういう話の、どういう賜物かというと、ざっとは次のような感じなのである。

「ぼく」はいま作家だが、田舎町のキャッスル・ロックにいたころの遠い懐かしい十二歳の夏のことを思い出している。行方不明のレイ・ブラワーの死体がロイヤルリバーの森の中のどこかにあるという噂を聞いて、悪ガキ三人と探検に出た九月のことだ。暑い熱い夏の終わりだった。

四人で驀進《ばくしん》する汽車と戯れながら線路を歩き、長い鉄橋を越え、ヒルに襲われた池をやっと渡って、キャンプをし、喧嘩《けんか》をしながら笑い転げあって、やっと辿《たど》りついた夏のことだ。変な四人組だったけれど、あんなことはもうおこらない。

だいたい、どうして死体など見たいと思ったのだろう。それもよせばいいのに、どうして道路を歩かずに線路や森を突っ切ることになったのだろう。噂の死体を見つけたことは、どうでもよかった。ただ、その死体の発見を横取りしようとする奴らがいたことに立ち向かったことだけを憶《おぼ》えている。あのときのクリスはカッコよかった。「ぼく」も闘いの構えをとったものだ。

でも、もうあんなことは二度とおこるまい。少年時代だけが近寄れる、たった一度だけの夏の冒険なのだ。そうなのだ。「ぼく」はこの十二歳の一夏《ひとなつ》に、すべての大事なこと、あんなに背伸びをしたことがないほどの高貴な儀式と、勇気なくしては迎えられない通過儀礼と、どんな変化もおこしてくれる魔法という三つの、世界で一番大事な三つのことを体験したのだ。たった二日間なのに、そこにはユークリッドの幾何学から『スパイダーマン』の全巻までがあった。ドストエフスキーの大審問官の物語からエルヴィス・プレスリーの全曲まで、みんなあった。

しかし、もっと大事なことがあったのだ。そのことを「ぼく」はいま思い出している。

それは友だちがそばにいたことだ。もう、こんなことは二度とおこるまい。

夜の闇があたりを包み、
月明かりが見えなくとも、
ぼくは怖くない、怖くはないさ。
君がそばにいてくれるなら、
友よ、友よ、
いつも君がそばにいておくれ。
いつも、ぼくのそばに《スタンド・バイ・ミー》。

ぼくがスティーヴン・キングでぐすぐす泣いたのは、この一作だけである。ロブ・ライナーの映画ではみっともないほどに嗚咽《おえつ》した。それから何度、ぼくは自分の十二歳を思い出したことだろう。

中村晋造を思い出し、嵐山で飯盒《はんごう》をひっくりかえしたことを思い出し、溝川陽子を思い出し、風呂屋で空手の兄さんに湯船へ沈められたことを思い出し、山脇勝夫が五人の不良に囲まれながら電光石火で張り手をかましたのを思い出した。それだけなのだが、けれども、いまはそういうことも思い出さなくなっている。《スタンド・バイ・ミー》を聴くとき以外は……。

見上げる空が落ちてしまい、
山が崩れ、海に沈んでも、
ぼくは泣かない、涙なんて流さない。
君がそばにいてくれるなら、
友よ、友よ、
いつも君がそばにいておくれ。
いつも、ぼく《スタンド・バイ・ミー》のそばに。

第八二七夜　二〇〇三年七月三十日

参照千夜

九七二夜：ポオ『ポオ全集』　六二八夜：コナン・ドイル『緋色の研究』　九五〇夜：ドストエフスキー『カラマーゾフの兄弟』

第五章　憂鬱も悲哀も憧憬も

有島武郎『小さき者へ』

ジョルジョ・デ・キリコ『エブドメロス』

野口雨情『野口雨情詩集』

北原白秋『北原白秋集』

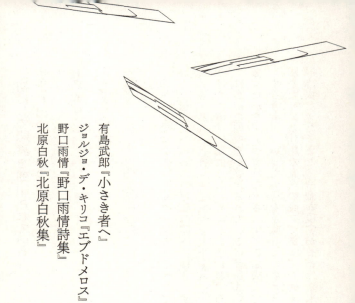

最初にして悲哀を刻印されている
生まれ出づるものの悩み

有島武郎

小さき者へ

新潮文庫　一九五五　角川文庫　一九五六

こういう悲痛な文章はもっと読まれるべきだ。

この悲痛はわれわれの存在の印画紙にうっすらと感光しているものと、とてもよく似ている。われわれは「生まれ生まれ生まれ生まれて、その生の始めに暗い」（空海）はずの生をうけてこの世に誕生した者ではあるけれど、その印画紙はけっして無地ではない。そこには当初の地模様が感光されている。有島武郎は生涯を寄せて、その当初の感光が何であったかを問いつづけたやさしすぎる知識人だった。

小さき者へ。いったい何を意味しての小さき者なのか。これは、母を失ったわが子に贈った有島の壮絶な覚悟の証文であって、何人《なんぴと》をも存在の深淵に招きかねない恐ろしい招待状だった。また、冷徹な現実がつねに未来に向かって突き刺さるものだということを公開した果たし状のようなものだった。

有島が十九歳の陸軍中将の娘の神尾安子と結婚したのは三一歳のときだった。一まわり年下だ。まだ本格的に作家になるまでには至っていないころで、創刊まもない「白樺」に短編や戯曲を書き始めた。

ところが安子は五年ほどで肺結核になり、平塚の杏雲堂《きょううんどう》病院に入院したまま七年目に死んでしまった。幼い三人の男の子がのこされた。長男がのちの名優森雅之だ。安子は自分の死を子供たちには必ず伏せておくように、葬儀にも子供たちを参列させないように言い遺《のこ》していた。その四ヵ月後に有能な明治の官僚だった有島の父親も死ぬ。

有島はこの直後に猛然と執筆の嵐の奥に突入していった。大正六年（一九一七）は三九歳だったが、その直後から『惜みなく愛は奪ふ』『カインの末裔《まつえい》』『クララの出家』『実験室』『迷路』などの問題作をたてつづけに発表した。ぼくは高校二年のときに『カインの末裔』（角川文庫）だけ読んだ。そして打ちのめされた。のちにのべるように、有島はわが子をわずかでも救うために、この物語を思いついていた。こうしてその翌年、「新潮」に発表したのが、あまりにも痛ましい『小さき者へ』なのである。

有島がわが子に伝えたかったのは、母を失ったお前たちは根本的に不幸だということである。とても大切な何かが奪われたということだ。母を失っても元気でやりなさい、大丈夫だから、とは書かなかった。次のように書いたのだ。「お前たちは去年、一人の、たつた一人のママを永久に失つてしまつた。お前たちは生まれると間もなく、生命に一番大事な養分を奪はれてしまつたのだ。お前たちの人生はそこで既に暗い」。

幼な子に向かって「人生は既に暗い」と書く父親がどこにいるだろうか。父がのこした文章を子供たちが読むのが十年後であれ十五年後であれ、こんなものを読んだらその時点で、子供たちは自分が存在することの暗部を自覚しなければならない。こんな言葉を贈ることが子供への救済になるとは、ふつうは考えられない。

いまでは精神医学や心理学があまりに安易に発達しすぎたので、子供を育てる親や教師たちはできるだけ子供の心に傷をつけないように、トラウマを残さないようにする。また、すでに傷を負った者にはできるだけそのトラウマを取り除いてしまおうとしたり、それを忘れさせようとしたりする。まるで君にはどんな負い目もないんだよと、忌まわしい過去を指一本で取り消し《デリート》するかのように。

しかし有島はそんなことをしなかった。かえって激越な言葉を突きつけた。「お前たちは不幸だ。恢復の途《みち》なく不幸だ。不幸なものたちよ」。

異様な手記『小さき者へ』にどんな意図があったかは、その直後に知人に送った手紙に、これをもとに作品を書く予定があることが告げられている。実際にも、有島はその三ヵ月後から「大阪毎日新聞」に初めての新聞連載小説『生れ出《い》づる悩み』（新潮文庫・角川文庫）を書きはじめた。

生れ出づる悩み。このあまりに象徴的な標題にはまたまた『小さき者へ』がかかえたはずの宿命が問われていよう。誰もが、そう、おもう。

しかしながらこの作品を読めばわかるように、有島は「出生の苦悩」をわが子の宿命に求めたわけではなかった。有島は「生れ出づる悩み」は、地球そのものが背負っているのだという結論を導くために書いたのだった。こんなふうに、ある。「ほんたうに地球は生きてゐる。生きて呼吸してゐる。この地球の生まんとする悩み、この地球の胸の中に隠れて生れ出ようとするものの悩み――それを僕はしみじみと君によつて感ずる事が出来る」。

この小説にはモデルがあった。「君」と呼ばれているのは小説の主人公である木本という青年のことである。木本は実在の青年で、かつて札幌にいた有島のところにヘタな絵をもってきて、自分は画家を志望しているが、漁師の家に育って周囲の誰よりも頑健な体で育ったので、みんなが自分の芸術への憧《あこが》れを理解してくれない。どうしたらいいかと相談にきた。

有島はこの青年を応援しようとするのだが、青年はなぜか消息を断ってしまう。それから八年ほどたって、有島のところへ油臭い二冊のスケッチ帳と手紙が届く。青年はまだ画家の夢を捨ててはいずに、東京に出て勉強したいと書いていた。有島は青年が北海道の自然の只中《ただなか》にいてこそ大きな画家の資質が磨けると見て上京をとどまらせ、北海道で修業をするのなら自分が学資を援助すると言う。青年は有島の援助を断った。

この実際の体験を小説にしたのが『生れ出づる悩み』だ。ここには『小さき者へ』との連続性がない。幼な子の将来に宿命づけられた暗部の問題は、『生れ出づる悩み』では青年画家の自然との融合にすりかわる。主題は北海道の大自然に引き取られ、エコロジカルに開放されていってしまう。

これはすでに有島作品として最初の評判をとった『カインの末裔』が提示した二極対応への解消だった。有島はわが子に突き付けた果たし状を、『カインの末裔』の仁右衛門同様に「自然との格闘からの昇華」に導いてしまったのである。対決から融合へ、文明から自然へ、技術から芸術へ、というふうに。

有島武郎を読むばあい、勘定に入れておかなくてはならないことがある。有島の生き方と作品の生き方とが、あたかも生死の境界をどうやって跨《また》げばいいのかという様相を呈して、互いに矛盾しあいながら立ちはだかってくるということだ。

もともと有島は裕福な大蔵官吏の家に生まれ育った。そこから離れるためにあえて札幌農学校に入ってキリスト教を浴びた。にもかかわらずアメリカで体験したことは、師の内村鑑三の実感に似て「ひどい文明主義」と「人種差別」だった（有島はハーバード大学やハバフォード大学大学院にも入ってそうとうに優秀な成績を収めているのだが、自主参加した精神病院で患者たちから〝ジャップ〟呼ばわりされて悩んでいた）。

時代も急速に社会主義の理想や白樺派の理想に包まれていた。ロダンやセザンヌの表現力にも接した。こういう有島をとりかこむ数々の事態そのものが、現実と理想の劇的ともいえる二極化を痛切に通過しつつあったのだ。そうしたなか、有島はたえず自身の立場というものに疑問を抱きつづけた。

けれども、その立場をとことん倫理的に追求していけば、自分がおめおめと生きているという存在者の根拠への容赦ない否定ともなりかねない。それでも有島はその「否定」を選んだのである。わが子が母を失って恢復《かいふく》の途なく不幸になったのではなくて、有島自身が存在の不幸を背負っていると感じていたのだ。

有島武郎は二度、心中を試みた。

一度目は二一歳のときで、札幌農学校の級友森本厚吉と定山渓《じょうざんけい》で死にそこねた。あまり取り沙汰《ざた》されてこなかったことだが、これは男どうしの心中計画である。森本が「君との友情を大事にするために、他の連中を切っている」と言ったことを、有島がまっすぐに受けとめたのではないかと推測されているのだが、ぼくは有島に孤独な汎神的白虎隊のような気分がなかったとはいえないだろうと思っている。

死にそこねた有島は、その直後にキリスト者になる決意をして、そのきっかけをつくってくれた内村鑑三を読み耽《ふけ》った。神への愛に切り替えようとしたわけである。しかしそれでも離れない森本と一緒にアメリカに渡ったのち、今度はアメリカのキリスト教徒たちの堕落を見て、キリスト者になることを断念してしまう（内村鑑三もアメリカのキリスト教に失望して日本的キリスト教を設計する）。すでにこれらの事態の推移に、有島がその後に抱えることになるいっさいの矛盾が噴き出ていた。

二度目の心中は四五歳のときで、相手は「婦人公論」のとびきりの美人記者だった波多野秋子である。二人はかねての計画通りに軽井沢の自分の別荘「浄月庵」で心中をはかって、思いを遂げた。大正十二年六月九日のこと、新聞はこの大ニュースをスキャンダラスに書きたてた。関東大震災がおこる三ヵ月前のことだ。永畑道子の『華の乱』（文春文庫）がその一部始終を描き、深作欣二が松田優作を有島にあてて映画にした。

二つの心中に挟まれた有島の生涯に接してみると、死ぬことは有島にとっては何でもなかったことのように見えてくる。

事実、有島はつねに生と死の境界に挑みつづけた思索と表現を試みてきた。その試みは創作意欲を満たすものなどではなく、まさに有島自身の生れ出づる苦悩を存在の印画紙に感光するためのものとなっていた。もっとはっきりいえば、有島の別の作品『或《あ》る女』（新潮文庫）や『宣言一つ』にあらわれているように、有島は理想を作品に託してはいても、自身はそれらの表現によって毫《ごう》も救われていなかったのである。

それは有島の心中以外の現実的な行動、たとえば北海道の狩太《かりぶと》農場を小作人に解放して「共生農場」にするというような社会的行動によっても、なんらの充実や実感を引き出すことができなかった一事にもあらわれている。

そこで、こんな有島武郎論も横行することになる。もし有島に溢《あふ》れるようなフィクショナルな才能がほとばしっていたら、有島は婦人記者と心中する羽目などにはならなかったのではないか。農場改革も失敗しなかったのではないか。結局、有島には作家の才能が乏しかったのではないか。こういう感想だ。

しかし、このような見方では、有島の存在の感光紙がもたらす「すさまじさ」にはとうてい迫れない。

有島は、かつての王朝人が感覚した「すさまじきもの」の淵《ふち》の上を、最初から明治の王朝人としてすれすれに歩んでいたというべきなのである。それは学習院予備科に入った十歳の有島が、早々に皇太子明宮《はるのみや》（のちの大正天皇）の学友に選ばれていたことにも如実に投影されている。有島はそのように「上の人間」になることにほとほと嫌気をおぼえて育ったのだ。むしろ「上の人間」になればなるほど、差別の亀裂が深まっていくことを実感しつづけていたのだ。

こうして有島は『小さき者へ』を書いて、自身につきまとうこのような宿命を、はたしてわが子にどのように伝えるべきかと呻吟《しんぎん》し、あえて「存在は最初からなにものかに奪われている」という思いを突き付けることを決断するに至ったのである。

ぼくは、ずいぶん早くに有島に引っぱられていた。「敗北の哲学」や「背教の人生」に惹《ひ》かれたという気分ではなかった。そうではなくて、何をしてもアクチュアルな実感から遠くなるように自分を仕向けている生き方に引っぱられた。「濃いもの」よりも「薄めのもの」を選んでいるような生き方だ。

卑怯者《ひきようもの》であることをどこかで隠せばいいものを、そのように「隠せそうだという思い」がおこること自体が許せない。また卑怯者であることをうまく告白もできそうにもない。そうした自分の実感からどんどん薄くなっていく考え方や生き方をしている有島の、薄めのものを選ぶような「宿世《すくせ》」の感覚にどこか共感していたのだろうとおもう。少なくとも、ぼくの『小さき者へ』の読み方はそういうものだった。ただ、有島自身にとってはそんなことをしたところで何の救いにもならなかったわけである。

有島には『卑怯者』（青空文庫）という小篇がある。

牛乳配達の荷車で遊んでいた子供が何かの拍子でその掛け金をはずし、いまにも牛乳瓶がガラガラと飛び出しそうな瞬間、子供がそれを必死で押さえている現場に出くわしたときの話である。それを見ていた「私」は、その光景をなんだかおもしろい見世物を見るように眺め、やがて子供がこの辛《つら》い危機をもう食い止められないと知ったとたん、その場を立ち去ってしまったという顚末《てんまつ》になっている。

「私」は、このような誰かが困っている場に臨んで傍観する者たちを、つねづね「卑怯者」とみなしてきた。ところがいざその瞬間になると、そこを黙って立ち去っただけではなく、いっときではあったとしても、その光景がおもしろくも見えた。そんな卑怯な一日があったという話だ。


わざわざこんな話を書かなくともよかったろうに、有島は書いた。だからこの短い話は有島武郎の生涯の圧縮のようだ。きっと有島自身がそう思ってこの作品を書いたにちがいない。しかもここには、自分の幼い子に「真実」を伝えようとしてその書き方にさえ戸惑っている有島の、去りもせず進みもしない生死をゆれる根本衝動のようなものがあらわれている。

きっと有島武郎は内村に従って徹したキリスト者になればよかったのである。それを拒否し「普遍の愛」を表現しようとしたときから、自分自身への懺悔《ざんげ》を作品にしながらすべての苦悩の解放を表明せざるをえない「たった一人の旧約聖書の書き手」になってしまったのだ。

こんなことは、なかなかできるものではない。神を除いて「普遍の愛」を自身の周囲に近づけたいとすれば、これは人間を相手にするしかないのだが、今度は誰かが神の代わりを演じるか、そのように演じてもらうための犠牲が必要になるばかりなのだ。有島は「神なき愛」などさっさとごまかせばよかったのに、ここで自身をこそ犠牲にし、自身をこそ卑怯者にすることを選んだのである。

すでに有島が書きはじめた旧約の物語は、もう何十ページも進んでいた。書きつづけるか、中断するか。有島は迷っていた。そこへ波多野秋子が「中断の美」を煽った。有島自身も自分が書きはじめてしまった旧約の文章の、一行ずつの矛盾を引き受けたかったのだろう。そう、推測するしかない。

『生れ出づる悩み』にこんな文章がある。「誰も気もつかず注意も払はない地球のすみつこで、尊い一つの魂が母胎を破り出ようとして苦しんでゐる」。

この一文の前半も有島武郎、後半も有島武郎である。前半と後半をつなげると、「尊いものが、苦しんでいる」というふうになる。前後はさかさまに対同しあっている。前は美しく、後は受苦からの脱出が待っているという、この脈絡。その脈絡が有島にとってはあっというまの根本対同なのである。これでは一週間とて生きられない蟬のようなもの、あんなに美しく翅《はね》を輝かせ、あんなに真夏を謳歌《おうか》しながらも、その存在自体が宿命の刻印であるような蟬である。

まさに『小さき者へ』には、その蟬の翅の光のような深い矛盾が宿ったのだった。蟬的なるものへの否定しがたい憧れが、いまなお残響することになったのである。千夜千冊六五〇冊目。ぼくはさらにさらに「小さきもの」を慈しみたいとおもう。

第六五〇夜　二〇〇二年十月三一日

参照千夜

七五〇夜：空海『三教指帰・性霊集』　二五〇夜：内村鑑三『代表的日本人』

父・マネキン・ビスケット・蒸気機関車
ぼくの記憶には「影」があるのかな

ジョルジョ・デ・キリコ

エブドメロス

笹本孝訳　思潮社　一九七〇・一九九四
Giorgio de Chirico: Hebdomeros 1929

父親の目をした不滅の女神。

そんな父性的な女神の巨大なマネキン彫像が人っ子一人いない黄昏《たそがれ》の都市の広場に立っていて、そこに遠くから蒸気機関車のバゥッ、バゥッというラッセル音のような驀進《ばくしん》音が聞こえている。ジョルジョ・デ・キリコがひたすら描いたメタフィジック・アートは、そういう孤絶の彼方《かなた》からの音信を思わせる。

メタフィジック・アート（形而上絵画）はキリコがほぼ単独に確立した絵画様式で、実際には見ることができない形而上的な現象や光景を独得にあらわした。一九一〇年ごろに登場した。人影のない広場、左右にずれた遠近法、抽象化された体と顔をもつ彫像《マネキン》、長くて黒い影、画面を通過する蒸気機関車などが特徴になっている。たちまちアポリネール、ブルトン、ピカソ、タンギーらが目を見張った。

それにしても「父親の目をした不滅の女神」や「父性的な女神」とは、なんとも異様だ。キリコはなぜそんなイコンに関心を寄せたのか。いや、作りあげたのか。ふつうは女神はミューズのような処女神か母神たちである。それをキリコは「父なる女神」にした。キリコにとって「父」とは何なのだろうかと思った。

一九一七年の《子どもの脳》という絵がある。半開きのカーテンの向こうに上半身が裸の父親らしき人物がいて、机の上には一冊の柿色の書物が置いてある。表紙には文字はなく、書物からは赤い栞紐《スピン》が出ている。立派な髭《ひげ》をたくわえた父親は俯《うつむ》きかげんに目を閉じていて、背景にはどこかの庁舎のような建物の一部が見える。

なぜ、この絵は《子どもの脳》なのか。これはきっと少年キリコの脳の中の父なのである。何かの役割を了《お》えた「父なる女神」なのである。

ぼくがキリコを画集に見たのは中学生のときのことで、日本画家の叔父《おじ》の画室でのことだった。人間が描かれずに街区とマネキンだけが置かれたその寂寞《せきばく》とした絵を覗きこんでいるぼくに、叔父は肩越しにこんなことを言った、「セイゴオちゃん、ここまで絵を描けるようになるのって、えらいことなんやで」。

叔父の言っている意味がまったくわからなかったぼくは、「この人、そんなに上手《じょうず》なんか?」と言った。叔父は答えるかわりに、こう訊《き》いてきた、「セイゴオちゃんは描きたいものがあるとき、心の中に浮かんだものをその絵の中に入れられるやろか」。うん、と言ったか、わからへんと言ったかは忘れたが、当時、ぼくが尊敬しまくっていた叔父は、さらにこんなことを説明してくれた。

「目の前にあるものを描くのと、心の中のものを描くのは別なことやね。でも、それを一緒にしたってかまへんこともある。ゴッホの絵はそういうもんやろね。そやけど、心の中だけのイメージを描くとすると、どうしたらええやろね」。「いろいろいっぱい描きとうなるやろね」とぼくは答えた。ところが叔父は意外なことを言ったのだ、「そんなに仰山《ぎょうさん》なもの、描けるか?」。

ぼくはきっと半分泣きそうになっていたのではないかと思うのだが、叔父は平気でこうつづけた。「この人はキリコというんやけど、その心の中のものを消して消していったんやな」。キリコという印象深い名前が響いた。そして叔父は、画集の中の絵を指して、ゆっくりこう付け加えた、「それで、これは残ったもんや。これ以上は消せへんもんやったんやね」。

キリコには『エブドメロス』という小説がある。一介の画家が手慰みに綴った小説だなどと侮ってはいけない。驚くべき小説だ。

キリコが『エブドメロス』を発表したのは一九二九年であるが、その三年前に『技師の息子』をエチュードとして書いていた。こういうところをみると、それなりに準備万端の小説なのだ。技師の息子とは、キリコ自身のことである。技師は鉄道線路の敷設工事をしてそのまま死んでいった父親エヴァリストのことで、このことを知れば、キリコがどうしてあんなに機関車を画面の隅に描きつづけたかは、およその見当がつく。機関車とは父のことだったのだ。

しかし、たんに父親と機関車が作用しあっている残響を描きたいだけではなかったのである。キリコにとっては、この父と子の緊張関係そのものが壮烈で、そのため『技師の息子』にも『エブドメロス』にもこの父性幻想が壮絶なナイトメアとして沸き立った。それは一枚のタブローにすれば機関車の漆黒のボディと白煙の蒸気となるようなものだった――。

ちょっとした事実関係のことを書いておくが、キリコの父親はキリコが十七歳のときに死んだ。イタリア人である。

それまでキリコは一八八八年にギリシアのヴォロスに生まれて、アテネの理科工芸学校に行っていた。少年キリコに古代都市アテネが細部にいたるまでずうっと見えていただろうことは、キリコのその後の形象にとっては大きなプラスティック・フォースになっている。

　一方、キリコは異常な予感力をもつ多感多情な少年として育っていたらしい。それだけでなく父の存在というものをそうとう過剰に感受していたらしく、厳格なピューリタニズムを周囲に放つこの父親の言動と生き方に、名状しがたい「緊張の浪漫」や「危機の到来」のようなものを感じていた。それゆえキリコにとっての父の死は、キリコの内にひそむ未発の事件を突発させた。

　父の死がもたらした異常な高揚はそのまま雑多な形や心情として外に出ることなく、ひたすらそのイメージは想像力のなかに沈潜していったようなのだ。けれども、この手の沈潜はいつまでも続くはずはない。しだいに外気に放たれることになる。そう、それこそがキリコの絵がのちに極限的なメタフィジック・アートに達する要因になった機関車の蒸気だったのである。

　父を失ったキリコは、どうしたか。直後にアテネを離れてミュンヘンの美術学校に行った。一九〇七年のことである。パリやロンドンではない。ミュンヘンに行った。ここでドイツ浪漫派に出会い、とくにアーノルド・ベックリンやマックス・クリンガーの表現主義的な幻想絵画を見てハッとした。なんだ、ここに自分が表現の手段を探してきたヒントがあるじゃないか。

もうひとつ、キリコを揺さぶったものがミュンヘンには待っていた。それはほかならぬニーチェの哲学である。ニーチェの「ツァラトストラ」と「超人」と「悲劇」というものだった。こうしてキリコはニーチェを通して、生身の人間を捨てていく。アンドロイドな超人思考をもつようになる。

父とマネキンとビスケットと蒸気機関車。それだけ。それらが古代都市の一角に孤絶すること。それだけ。

一九〇九年にイタリアに帰ったキリコが考え抜いたことは、このことだ。翌年、最初のメタフィジック・アートを描いた。《秋の午後の謎》《神託の謎》《時間の謎》《自画像》などだ。サンタ・クローチェ聖堂で啓示をうけたという。

タブローはかなり満足のいくものだったが、何かがまだ足りない。キリコはトリノに向かう。そこはかつてニーチェが発狂して、広場に昏倒《こんとう》した町だ。深く心を抉《えぐ》られた。それとともに当時のトリノにあった一八キロにわたって続いていた列柱アーケードに魅せられた。「ポルティコ」である。

やがて自分の絵が評判になっているという噂が届いてきた。キリコはパリに出てどのように受け入れられるのか、あれこれの表象を晒《さら》してみた。すぐに詩人のアポリネールが絶賛した。大親分のブルトンも瞠目《どうもく》した。それで、わかった。シュルレアリスムとはそんなものなのか。

世界大戦が始まるなか、キリコはトリノの衝撃を《通りの神秘と憂鬱》に抽象化してみせた。例のポルティコの通りで少女が輪まわしをしている絵だ。右手の建物の奥からは父めいた彫像の影が落ちていた。

ここからのキリコはさらに独創的である。のちにイタリア未来派の旗手となるカルロ・カッラを友としてメタフィジック・アートの様式の総点検にかかると、すぐさまその仕上げを見届けて、ついでは予想に反してラファエロやルーベンスの「古典の規範」に戻っていった。

これには嫉妬深いブルトンが驚いて、すかさず非難を浴びせた。キリコには先刻承知のシュルレアリスムとの袂別《べいべつ》である。が、ここからこそがキリコの本番だった。新作を制作することなどには目もくれず、しきりに旧作の手直しやその模倣や、ときには日付だけを書き替えることを始めたのだ。

周囲はこうしたキリコの変貌にとうてい理解が届かず（いまでも美術史はこのようなキリコをどう評価してよいかわからないままだ）、ただ呆然とするのだが（編集に向かっていったのは明らかだ）、キリコのほうは平然とこの韜晦《とうかい》にいそしんだ。キリコはすでに「面影という本質」の再生に着手しはじめていたわけなのだ。

キリコは「父なる女神」と「通りの憂鬱」と「子どもの脳」を、どのように組み合わせられたのだろうか。かなりの幾何学的縫合がおこっているように感じるが、ぼくにはその計画の細部はわからない。

しかし、試みたかったことは明白だ。叔父が言ったように「心の中のものを消して消していった」のである。消すために誰も見たことのない光景を描き残したのだ。その描き残したものが、「父」と「ぼく」と「憂鬱」だったのである。

こうしたキリコは美術史的に解読されるべきものではない。そもそもキリコ自身が解読を拒むかのような手を打ってきた。回想的自伝もあって、日本では『キリコ回想録』(立風書房)となっているのだが、おそらくいくら読み込んでも解読にはつながらないだろう。同時代人や知識人たちへの批判が目立つばかりなのである。

かくしてキリコに近づくには、タブロー群を飽かず眺め、『エブドメロス』を耽読《たんどく》するばかりなのだ。

「突然、こうした大気の有様が、その色彩と情感を失したのだった。大空の天井の梁《はり》と床板が真横から照らし出され、唐突に現出したのだ」。

キリコはこのように『エブドメロス』に書いたあと、背景の書き割りを変転させてカーテンを上げたのである。そこには壮麗で知的ではあるが、ひどい喧噪と淫乱に満ちた光景がくりひろげられて、そこへ遠方で輝く星座が落ちてきたかのような人工窓枠の登場があって、どんでん返しが待っていた。

傑作『エブドメロス』には、こういうアーティフィシャルできわどい場面転換が随所に出てくる。その外連《けれん》には目を奪うものがある。それなのにエブドメロスは（むろんキリコ自身のことであるが）、たいてい次のようになっていく。「エブドメロスは結局この場にとどまる道を択《えら》び、壁の絵だとか芸術品に心を奪われているふうを装った。むろん際めて凡庸なものばかりだったが、子供のときから見てきて、エブドメロスのよくそらんじているものばかりだった」というふうに。

そして、どうなるか。石化してしまうのだ。エブドメロスは「見いだされた時間の記憶のゆりかご、夕暮れとか、夕べの霧にけむる庭、砲兵隊の営舎とか地震などの記憶に、わが身をまかせたのだ」。

いったいキリコはエブドメロスとなって何を書きたかったのだろうか。ひとつは父のことである。もうひとつは？　もうひとつはすべてを「加速して、そして凍結していく面影」として、これらいっさいを凝縮することだ。加速する象徴は蒸気機関車である。

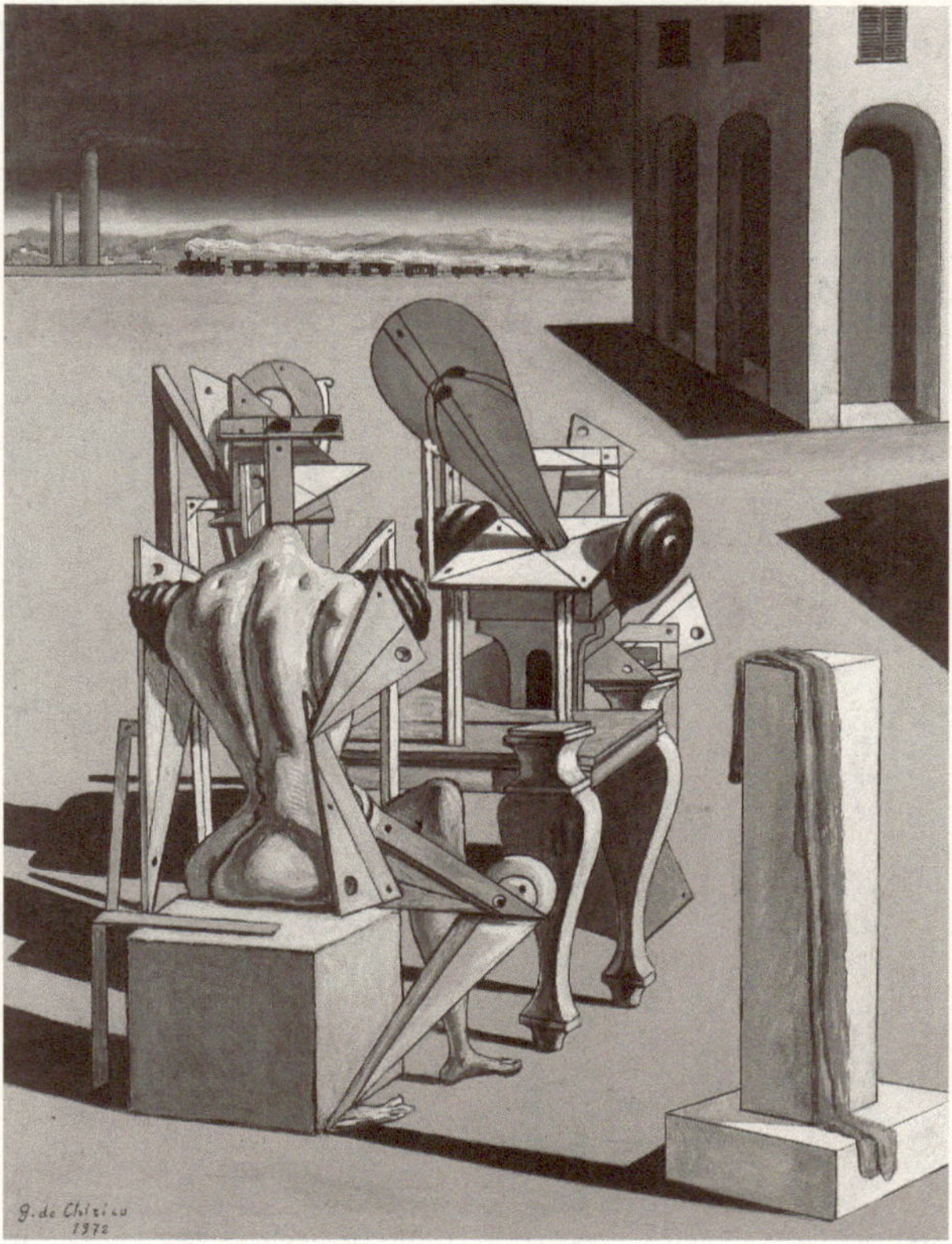

中世都市の一角で二つの機械じみた人体が差し向かいになり、遠方を蒸気機関車が疾走する。メタフィジック・アートの到達点がよくわかる、キリコ晩年の作品『広場での二人の哲学者の遭遇』(1972年 ふくやま美術館所蔵)。

では凍結していく面影はどうするか。光と影を凍結することだった。キリコはあらゆる絵画に汽車の前進と、そして光と影の停止を描きこんだ。絵ばかりではない。『エブドメロス』もそうした。

この奇想天外な小説は、次のような場面で終わっていく。ロケットが噴射され、すべてが石と化していくのだ。それがラストシーンなのである。

これを読めばジョルジョ・デ・キリコが何を書いたのか、ずうっと何をタブローに描いていたのか、すべてが忽然《こつぜん》と了解されるにちがいない。ぼくもまた、叔父が何を教えてくれたのかを、いまではエブドメロスとともに知っている。こんなイメージだ。

ロケットが空に上がっていたが、音はなかった。すべての音が止んでいた。世界の最も非情な姿がことごとくそこにあった。大地の石、人間や動物たちの骨は永久に消え去ってしまった如くだし、豊かで抗しがたい大きな波が、無限の優しさでいっさいの事物を水の下に沈めていた。そして、この新しい大洋の真ん中には、エブドメロスの船が帆をいっぱいに張り、ひとところをじっと漂っていたのだ。

そのときである、ドアの把手《とって》が何者かの得体のしれぬものの手でゆっくりと回され、病弱の老人が冬の夜中に震えていた。エブドメロスはとたんに崩れた廃墟の石の上にあご肘《ひじ》をつき、もはや何も考えなくなった。そうしてそのまま暫時、すべての思考が神秘の未知の言葉となって、無垢の白さを誇っていた。

第八八〇夜　二〇〇三年十月三十日

参照千夜

六三四夜：アンドレ・ブルトン『ナジャ』　一六五〇夜：ベルナダック&デュブーシェ『ピカソ』　一〇二三夜：ニーチェ『ツァラトストラかく語りき』

「あてど」と「みなしご」に向けて歌をつくりたい

野口雨情

野口雨情詩集

彌生書房　一九九三

雨情は言葉を削《そ》ぐ。思いつきで詞華を綴りはしない。詩や歌にしたいことは、ひとつしかなかった。たとえば、「昨日は君をかへりみで　雲の山路もこえました　すげなき曲《たま》のたまだれの　雨に鳴くかよきりぎりす」。『ぬばたま』という詩の一節だ。詩中の「雨に鳴くかよきりぎりす」は、雨情独得の「雨降りお月さん雲のかげ」や「磯の鵜の鳥や日暮れに帰る」や「あの町この町日がくれる」にまっすぐつながっている。黄昏《たそがれ》が気がつかないうちに人跡未踏の夕闇に落ちてゆくような寂寞《せきばく》をとらえて、なんともせつなく、そしてやるせない。

雨情は「はぐれる」とか「取り返しのつかない」という消息を歌いつづけた詩人だ。童謡の一、二を思い出してみればすぐわかる。「赤い靴はいてた女の子」は「異人さんに連れられて行っちゃった」ままであり、青い目をしたセルロイドの人形は「迷子になったらなんとしょう」「わたしは言葉がわからない」と涙ぐむばかりなのだ。

いまではこんなふうに「はぐれる」なんてことや「取り返しのつかないこと」など、童謡にする者はいないし、そんな歌詞を子供に歌わせたいと思う親もいなくなった。大半の童謡はばかばかしいほど明るくなり、キャッキャッとできて、おもしろ主義になっている。しかし、ぼくははぐれる歌こそが少年少女に必要だと思ってきた。

「異人さんに連れられて行っちゃった」とか「わたしは言葉がわからない」というのは、序破急の「序・破」ときて、「急」のところで見えなくなるものがあるという、そういう切羽詰まった消息をあらわしている。これは「あてど」という問題だ。そういう息の抜けない消息が、夕暮れにはどこの町でも「あてど」を求めておこっていますということなのだ。このことを子供に口ずさませたかったのである。

雨情が「はぐれる」とみなしたものは、セルロイド人形や赤い靴の女の子ばかりではない。もっと本来的な何かが、われわれの日常からふと姿をくらましていることを過敏にとらえていた。『ささのめ』という詩にはそんな感覚が微妙に揺動している。

　くなどの神の　関の戸の

森の烏が　鳴きまして
手をとり玉へ　ささのめの
雲の陰より　日はささむ

解説などいらないだろうが、「くなどの神」は分岐の神のこと、万葉以来、夕暮れに出没する方途の神をいう。そこに森のカラスが鳴いて、ふと見れば笹の芽がわずかに土を蹴《け》っている。そんな暗がりに小さな残照が届いていて、そこに手をのばせば何もかもがささんでささくれ、ささめごとになっていく。そんな詩だ。

ここではぐれているのは存在の消息そのものだ。取り返しがつかなくなるかもしれないから、その「あてど」を刻印しておかなければならない消息なのである。

雨情はこういう寂寞のなかに消えていく跡形《あとかた》ばかりを追っていた。そういう「あてど」ばかりを歌った。シャボン玉が飛んで屋根まで飛んで、そこで壊れて消えてしまう消息を詠んだ。「おうちがだんだん遠くなる」という消息を歌った。

このような「あてど」のない消息がこの世間にありうることを雨情の詩や歌に知ることは、ぼくにとってはかけがえのないフラジリティの根源に触知することであり、ごくごく揮発的な触背美学《しょくはいびがく》の、そのまた最も柔らかい部分に出会うことなのだ。

そのようなフラジリティを感知できたのは、むろん雨情からだけではない。たとえば岩野泡鳴も上田敏も鷹見久太郎も蒲原有明《かんばらありあけ》も、すでにフラジリティを詠んでいた。鷹見の「櫂《かい》とるになれし弱手を胸にして物思ふ子よ舟は流るる」には、その先駆性が歌われている。また、雨情と前後して大正童謡運動に立ち上がった西條八十《やそ》・北原白秋・三木露風らにもその感知はすぐれて歌われた。すでに『日本流』（朝日新聞社↓ちくま学芸文庫）の冒頭にスケッチしてみたことであった。

けれども雨情はかれらのなかでも、とりわけその社会感覚においてフラジリティそのものをかこった。雨情はその暮らし方や喋《しゃべ》り方や羞《は》ずかしがり方そのものにおいて、フラジャイルだったのだ。

雨情を読むこと、雨情を唄うこと、雨情を語ることは、ぼくにとってはながらく極上のことだった。だからちょっとやそっとでは、このことを綴れないと思ってきた。

そうなったのは少年期に雨情の童謡に何度も泣いたからだ。最初に何を母が唄ってくれたのかは、もはやはっきりしない縁側の日々のことであるが、こんなことだったのだろうと想う。雨降りお月さんのもと、お嫁にゆくときゃ誰とゆくと言われ、お嫁さんがやっと「ひとりで傘《からかさ》さしてゆく」と慎《つつ》ましく答えたのに、「傘がないときゃ誰とゆく」と重ねて問われ、仕方なく「シャラシャラ　シャンシャン鈴つけた　お馬にゆられて濡《ぬ》れてゆく」というその歌の結末に、もうどうしていいかわからないほどの混乱と理不尽と、子供心にも伝わる憐憫《れんびん》がやってきたのだった。母が唄いおわるまで息をとめて聞き、それからは泣きじゃくったはずである。

それは一見、何でもなそうな『黄金虫《こがねむし》』のような歌でも同じことだった。「黄金虫は金持ちだ。金蔵《かねぐら》建てた、蔵建てた」というところまでは、まだよかった。ところがその次が急に「飴屋《あめや》で水飴、買ってきた」なのだ。これでワーンだったのである。なぜお蔵まで建てた黄金虫が、水飴を買ってきましたとだけ言うのだろうか。金持ちなのに、なぜ子供には水飴だけなのか。

いやいや、歌詞の意味でワーンとなったのではない。すでにぼくの幼な心にもこの歌がもたらす暗示の何たるかが伝わっていたはずなのだ。雨情は歌詞の数行にすべてを懸《か》けて、そういう「社会の隙間」を刻印した。その隙間は幼な心にだって、ちゃんと伝わってきた。

雨情の故郷は茨城県だ。常陸《ひたち》の国である。『恋の薬』にこういう文句が入っている。「三千年の埋木《うもれぎ》に　石の中より日は照りて　桜の花は咲くまいし　恋の薬といふものは影も形もまぼろしも　見えるものではあるまいし　常陸の国にはぐくまれた　思い出ぐさに咲く花が　恋の薬になればよい」。

茨城県多賀郡北中郷村大字《おおあざ》磯原一〇三番地。そこの素封家《そほうか》の家に生まれたのだが、この家は「常陸の国にはぐくまれ」ながら、没落していった。『船頭小唄』の地からも遠くない。時は明治十五年だから一八八二年の生まれになるのだが、その時代の符牒《ふちよう》も雨情の境涯をつくっていた。その符牒は、雨情が斎藤茂吉・小川未明・金田一京助・種田山頭火らと同い歳であることに気がつくと突然にわかってくる。

これらの名前を並べてじっと見ていると、そこに日本の遠い琴線《きんせん》のような、明治の時の翅音《はおと》のようなものが聞こえてくる。かれらはすべて一九〇〇年ちょうどに十九歳になったのだが、ということは、日清と日露のあいだに「明治という青春」が挟まれたということだった。あとで少しふれることにするが、倉橋惣三も同い歳だった。

東京専門学校（早稲田）高等予科は中退した。それでも早稲田は雨情の第二の原郷だ。坪内逍遥の薫陶をうけつつ、ここで相馬御風《ぎよふう》・三木露風・加藤介春《かいしゆん》・人見東明らを知って、雨情の詩魂が開花する。

刺激はそこにあったのだけれど、雨情が詩魂を削ぎに削いだ数行の言葉にしていくには、流浪《るろう》が必要だった。彷徨《ほうこう》が必要だった。最初は北海道である。石川啄木に会った。啄木の魂もほとほと果てていたが、雨情は何を思ってか、さらに最果ての樺太《からふと》に渡った。そして、そういうところから拙《つたな》い詩を「月刊ハガキ文学」や「月刊スケッチ」に送りつづけた。二十代の日々に、こんなふうに北端を流浪したことは、雨情を変えていく。

二六歳、旭川の新聞社勤務を最後に雨情は東京に戻り、しばらくは小川未明のところに寄寓《きぐう》したりしていたが、やがて詩壇を離れて故郷の常陸の国に戻った。『船頭小唄』を作って、作曲を中山晋平に頼んだのは大正八年のこと、もう三八歳になっていた。

童謡が次々に絞り出されるのはそこからだ。大正九年（一九二〇）、斎藤佐次郎が編集する「金の船」童謡欄の選者となり、『十五夜お月さん』（本居長世作曲）を発表したのち、みずから東京童謡会を結んだ。ここからの雨情の童謡にはすべて曲がつく。『七つの子』『赤い靴』『青い眼の人形』（すべて本居長世の作曲）は、いずれも大正十年の発表だ。

雨情は自分がどのように童謡をつくるべきかということを、かなり熱心に考えた人である。大正十年からの数年間、数々の名作を世に問いながらも、自分の童謡論ともいうべきを『童謡作法問答』（尚文堂書店）から『童謡と童心芸術』（同文館）まで、次々に問うている。雨情は「方法の人」でもあった。

雨情は主知主義と物量教育を嫌っていた。そのうえで「正風童謡」と「童心性」と「郷土童謡」を純乎《じゅんこ》として説いた。

説いたといっても朴訥《ぼくとつ》な雨情のことである、次のような言い方をした。「童謡は童心性の表現であります。ですから正しく子供の生活が表現されてゐさへすれば、その作者が大人であらうと、子供であらうと、些《いささ》かも問ふところではないのです」。「童心はまさに良心であって、良心は即童心であります」。「童謡の正風は土地の自然詩でなくてはなりません」。「ほんとうの日本国民をつくりまするには、どうしても日本国民の魂、日本の国の土の匂ひに立脚した郷土童謡の力によらねばなりません」。

　雨情の童謡に寄せる決意というものがひたひた伝わってくる。日本国民の魂と童謡を重ねているところが雨情らしい。その一方で、ぼくは雨情が「滑稽《こっけい》」「諧謔《かいぎゃく》」「洒脱《しゃだつ》」ということを徹底して考えようとしていたことを、ここでは強調しておきたい。雨情は『童謡十講』（金の星出版部）の第四講で小林一茶の次の句をあげたのである。

九輪草四五輪草でしまひけり

　この句を通して、雨情は「滑稽を通り越した洒脱なる諧謔」こそが正風童謡の真骨頂になるとのべた。雨情のもうひとつの創意の姿勢をあらわす言葉として貴重だ。雨情は「諧謔は真摯《しんし》な、涙ぐましいまでに率直な感情から出発してゐるものであり、その真感情こそ、子供の心に触れて、彼等を動かして行く」とも書いた。

　滑稽を通り越した洒脱な諧謔を雨情が尊重したことは、『兎のダンス』や『証誠寺《しょうじょうじ》の狸囃子《たぬきばやし》』（いずれも中山晋平作曲）によくあらわれている。「証、証、証誠寺、証誠寺の庭は、ツ、ツ、月夜だ、皆出て来い来い来い」。「ソソラ、ソラソラ、兎のダンス、タラッタ

ラッタラッタ　ラッタラッタ　ラッタ　ラ」。寺の名前を「証、証、証誠寺」と連音してみせたことも独創的であるけれど、月夜がツ・ツと吃《ども》ること、それに加えて「みんな、でて、こいこいこい」なのだ。それはさらにはドレミの「ソソラ、ソラソラ」が「そ・そら・そらそら」や「空々」になっていく。これはひょっとして日本語のヒップホップのルーツではないかといえそうなほどに、とても愉快な収穫だ。

雨情の詩作の感覚哲学がどこからきたのかという詮索は、たいして必要がない。とくに議論されてもこなかった。それでも雨情の初期には、社会主義の影響、アナキズムの影響、キリスト教の影響、トルストイの影響があったことが指摘されてきた。たしかにそういうものはある。けれども、このような影響は啄木にも夢二にも共通するもので、この時期の青年の流行感覚だった。

今夜のぼくは、雨情は内村鑑三とその周辺の詩人とのあいだに瑞々《みずみず》しい共振の日々をもっていたことを補っておこうとおもう。

雨情はかなり若いころに内村の「東京独立雑誌」を読んでいた。内村の肉声の講演も何度か聴いていただろう。内村はこの雑誌や講演のなかで、無教会主義や日本的キリスト教への模索を通しながら明治の青年を鼓舞し、その魂魄《こんぱく》に勇気を与え、「二つのＪ」(Jesus と Japan) に股裂《またざ》きにあった日本人の自覚を呼びかけていた。それとともに内村は、暗示的ではあるけれど、しかし断固として言っていたことがある。

それは、「孤児《みなしご》」や「棄人」や「離脱者」に象徴的に託された〝悲しいものとしての存在〟に対して、格別の思いを寄せようとしていたことだ。次の言葉にその思想が端的に言い尽くされていよう。「父母に棄てられたる子は家を支ゆる柱石となり、国人に棄てられたる民は国を救ふの愛国者となり、教会に棄てられたる信者は信仰復活の動力となる」。

雨情が「はぐれた子」や「あてどのない子」の心情によって何かを訴えようとした感覚は、ここに先駆されていたのである。それが痛哭《つうこく》というのか、ちょっとやそっとの尋常なことではなかったのであろうということは、内村の文章からいまなお推知されてくる。

もうひとつ、内村が雨情に影響を及ぼしていたことがあった。「東京独立雑誌」に掲載されていた児玉花外《かがい》の文章や詩のことである。花外は京都出身の変わった詩人で、内村の「孤児を見る目」をいちはやく表現作品におきかえた詩人だった。雨情の御子息である野口存彌《のぶや》さんの調査によると、西川光二郎の「東京評論」に『二人の孤児』という鮮烈な作品を書いていた。

花外とはべつに、内村の高弟ともいうべき倉橋惣三も雨情に少なからぬ影響を与えていた。倉橋は雨情とは同い歳で、内村の感化のもとに若くしてフレーベル会の活動などにかかわっていた。のちに〝日本の幼児教育の父〟とよばれた倉橋は、聖書と子供をつなげ、婦人と子供をつなげるにあたって、内村以上に日本近代の子供たちに本物の体温をもたらした。その倉橋に、雨情は激しい共感をおぼえていたのだ。

童謡の雨情と詩人の雨情は切り離せない。詩人の雨情が口語定型詩を確立し、童謡の雨情は民謡詩人であったというふうには言えないのである。ここには分かちがたいものがある。

今夜とりあげたのは『野口雨情詩集』だから、童謡は一作も収められてはいないけれど、その大半に童謡を感じることができる。そこには、「取り返しがつかない一刻」の手前が歌われている。

そういう詩の一つを最後にあげておく。これは樺太にいて故郷を偲《しの》んだ作品だ。常陸鹿島《かしま》という地名が出てくるが、そこは鹿島神宮の神奈備《かんなび》が静かに漂っている。そのことを遠くに思って雨情はこんな詩を詠んだ。『月は月波の』という仮題がついている。

月は月波の　いただきに
山のかなたも　照りぬべし
常陸鹿島の　わたつみに

海の真珠《またま》も　照りぬべし。

山にありては　山彦の
音はおぼろに　響くなれ
海にありては　千万の
海の音こそ　聞くもえん。

花は涅槃《ねはん》の　雲もあれ
雲にたなびく　花もあれ
かぎり知られぬ　さいはひの
深き泉は　湧きぬべし。

この詩を今夜の最後に掲げたのは、ぼくの日々の仕事には一組の姉と弟が欠かせないのだが、この太田香保・太田剛が常陸鹿島に連なる潮来《いたこ》育ちであり、そこは雨情の縁が深い土地であるからだ。

いや、もうひとつ今夜は暗合がある。今日、一月二七日は野口雨情の祥月命日なのである。敗戦の年の、昭和二十年一月二七日だった。この日を選んで、以上を綴ってみた。

一方、ぼくの千夜千冊は今日、七〇〇冊目となった。ついでながら二日前にぼくは五九歳になっていた。

第七〇〇夜　二〇〇三年一月二七日

参照千夜

一〇四八夜：北原白秋『北原白秋集』　二五九夜：斎藤茂吉『赤光』　七三夜：小川未明『赤いろうそくと人魚』　三三〇夜：種田山頭火『山頭火句集』　一一四八夜：石川啄木『一握の砂・悲しき玩具』　七六七夜：小林一茶『一茶俳句集』　五八〇夜：トルストイ『アンナ・カレーニナ』　二五〇夜：内村鑑三『代表的日本人』

青いトンボをきりきりと
夏の雪駄《せった》で踏みつぶす

北原白秋

北原白秋集

日本近代文学大系（角川書店）一九七〇

ぼくの年代では白秋は童謡作家だった。子供のころの数年でどのくらい唄ったか、どのくらい聴かされたか。昭和二三年くらいから昭和三〇年くらいまでのことだ。「待ちぼうけ、待ちぼうけ、ある日せっせと野良かせぎ」「からたちの花が咲いたよ、白い白い花が咲いたよ」「土手のすかんぽ、ジャワ更紗《さらさ》」は、新町松原の修徳小学校で唄った。「大寒《おおさむ》、小寒《こさむ》、山から小僧が飛んできた」「雪のふる夜はたのしいペチカ。ペチカ燃えろよ、お話しましょ」「赤い鳥、小鳥、なぜなぜ赤い。赤い実をたべた」は、ガキどもとがらがら唄った。「この道はいつか来た道、ああそうだよ、あかしやの花が咲いてる」「海は荒海、向こうは佐渡よ」「揺籃《ゆりかご》のうたをカナリヤが歌うよ。ねんねこ、ねんねこ、ねんねこ、よ」は、綺麗《きれい》な声の母に教わった。

ぼくは、これらをすべてナマで聴き、その大半を歌って育った。その歌を母が唄ってくれると必ずや胸が詰まって、ううっと涙が溢れてくる定番があった。『ちんちん千鳥』『里ごころ』『雨』である。

「ちんちん千鳥の啼《な》く夜さは」で始まるのは、千鳥が啼くと硝子《ガラス》戸をしめても寒いんだよ、千鳥の親はいないんだよ、ちんちん千鳥はだから眠れないんだよ、という歌詞だ。母がこれを唄い出すと、寝付きの悪い子であったぼくは泣きべそになっていた。近衛秀麿のメロディである。いまはあまり知られていないかもしれない『里ごころ』のほうは、こういう歌詞だ。中山晋平の曲がものがなしい。

笛や太鼓にさそわれて、山の祭に来てみたが
日暮はいやいや、里恋し、風吹きゃ木の葉の音ばかり
母さま恋しと泣いたれば、どうでもねんねよ、お泊まりよ
しくしくお背戸《せど》に出てみれば　空には寒い茜雲
雁《かり》、雁《かり》、棹になれ。前《さき》になれ
お迎えたのむと言うておくれ

この歌は「どうでもねんねよ、お泊まりよ」から「しくしくお背戸に」にさしかかる

ところで、もうがまんができず、「雁、雁、棹になれ」の先まで、母の美しい声を聴けたためしはなかった。

そして、「雨が降ります、雨がふる」だ。作曲は弘田龍太郎。『雨』がタイトルだ。一番の「遊びにゆきたし、傘はなし。紅緒《べにお》の木履《かっこ》も緒が切れた」や、二番の「雨がふります雨がふる。いやでもお家《うち》で遊びましょう。千代紙折りましょう、たたみましょう」まではまだいい。だいたいこの歌は女の子の歌である。だから男の子は泣かない。泣いちゃいけない。

けれどもあるとき、この歌をいとこの眞智子と一緒に唄っているとき、四番の「雨がふります、雨がふる。お人形寝かせどまだ止まぬ。お線香花火も、みな焚いた」で、眞智子がぐすぐすしはじめたのだ。そして最後の「雨がふります、雨がふる。昼もふるふる、夜もふる。雨がふります、雨がふる」というふうに、ただ雨ばかりが降りつづけるという空漠に眞智子が泣き崩れてしまったのだった。トラウマになった。

白秋とは、わが少年期の童謡において、すでにフラジリティを極め、ヴァルネラビリティに差し迫っていた詩人である。子供にも哀傷を辞さない詩人なのである。どんなふうに哀傷を辞さなかったのか、ちょっと啄《ついば》みながら、逍遥《しょうよう》してみる。

さきほどあげた『里ごころ』でいうのなら、「笛や太鼓にさそわれて、山の祭に来てみたが」の、「が」がめっぽう早い。最初から逆接の提示なのである。ついで「日暮はいやいや、里恋し」に「風吹きゃ木の葉の音ばかり」の「ばかり」が追い打ちをかけてくる。子供に向かって「音ばかり」とは何事か。音以外に何もないなんて。そのうえで「恋しい母」と「お泊まり」が突きつけられる。これでもはや行き場がない。それでもやっと一転、「しくしくお背戸に出てみれば」で全景がさあっと広がるのだけれど、そこはもう取り戻し不可能な、あの「雁、雁、棹になれ。前《さき》になれ」なのだ。

童謡についてなら雨情にも八十にも露風にもこういう芸当はあった。しかし白秋にはその芸当が、のちに「白秋百門」といわれたごとくに徹底して広く、また深い。この芸当は童謡だけでなく、近代詩にも短歌にも、そして長歌にも歌謡曲にも民謡にも彫琢《ちょうたく》されていた。雨にまつわる詩歌だけをとりあげても、白秋は多彩の表意と多様の意表なのである。

実際、白秋の表意と意表は綺語《きご》歌語縁語の宗匠というほどに、幅がある。だいたいこの時期、近代詩人で長歌に凝った者などいなかったはずだ。

白秋は折口信夫と「親類つきあひ」をした人であったのだが、その折口が唯一、長歌をものしたくらいだった。のちに朔太郎は「日本に幾多の詩人はあるが、概《おおむ》ね詩歌俳句等の一局部に偏するのみで、白秋氏の如く日本韻文学の殆《ほとん》どあらゆる広汎な全野に渡つた、英雄的非凡の大事業を為《な》した人はいない」と評した。

ぼくが白秋を最初に活字として読んだのは、第二詩集『思ひ出』だ。高校三年くらいのころだったろうか。たちまち打擲《ちょうちゃく》された。おおげさにいえば、この詩集でぼくのフラジャイル感覚が劇的に発端した。とりわけ『蛍』で比喩の美に凌辱《りょうじょく》されて、『青いとんぼ』で極微の表現に幽閉された。青年は、少年のころの寂しい日々の印象に戻っていいんだ、そこからしか寂しい本質の何物かに触れうるはずはないんだ。そういう負の確信をもてたのが『思ひ出』だったのだ。

なかでも『蛍』は、昼の蛍を夏の日なかのヂキタリス（ゴマノハグサ科の花）に譬《たと》え、その小さな形象を五感に刻んでいくようになっていて、どぎまぎさせられた。とくに「そなたの首は骨牌《トランプ》の赤いヂャックの帽子かな」の二行に、まいった。昼の蛍の首筋の赤に目をとめ、幼児の記憶に戻って「赤いヂャックの帽子かな」のメタファーに遊んでいるのが、ああ、ひたすらに羨《うらや》ましかった。

もっと驚いたのが『青いとんぼ』だ。「青いとんぼの眼を見れば　緑の、銀の、エメロウド、青いとんぼの薄き翅《はね》、燈心草の穂に光る」の出だしはともかく、「青いとんぼの奇麗さは　手に触るすら恐ろしく、青いとんぼの落つきは　眼にねたきまで憎々し」とあって、こういうふうにトンボにでも赤裸々な感情移入ができるものかと思った瞬間、次の二行の結末に、わが十七歳の精神幾何学の全身がビリビリッと電気でふるえた。こういう二行だ、「青いとんぼをきりきりと夏の雪駄《せった》で踏みつぶす」。

それからは読み耽ったというより、その電撃を眼で拾うために、白秋の詩集や歌集のページをうろつきまわったというに近い。白秋が「幼年期の記憶の再生」をもって、新たな感覚表現を獲得したことを追走したかったのだろうとおもう。この「幼年に戻る」ということ、「幼な心にこそ言葉の発見がある」ということが、ぼくが白秋から最初に学んだことだったのである。

『思ひ出』冒頭の『わが生ひたち』の、そのまた冒頭に白秋自身が書いている。「時は過ぎた。さうして温かい苅麦《かりむぎ》のほめきに、赤い首の蛍に、或は青いとんぼの眼に、黒猫の美くしい毛色に、謂れなき不可思議の愛着を寄せた私の幼年時代も何時の間にか慕はしい思ひ出の哀歓となつてゆく……」。

また、こうもはっきり書いている。「…玉蟲もよく捕へては針で殺した、蟻の穴を独楽《こま》の心棒でほぢくり回し、石油をかけ、時には憎いもののやうに毛蟲を踏みにじつた。女の子の唇に毒々しい蝶の粉をなすりつけた。然しながら私は矢張りひとりぼつちだつた。ひとりぼつちで、静かに蠶室《きんしつ》の桑の葉のあひだに坐つて、幽かな音をたてては食み盡くす蠶《かいこ》の眼のふちの無智な薄褐色の慄《わなな》きを凝と眺めながら子供ごころにも寂しい人生の何ものかに触れえたやうな氣がした」。

おそらく詩集なら、いまでも『思ひ出』がいちばん好きだろうと思う。山本健吉も三島由紀夫も、そんなことを言っていたかとおもう。早稲田に入ってしばらくして、第一詩集『邪宗門』をやっと読んだけれど、これは、言葉の耽美主義の錬磨が果実であったことに目を奪われたくらいで、それほどのダメージはなかった。

ぼく自身が白秋と同じ早稲田の学生になったこと、しかし白秋は青春に甘んずることなく早稲田を放り捨て、『天地玄黄』で世を震撼《しんかん》させた与謝野鉄幹主宰の新詩社の門をくぐり、さらに晶子の放埒《ほうらつ》がめざましい「明星」に入って、かつそこから離脱するにいたったことなど、ぼくのほうも白秋に関する知識も近代詩についての知識もふえていて、そういう経緯に詳しくなったことが邪魔なフィルターになり、まともな耽読に向かわなかったのだろうと憶《おも》う。

学生時代、そこまで白秋が気になったことについては、ちょっとした理由があった。白秋もぼくも同じく一月二五日に生まれていたということだ。

白秋が早稲田に入ったのは明治三七年の数えで二十歳のときである。それまでは北九州屈指の水都柳川《やながわ》にいた。海産問屋と酒造りを営んでいた素封《そほうか》家のトンカ・ジョン（大きいほうの坊ちゃん）で、病弱で寂しがり屋の、何の苦労もない子供時代と見える。

むろんそんなことは見かけ上のこと、実際には妹がチフスで亡くなり、明治二三年のコレラの流行に脅《おび》えたりして、不安きわまりない少年期をすごしている。柳川のことすら、白秋自身は「廃市」と呼んでいた。

そういう白秋が傾きつつある家業から逃れて、親や周囲の反対をおしきって早稲田英文予科に入った。同級に若山牧水、土岐善麿、佐藤緑葉、安成《やすなり》貞雄がいた。白秋は授業を捨ててこの破格の友人たちと語らい、図書館にこもって鷗外の『即興詩人』を、上田敏の『海潮音』を、さらに『大言海』の単語を片っ端から繰っていく。牧水とは同じ部屋に下宿もした。すでに相馬御風・人見東明・野口雨情・三木露風・加藤介春らは早稲田詩社を結成していた。

時はまさに鉄幹の「明星」全盛期である。鉄幹は明治二五年には正岡子規・大町桂月・落合直文らと浅香社《あさかしゃ》で新派和歌運動をおこし、三十年代には佐佐木信綱・土井晩翠・外山正一・矢田部良吉が加わって新体詩会をかまえ、第一歌集『東西南北』では虎剣調《こけんちょう》とよばれた男性的謳歌を、第二歌集『天地玄黄』では万葉調の浪漫主義を標榜《ひょうぼう》していた。その牽引力は絶顚《ぜってん》ぎりぎりだ。そこへ晶子が飛びこんで、「明星」は新たな星菫調《せいきんちょう》をもって女だてらのソフィスティケーションをおこしつつあった。

白秋も短歌や詩を寄稿しているうち、この歌壇新選組組長ともいうべき大丈夫《ますらお》に目をつけられて、詩歌壇の麒麟児《きりんじ》ともくされた。それが弱冠二二歳のときである。白秋は夜な夜な鉄幹・晶子・木下杢太郎《もくたろう》・吉井勇、まもなく死ぬことになる石川啄木らの、才能ほとばしる詩才たちと語らった。

ついで明治四十年七月下旬から一ヵ月をかけて、鉄幹、平野萬里《ばんり》、杢太郎、吉井勇と連れ立って、故郷柳川を振り出しに、佐賀・唐津・佐世保・平戸・長崎・天草・島原・熊本・阿蘇を遊歴した。例の「五足の靴」の旅だ。このときの「天草雅歌」こそ第一詩集『邪宗門』の頂点を飾っていく。こうして白秋は『邪宗門』を問う。露風は『廃園』である。二人によって、鉄幹の時代は遠のいた。

このあと白秋は大御所鷗外の観潮楼の歌会に招待され、そこで佐佐木信綱・伊藤左千夫・斎藤茂吉と知りあった直後、杢太郎・吉井・長田秀雄らと「明星」を脱退した。そこに石井柏亭・森田恒友《つねとも》・山本鼎《かなえ》らの青年画家が加わって浪漫異風の「パンの会」を結成した。翌年の明治四二年の「スバル」創刊に「邪宗門新派体」の総題で『天鵝絨《ビロード》のにほひ』ほか七編を発表したところ、そこからは白秋こそが「スバル」を代表する詩人になっていった。

ある日、白黒テレビで美空ひばりが『城ヶ島の雨』を唄っていた。司会の誰かが「えー、これは北原白秋の作詞ですよね」と言ったとたん、白秋が「声」で言葉をつくっていたことが、ふいに理解できた。

雨はふるふる、城ヶ島の磯に、利休鼠《りきゅうねずみ》の雨がふる。
雨は真珠か、夜明けの霧か、それともわたしの忍び泣き。
舟はゆくゆく通り矢のはなを、濡れて帆あげた主《ぬし》の舟。
ええ、舟は櫓《ろ》でやる、櫓は唄でやる、唄は船頭さんの心意気。
雨はふるふる、日はうす曇る。
舟はゆくゆく、帆がかすむ。

曲は梁田貞《やなだただし》。一聯《れん》ずつのトランジットが抜群にいい。最初は城ヶ島に「利休鼠の雨がふる」と、独特の水墨イメージを切り取っておいて、「真珠・霧・忍び泣き」のメタファー三発を並べて見せつつ、ついでは「わたしの忍び泣き」という自他の橋掛かり。その光景に舟を走らせ、そこからは「舟は櫓でやる、櫓は唄でやる」の返しがえし。そのくせ「唄は船頭さんの心意気」という親しみのこもった呼びかけが入って、あとはふたたび遠水幽帆《えんすいゆうはん》の水墨画なのである。それが「絵」であって「声」なのだ。

ぼくは白秋がどうしてここまでモノクロームな烟語《えんご》をつかいきれるかと思った。本屋に走った。このとき、近所の本屋には白秋の詩集はたしか新潮文庫の『からたちの花』しかなく、よく探しはしなかったのだろうけれど、そのほかは講談社「日本現代文学全集」の『北原白秋集・三木露風集・日夏耿之《こうの》介《すけ》集』があっただけだったので、これを買った。そこに『邪宗門』『思ひ出』全詩のほか、『真珠抄』『白金ノ独楽』『水墨集』の抄録とともに、『桐の花』全歌が収められていたのである。

このときまでぼくは白秋が短歌の名人でもあることを知らなかったのだ（岩波文庫の『北原白秋歌集』はまだ出ていなかった）。が、この歌集で「白秋の絲《いと》」とでもいうものにきりきり、切りまわされた。

歌集『桐の花』は、「わが世は凡《すべ》て汚されたり、わが夢は凡て滅びむとす。わがわかき日も哀楽も遂《つい》には皐月《さつき》の薄紫の桐の花の如くに也消えはつべき……云々」にもとづいている。白秋は桐の花の薄い咲き方、はかない散り方を三十一文字の歌に託していた。

いやはてに鬱《う》金《こん》ざくらのかなしみのちりそめぬれば五月《さつき》はきたる
廃《すた》れたる園に踏み入りたんぽぽの白きを踏めば春たけにける
桐の花ことにかはゆき半玉《はんぎょく》の泣かまほしさにあゆむ雨かな
君と見て一期《いちご》の別れする時もダリヤは紅《あか》しダリヤは紅し
男泣きに泣かむとすれば龍膽《りんどう》がわが足もとに光りて居たり
どれどれ春の支度にかかりませう紅い椿が咲いたぞなもし

このなかで「ダリヤは紅しダリヤは紅し」だけは、高校時代に誰かが放課後の黒板に書き残していて、白秋の歌と知らずに心の隅にひっかかっていた歌だった。ぼくは「桐の花」と「かはゆき半玉」が根本対同した歌に感服した。

が、こういう花の歌もよいのだが、この歌集でぼくをふたたび白秋に向かわせるきっかけになったのは、「秋思五章」に歌われた〝絲〟の音である。きりきり、きりり、こんな音がする短歌だ。

清元の新しき撥《ばち》　君が撥　あまりに冴えて痛き夜は来ぬ
手の指をそろへてつよくそりかへす薄らあかりのもののつれづれ
微かにも光る蟲あり三味線の弾きすてられしこまのほとりに
円喬のするりと羽織すべらするかろき手つきにこほろぎの鳴く
太棹《ふとざお》のびんと鳴りたる手元より　よるのかなしみは眼をあけにけれ
常磐津連弾《つれびき》の撥《ばち》いちやうに白く光りて夜のふけにけり

第二首をのぞいて、とくに仕上がりがよい歌ではない。白秋にしてまだ未成熟のままであるけれど、それをこえて常磐津《ときわず》や清元《きよもと》の絲の音がチントンチンとする。のみならず、歌集全首がその三絃《さんげん》に切り結んで、魂に撥《ばち》をあてている。いったいどうしてこんな歌を詠めたのか。

それは明治末年のことである。二八歳の白秋は前年に原宿に転居したときに隣家の人妻松下俊子と知りあい、熱烈な恋愛に落ちた。ここまでならよくあることだが、運悪くというのか、白秋は俊子の夫に姦通《かんつう》罪で告訴され、市ケ谷の未決監に放りこまれてしまった。つい先だってまでは『思ひ出』が上田敏によって激賞されて栄光に包まれ、高踏文芸誌「朱欒《ざんぼあ》」を創刊して気勢をあげたばかりの直後の事件だ。

さいわい一ヵ月後に無罪免訴となったのだが、白秋はそうとうに苦しんだ。一時は憂《ゆう》悶《もん》のあまりふらふらと木更津《きさらづ》あたりをさまよいもしている。ここで詠んだのが『桐の花』の哀傷短歌群なのである。それを詠んで白秋は三浦海岸に渡り、死を決意する。そんなことがあったのだ。

結局、白秋は死を選べない。そのかわり敗残者の烙印《らくいん》を秘めて、心の巡礼者になることを誓う。そこへ夫に離別され、胸も病んでいた俊子から助けを求められ、白秋は新生を求めて結婚、三浦の三崎町の異人館に転居する。

ああそうだったのか、そういうめぐりあわせかと思ったのは、このとき三浦三崎の臨済宗見桃寺に仮寓していた白秋が一気に仕上げた歌こそ『城ヶ島の雨』だったということだ。だからこその、♪舟はゆくゆく通り矢のはなを、濡れて帆あげた主の舟……。

詩壇の寵児《ちょうじ》白秋は、あっという間の無一物なのである。しかも白秋はまだ「心の巡礼」を始めたばかりの日々である。そこであえて船上の人となり、小笠原の父島にまで渡って俊子の療養にあたる。自分で自分を「寂寥《せきりょう》コワレモノ」の極限にまで追いこんだ。けれども、俊子は耐えられずに東京に帰ってしまう。一人白秋はそのまま貧窮を厭《いと》わず父島に留まった。大正三年のことである。白秋にして、そんな絶海の孤島にいたことがあったのだ。

しばらくして『城ヶ島の雨』は島村抱月によって芸術座の舞台で唄われ、つづいて中山晋平が曲をつけた『さすらひの唄』が大ヒットした。「行こか戻ろか、北極光《オーロラ》の下を、露西亜は北国《きたぐに》、はてしらず。西は夕焼、東は夜明、鐘が鳴ります、中空《なかぞら》に」。一度口ずさんだら、胸をかきむしって離れぬ歌だ。

このあと経済的にも復活し、白秋は平塚雷鳥《らいちょう》のもとに身をよせていた大分の江口章子と結婚する。なんとか安定を得ると家を建てるのだが、なんということか、その地鎮祭の夜に章子に逃げられ、ふたたび「心の巡礼」の杜撰《ずさん》であったことを思い知る。が、それも大正十年にはまたまた新たな大分の女性佐藤菊子と、今度こそはと結んで、子供を生むにいたった。

このあとの白秋がいよいよ童謡に磨きをかけたのである。三好達治だったか、白秋の作品では童謡が最もすぐれていると言っていたのは当然のこと、こうした激越な天罰の果てでの童謡ポイエーシスだった。

さて、ここまでがぼくの拙《つたな》い白秋遍歴であって、その後はときおり白秋に対座する夜がつれづれあって、そのつど、白秋百門に唸る、ちょんちょん読む、考えこむ、飽きてくる、また唸る、黙って読みたい、なんだか胸騒ぎがしてくるという、そんな断続にすぎない。

そうしたなか、いま書いておきたいとおもうのは、ひとつには白秋はついに雅俗を分離しなかったということ、その言葉の旋律はつねにノスタルジアとフラジリティに接しようとして生まれていたこと、それが歳を食《は》むごとに「無常の観相」や「もののあはれ」にまで結びついたことである。「鳴かぬ小鳥のさびしさ、それは私の歌を作るときの唯一無二の気分である」と白秋自身は書いた。白秋は「欠如からの表意」に向かったのだ。が、これらのことはいまさら説明するまい。

もうひとつは、そのことを書いて今宵《こよい》の白秋と別れたいとおもうのだが、白秋には特別のオブジェの感覚に寄せる眼があったということだ。オブヂェと綴ったほうがいいだろうか。むろんいっぱしの詩人や歌人や俳人なら、なにかしら事物や物体に注意のカーソルが細かく動くのであるけれど、それが白秋ではやや風変わりだった。けれども、ぼくが白秋を贔屓《ひいき》にしたいのは、この風変わりなのである。

たとえば、カステラのことだ。そもそも『桐の花』には序文があって「桐の花とカステラ」が綴られている。そこで白秋は、夏の帽子をかぶるころ、眼で見るカステラの感触がわずかに変化するのが好きなんだと言い、触れぬのに感じるタッチというものの渋みこそ、自分が表現したかったものだと告白する。カステラの端の茶色が筋となって切れるところにも、眼を寄せる。

こういう感覚は、舌出し人形の赤い舌、テレビン油のしめり、病いのときに一口ばかり飲むシャンペンの味、銀箔《ぎんぱく》の裏の黒、恍惚《こうこつ》に達する寸前の発電機、堅い椅子に射す光、いままさに汽車が駅に入ってくるときの匂い、日曜の朝の蕎麦《そば》、背後の花火の音……そして、白金浄土のキリギリスというふうに、白秋においてはどんどん滑っていくものである。

シュルレアリスムのオブジェ感覚なんかではない。おお、ほろろん白秋、ほろろんの白秋オブジェのおぶぢぇぢぇ、なのだ。たとえては、「一匙《ひとさじ》のココアのにほひなつかしく訪《おとな》ふ身とは知らしたまはじ」という、そのココアと一瞬だけ交わった眼の言葉、タッチの渋みなのである。

この感覚は風の変わりというものだ。風変わりとはそのことだ。その場を魂が立ち去る直前の風趣の変わりというものだ。それが白秋の郷愁という風趣、さもなくば風趣というオブヂェたちなのである。晩年、白秋は水墨山水の画境や老荘思想や黄表紙の戯れにも、さらにはついに「ほそみ」の趣向にさえ入っていくのだが、その趣向はすでにハッカの味がするオブヂェ感触の、風の去来に発端していたはずなのだ。しかしそれはまた、次の文章に秘められた白秋の風趣の極北を暗示していたともいうべきだった。「つくづく慕はしいのは芭蕉である。光悦である。北斎である。利休である。遠州である。また武芸神宮本玄信である。私もどうかしてあそこまで行きたい」。

そうなのだ。白秋は昭和の戦争の渦中、ひたすら日本回帰の人となり、日本語だけがもつ風来ばかりに耳を澄ませていたようにも想われる。

では、千夜千冊目からちょうど一年目の今宵の七夕は、こんなふうに良寛と響きあう二つの白秋を贈って、黒の夜を締めたい。ひとつはごく僅《わず》かな星の歌から一首、もうひとつは『他ト我』という、こんな詩が白秋にあったとはほとんどが気がついてない、こういう詩だ。

寂しくも永久《とは》に消ゆなと離るなと仰ぎ乞ひのむ母父《おもちち》の星

二人デ居タレド　マダ淋シ。
一人ニナツタラ　ナホ淋シ。
シンジツ二人ハ　遣瀬《やるせ》ナシ。
シンジツ一人ハ　堪ヘガタシ。

第一〇四八夜　二〇〇五年七月七日

参照千夜

七〇〇夜：野口雨情『野口雨情詩集』　一四三夜：折口信夫『死者の書』　六六五夜：萩原朔太郎『青猫』　四八三夜：山本健吉『いのちとかたち』　一〇二二夜：三島由紀夫『絹と明察』　五八九夜：若山喜志子選『若山牧水歌集』　七五八夜：森鷗外『阿部一族』　四九九夜：正岡子規『墨汁一滴』　九三八夜：吉井勇『吉井勇歌集』　一一四八夜：石川啄木『一握の砂・悲しき玩具』　二五九夜：斎藤茂吉『赤光』　一二〇六夜：平塚雷鳥『原始、女性は太陽であった』　九九一夜：芭蕉『おくのほそ道』　一〇〇〇夜：良寛『良寛全集』

第六章　わが少年期の日々

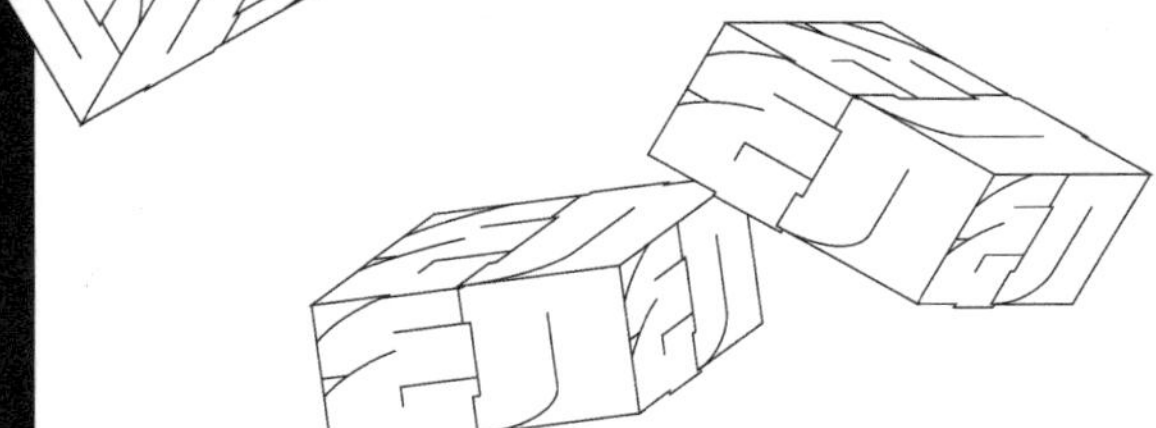

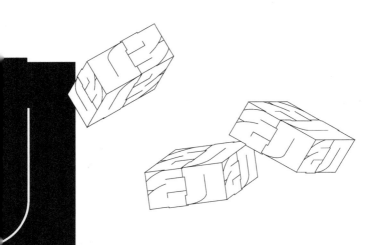

谷内六郎『北風とぬりえ』
林不忘『丹下左膳』
吉見昭一『虫をたおすキノコ』
実野恒久『乾電池あそび』
中西悟堂『かみなりさま』
市橋芳則『キャラメルの値段』
奥成達『駄菓子屋図鑑』
上笙一郎・山崎朋子『日本の幼稚園』

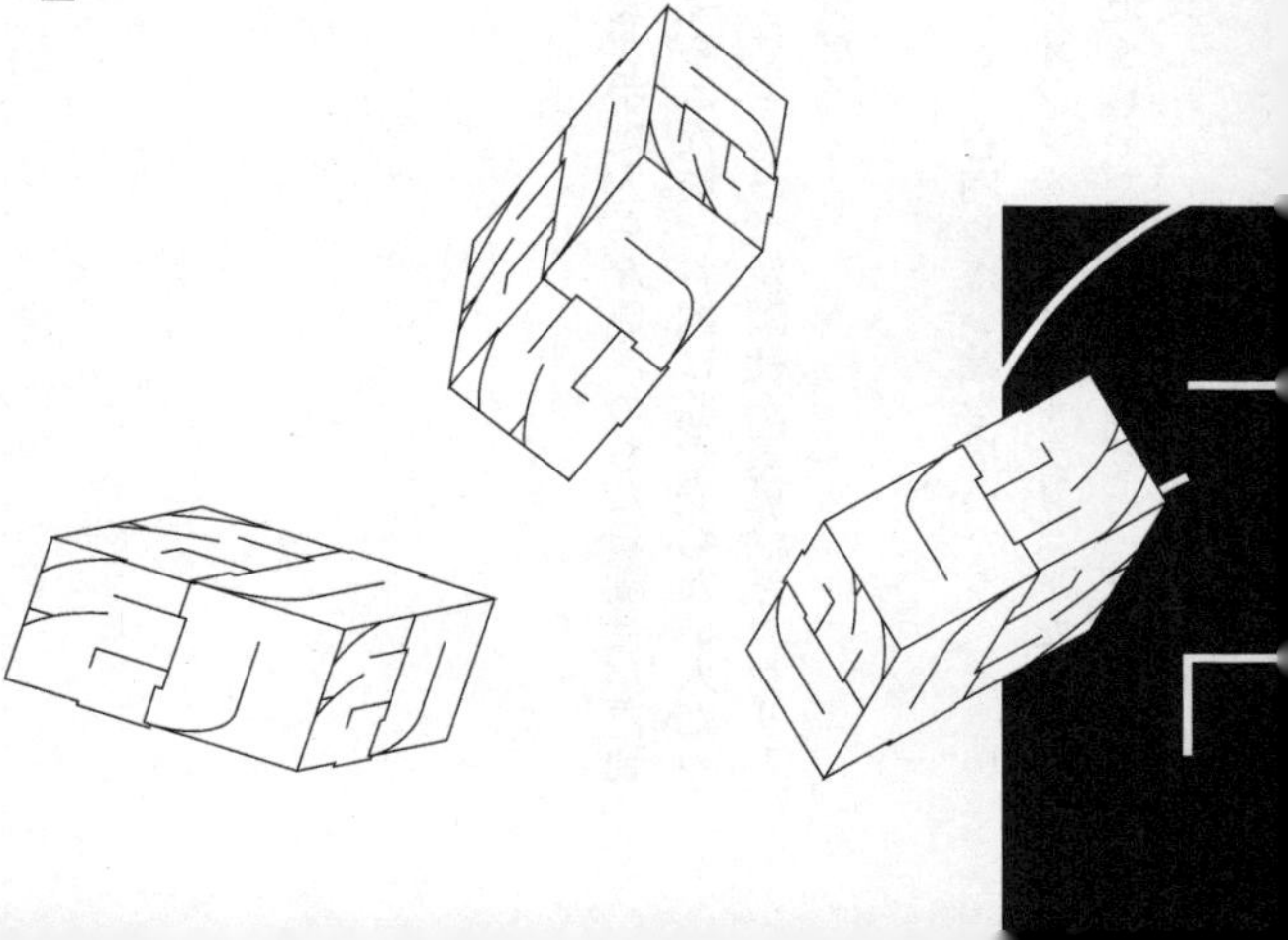

カラッポの罎《びん》やボール紙の函《はこ》が
夢と幻のサーカスになった

谷内六郎

北風とぬりえ

マドラ出版　二〇〇一

萬字屋書店『幼なごころの歌』。谷内六郎のごく初期の画集だ。幻の画集で、まず手に入らない。のちに新潮社が再刊したけれど、こちらも絶版だ。原画もなかなか見られない。谷内は絵を売らない人だったのだ。美術館もない（注＝二〇〇七年に横須賀美術館に併設された）。新潮社が表紙絵ギャラリーをつくったが、こちらはジークレー法による複製だ。

ぼくの周辺には谷内六郎めく作り手が何人もいる。谷内っぽい絵を描いたり、そういう写真を撮ったり、昭和レトロなオブジェや小ジオラマをつくるアーティストたちだ。マンガ家もいた。そういうアーティストたちが近くにいたことをおもうと、ぼくのこれまでの生活の仕方も悪くなかったと感じる。このことに少しホッとする。

しかし、そこには谷内六郎はいなかった。ちょっと似た絵を描く作り手は少しいたけれど、当たり前のことだが、谷内六郎はいなかった。そこでときどきは谷内六郎の絵をあれこれ見る。すると、もっとホッとする。シャガールではこうならないし、ムーミンやますむらひろしでもこうならない。

谷内六郎の実際の少年時代の日々を覗《のぞ》いたことはない。すべての絵が少年の夢想を描いているのだから、そうしたいとは感じていたが、そういう機会がなかった。本書でそれがはたせてまたホッとした。

谷内六郎が自分の少年期を思い出して絵と文を書いている。ビートルズの「イエスタデイ」を五十年ばかり過去に戻し、そこをセピア色やら紫色にしたような気分になれる。だいたい『北風とぬりえ』なんて、谷内六郎以外の誰も思いつけない。

谷内六郎は絵もいいが、文もいい。マドラ出版の『北風とぬりえ』には『虫郎物語』と『北風とぬりえ』が収録されている。いずれも少年期の記憶にもとづいて少しずつ描き、少しずつ綴ったものらしく、これまでまとめて発表されていなかった。

『虫郎物語』は「びんの色」で始まる。虫郎がお使いをたのまれて酒屋で酢を買って帰るとき、瓶に目をくっつけてあたりを見ると、風景が赤茶けて江戸時代のように見え、草むらには勤皇の志士がうごめいて見えたり、関東大震災のような恐ろしい光景にもなるという話である。

そういう話が一話一二〇字から一四〇字ばかり綴ってあって、それに一枚ずつの絵がついている。モノクロームで描いたものに本人がのちに着色したのだという。床屋で見た雑誌のページの大杉栄虐殺のニュース、兄がつくるカルメ焼が待ちどおしい話、サーカスのクラリネットから聞こえてきたいろいろなこと、向かいの西洋館で感じた幻想、人さえ言葉でいえないほど華やかだったお正月の記憶、日だまりの匂いのする日光写真、人さらいに脅《おび》えた思い出……。そういうことが紙芝居のように綴られ、絵になっている。

もうひとつの『北風とぬりえ』のほうは、ひとつひとつの文章がちょっと長い。それに一枚ずつのファンタジックな絵がつく。主人公はやはり虫郎で、谷内自身である。少年時代の幻視の光景がこまかに綴られている。

柱時計がぼーんぼーんと鳴る部屋で、ボール紙の函に入れたおもちゃの汽車が壊れかかっているのを見ているうちに生まれてくるとりとめもない幻想。そこへやってくる小さな職工さん。その汽車についている罐《かま》から出てきそうな蒸気。いつかやってきた富山の薬屋さんが話してくれた汽車とラッパの話。その汽車が結局は柱時計の中に入ったりする幻影……。そういう話が次から次に思い出されている。

風呂屋へ行けば行ったで、そこには時代劇のポスターや映画館や洗濯屋さんや薬屋さんのプレートや張り紙がたいてい貼ってある。それを見ているると虫郎はその中にするするると入っていってしまう。風呂屋からの帰り道には月が踊っているし、豆屋の庭の池にはブリキ製のポンポン船がローソクにゆらめく。どこにだって物語が待っていた。

虫郎は貧しい家に育っている。

恵比寿《えびす》で九人の子のうちの六番目に生まれた。母親は造花の内職をしていた。その造花はケーキの上に飾るというもので、ケーキはない。けれども真っ白に盛り上がったケーキに乗った造花のゆくえを想像するだけで、虫郎にはいくつものおとぎ噺《ばなし》が仕上がった。造花の仕事を頼んできた西田さんというお金持ちからは、ときたまいい匂いのする飲み物が運ばれてくる。きっとソーダ水のようなものなのだろうが、虫郎はその色を見ながら恍惚《こうこつ》となる。そしてかつて遊んだシャボン玉とソーダ水がどこかで一緒になっていく。

駒沢尋常小学校を出ると、近所のブリキ建ての工場に働きに出た。電球工場だ。ここにもたくさんの冒険と恐怖が待っていた。電球の中のフィラメントはティンカー・ベルであり、ガラス球は天体そのものだし、電気という電気の住処《すみか》はことごとくが魔法だった。それでも貧しいので、虫郎は豆屋でパラフィン紙の袋をつくることになった。そのパラフィン紙が美しい。ともかくなにもかもが夢なのである。谷内六郎は、その夢をいつまでも憶《おぼ》えている。そして、それをそっくり絵にできた。

絵は好きだった。町角のペンキ屋に奉公に出たこともあった。泥絵具《どろえのぐ》をニカワでといて、立て看板の絵を塗りたくる。五円の給金は安かったので、賞金十円の漫画募集に応募することにした。似顔絵にも応募した。ときどき賞金が入ってきたが、画用紙と絵の具を買えるぶんをのこしてお母さんに渡した。

そのうち絵を送った浅草橋のオモチャ問屋が虫郎の絵をつかうと言ってきた。児童用のカバンの絵付けにつかうということだった。虫郎はそのオモチャ屋の問屋の屋根裏に住みこむことにした。「ぬりえ」がいっぱい倉庫に眠っていた。戦争が間近い十六歳のころのことである。

谷内六郎の絵と文は、時代をカタツムリのように進むようでいて、どこかで折り返してしまう。たいていは十六、七歳でその折り返しがやってくる。そこまでが谷内の少年時代なのである。そこから先は、ない。

このこと、とてもよくわかる。ぼくのばあいは少年時代は中学三年の夏までだ。そこまでの話にはたしかに何度も折り返しがあり、折り畳まれてはまた開かれ、また何度となくそのうえに色が塗られている。そこで思いついたシュルレアルな幻想は、その先まで美術界の第一線アーティストとして発展していったマックス・エルンストやアンドレ・マッソンとはちがって、その時点のままに折り紙になっていく。

それが谷内六郎なのである。ぼくは高校のときに東京に出てしまい、そこで未熟なオトナ少年になっていった。そして社会意識や都市のルールに出会うことになる。折り紙は潰《つぶ》れたのだ。けれども虫郎こと六郎は、折り紙をつくりつづけた。

谷内六郎はイディオ・サバンではない。「少年」の幻視を描きつづける比類のない才能の持ち主だ。下町のヒルデガルトであって、ぬりえの宮沢賢治だった。

絵は自得自習で、最初のうちは仕事としてはマンガを描いていたということになるのだろう。実際にも戦後まもなくは鈴木善太郎や片寄貢《かたよりみつぐ》らと銀座の街頭で風刺マンガを描いたりもしていた。左翼系新聞「民報」に《真実一郎君》を連載もした。

昭和三十年（一九五五）、文春の「漫画読本」に掲載された《行ってしまった子》が評判になった。伊藤逸平の慧眼《けいがん》によるものだ。第一回文藝春秋漫画賞を受賞した。翌年、「週刊新潮」が創刊されると、表紙絵を担当した。五九歳で亡くなるまで四半世紀以上にわたって、あの絵が飾った。

谷内六郎に「週刊新潮」がおもいのたけだけ夢を見てもらおうと決断したのは、日本のメディア史上の画期的な英断だった。考えられるかぎりの最高のギャラリーだったろう。大半の日本人はその不思議な絵の世界に胸ぐるしい共感をおぼえたにちがいない。そこには「日本の少年」というものの決定的な原型があったからである。

けれどもその谷内がどんな少年期をおくったかは、あまり知られていない。本書はそれを知る唯一の「よすが」ではないかとおもう。ぼくは泣いてしまった。

第三二八夜　二〇〇一年七月四日

参照千夜

七三六夜：大杉栄『大杉栄自叙伝』　一二四六夜：マックス・エルンスト『百頭女』　九〇〇夜：宮沢賢治『銀河鉄道の夜』

ビー玉・メンコ・駄菓子
そしてクラマ天狗とタンゲ左膳

林不忘

丹下左膳

同光社磯部書房　全三巻　一九五三

ながらく読めなかった。手に入らなかったからだ。そのあいだずっと、遠い日々の白黒映像に動きまわっている大河内《おおこうち》伝次《でんじ》郎《ろう》を水戸光子が待っていた。大河内伝次郎は墨襟の白紋付に髑髏《どくろ》を染め抜いている。水戸光子は藍《あい》の万筋《まんすじ》模様に小柳の半襟《はんえり》、媚茶《こびちゃ》の博多を鯨仕立てできりりと締めている。その鯨仕立てが左膳を待ちきれない。けれどもなかなか原作にお目にかかれなかった。結局、痺《しび》れをきらして古本屋で入手した。

本書は「時代小説名作全集」全二四巻のうちの三冊ぶんで、この全集には他に岡本綺《き》堂《どう》『修禅寺物語』、長谷川伸『関の弥太ッペ』、大佛《おさらぎ》次郎『夕焼け富士』、野村胡堂『隠密縁起』、佐々木味《み》津《つ》三《ぞう》『旗本退屈男』、三上於《お》菟《と》吉《きち》『雪之丞変化《へんげ》』に加えて、直木三十五・

山手樹一郎・川口松太郎といった大衆時代小説の横綱級の名作がずらりと顔を揃えていた。

いまこういうものに熱中する読者がどのくらいいるのか知らないが、もしこのあたりの一冊も読んでいないのだとしたら、そのくせ時代小説は山岡荘八・村上元三・司馬遼太郎その他あれこれ好きだというのなら、その不幸にこそ同情したい。岡本綺堂・長谷川伸・大佛次郎・野村胡堂・直木三十五・三上於菟吉、そして林不忘《ふぼう》は、何を犠牲にしようと読まなくてはいけません。

大河内伝次郎扮《ふん》する丹下左膳は、わが少年期の絶対的なヒーローだった。もう一人いた。アラカンこと嵐寛寿郎扮する鞍馬天狗《くらまてんぐ》だ。こちらは幕末を舞台にして黒の覆面頭巾《ずきん》で馬に乗っている。大佛次郎原作である。

一方、丹下左膳は大岡越前守の世に徘徊した隻眼《せきがん》片腕の化けものだ。鞍馬天狗か丹下左膳かと言われると困るけれど、ともかく何度くりかえして真似をしたことか。それでものべつ「セイゴオちゃん、どっちが好きやねん」と、そんなことを聞く野暮な大人がいた。

丹下左膳は右腕がない。だからぼくも左手で棒をもつ。丹下左膳は右目もない。だから右目をつぶって絆創膏を貼ったり、手拭いで右目を覆ったりする。それで腰に紐を巻き、棒っきれを差し、左手でこれをズバッと抜く練習をする。これがなかなかむつかしい。何度も練習してやおら表の通りに出陣し、向こうからやってくる行商人の前で「姓は丹下、名は左膳。ぶっふっふ」と言って、パッと抜いてみせる。「なんや下手くそな丹下左膳やな」。

たいていは失敗だ。それでもまた棒っきれを腰に収め、ふたたび抜いて、そこで大河内伝次郎の真似をする。「あわわわ、そいつが苔《こけ》猿の壺《つぼ》なのか、あわわわ」。母親は笑いころげてくれた。笑われようと何されようと、そこに大人の相手がいれば、すわチャンバラだ。新聞紙を丸め、呉服の反物《たんもの》の筒をもち、右目をつぶって左手で闘った。

剣怪という言葉がある。おそらくは林不忘の造語だろう。まさに丹下左膳はめっぽう妖しくて、異様に不死身な剣怪だった。ぼくのような戦後昭和少年には、こうした荒唐無稽の剣怪、ビー玉とメンコによる戦技、そして十円玉で何でも買える駄菓子が、どうしても必要だったのである。

長じて『丹下左膳』をオトナ用の文字でちゃんと読んでみたいと思ったのは、中里介山の『大菩薩峠《だいぼさつとうげ》』や国枝史郎の『神州纐纈城《こうけつじょう》』を読んでからである。ながらく読めなかったすえに、やっと林不忘を読んでみると、物語の急テンポな運びや人物の出入りの映画的なところもさることながら、その小気味よく省略のきいた文章にあっというまに巻きこまれていた。

ともかく何にもとらわれていない。うまいのではない。勝手気儘《きまま》なのに破綻していない。〝操り文才〟とでも名付けたい。おそらくは書き流しているのだろうが、破墨《はぼく》・潑墨《はつぼく》の調子をどこかで心得ている。お主《ぬし》、もてなし上手の使い手じゃな。

舞台は徳川八代将軍吉宗の城内城下。そこに案配された手立ても器用にあしらっている。寒燈孤燭《かんとうこしょく》の城下町、達意の宗匠、人を狂わす金魚籤《きんぎょくじ》、これがいかにもという高麗屋敷《こうらいやしき》、ルソン古渡《こわた》りの茶器、とんがり長屋の嬌声罵声《きょうせいばせい》、板張り剣道指南の道場格子、大川端の邪険な風情、長襦袢《じゅばん》から零《こぼ》れる下闇の奥……。

まあ、通俗時代小説にはおなじみの手立てだが、そこへ「植物性の笑いがおこった」とか「人事相談にはなりません」とか「こんなこと昨今のアメリカでもおこらない」といったチャチャが割りこんでくる。苔猿の壺が三阿弥《さんあみ》(能阿弥・芸阿弥・相阿弥)の名物帳の筆頭に記載されていた天下の名器であることも、初めて知った。

なにしろ久々に遊びまわれる読書となったこと、いまやすでに懐かしい。これが噂の大正昭和のエンタテインメントの抜き身の出現だったのである。

林不忘が実は牧逸馬《いつま》であって、また谷譲次であることはいつのまにか知っていた。本名は長谷川海太郎という。詩人長谷川四郎の兄貴にあたる。

明治三三年に佐渡に生まれ、父親が「函館新聞」の主筆となったので函館で育った。やけに海っぽい。函館中学三年のときにストライキの首謀者として放校されると、大正七年には何かに見切りをつけてさっさとアメリカに渡り、六年間を皿洗いやらホテルボーイやらギャンブルやらカウボーイやらをして、遊んだらしい。このテキサス時代の海太郎が谷譲次なのである。

その谷譲次の『テキサス無宿』『めりけんじゃっぷ商売往来』はずっとあとで読んでみたが、これはとても林不忘と同一人物の作家が書いたとはおもえない文体だった。なにしろ「ジャップ」と揄《からか》われた日本人の無宿者が一九二〇年代のアメリカの無知を大いに嗤《わら》っているのだ。なんという奔放無類の文意才々なのか。

牧逸馬のほうは翻訳者としてのペンネームでもあったが、いくつか作品も書いた。けれどもぼくは、『この太陽』『新しき天』などの、そのころ一世を風靡《ふうび》したという家庭小説は読んではいない。林不忘と谷譲次でも十分すぎる。

それにしても三様のペンネームを適宜に駆使して、それをそれぞれまったく別様の文体と物語に書き分けてみせるというのは、ぼくもペンネームを使い分け書き分けるのができないわけではないけれど、やはりよほどの技芸者だ。いや、長谷川海太郎においては武芸者の遊びにこそ近い（第五一七夜にぼくの昔のペンネーム一覧をリークしておいた）。

世の中の編集者も編集者、負けてはいなかった。おそらくは世界出版史上でも前代未聞の『一人三人全集』というものを、新潮社が昭和八〜十年に全十六巻で刊行してみせた。それを縮めて、河出書房新社が昭和四十年代に六巻集に仕立てたというのだが、これは残念ながら見ていない。新潮社、お主、やるではないか。

長谷川海太郎が原稿を書きはじめたのは、大阪のプラトン社の「女性」や「苦楽」であった。プラトン社は第三六四夜の直木三十五のところで少々案内しておいたように、化粧品会社の中山太陽堂が小山内薫や川口松太郎を顧問に、山六郎・山名文夫・橘文二の意匠と岩田専太郎の挿絵を擁した出版社のことで、「女性」「苦楽」はそのころ巷間《こうかん》を唸《うな》らせた大正末期の名物女性雑誌のことである。

大半の作家文人を籠絡《ろうらく》し、幸田露伴には大枚十五円もの原稿料を払っていた。日本のエディトリアルのモダンデザインの多くはここに発芽した。ただし例の改造社の円本《えんぽん》が出てきて、凋落《ちょうらく》していった。

海太郎の文才を〝発見〟したのは中央公論社の嶋中雄作である。嶋中は「婦人公論」の投稿原稿を見て、林不忘として『新版大岡政談』を書かせてそのかし、特派員として豪勢にもヨーロッパ旅行をさせている。海太郎はこういう待遇にはすぐに応《こた》えるほうで、こうして谷譲次となってはメリケンものを、牧逸馬となっては家庭小説と実録ものを、まことに器用に書き分けた。

五木寛之は牧逸馬名義のドキュメンタリズムこそおもしろいと言い、中田耕治は牧逸馬こそが自分にルクレツィア・ボルジアの耽美《たんび》陰惨な生涯を教えてくれたのだと告白していた。

それで丹下左膳であるけれど、この妖怪《ようかい》剣豪はもともとは『新版大岡政談』のワキに出ていた忘れがたい剣客なのである。それがいつしかシテに躍り出て、「苔猿の巻」「濡《ぬ》れ燕《つばめ》の巻」「日光の巻」の奇想天外の連作になった。海太郎どの、お主、ずいぶん楽しませてくれたものじゃのう。あわわ、あわわわわ。ギラッ、バシャッ、ズバッ。

第七三四夜　二〇〇三年三月十七日

参照千夜

九六三夜：岡本綺堂『半七捕物帳』　四五八夜：大佛次郎『冬の紳士』　三六四夜：直木三十五『南国太平記』　九一四夜：司馬遼太郎『この国のかたち』　六八八夜：中里介山『大菩薩峠』　九八三夜：幸田露伴『連環記』　八〇一夜：五木寛之『風の王国』

小学校のセンセイが
ぼくたちの想像力を全開させた

虫をたおすキノコ

吉見昭一

子ども科学図書館(大日本図書) 一九八四

戸を立てるクモがいる。トタテグモだ。地中に袋状の巣をつくって入口に戸を立てて生活をしているのだが、何かのきっかけでキノコの菌糸に侵されて、外側の色そのままに内側がすべて菌糸で埋まっている。そのトタテグモの頭からは白い柄のような棒がのびている。これはクモタケである。冬は虫であったのに、夏には草の形をして地表にニョッキリ長い柄を突き出すので、このような仲間を中国では「冬虫夏草」とよんできた。

本書は、その冬虫夏草がどのようにできたのか、それを著者や仲間の研究者たちがどこでどのように発見し、どんなふうに謎をといていったのかということを、どぎまぎするような興奮を添えて報告した傑作科学読み物である。大日本図書の「子ども科学図書館」というシリーズに入っているが、大人にも読みごたえがある。

冬虫夏草の寄主にはクモだけではなく、セミ、アリ、トンボ、ハエ、バッタ、カメムシ、カイガラムシ、ウンカ、ケラなどいろいろの昆虫がいる。冬虫夏草たちは、これらの虫のタンパク質がほしくて、虫が生きているうちに体の中に菌糸を入りこませ、虫たちの生命にできるだけ影響がないように養分を吸うわけであるが、その養分の摂《と》りかたが千差万別で、できるかぎり胞子を飛散させ、寄主である虫の住処《すみか》にとどくように工夫をしている。

これを虫の立場からすれば、冬虫夏草病にかかったということになり、結局は死ぬことになる。しかしながら、森林というものは虫が過密になるにしたがって疲れてくるものだ。そこで鳥たちが虫を捕食し、冬虫夏草が虫を倒し、その死骸を分解して森に返すということをする。

本書を読んでいると、その大きな森林生命のサイクルの呼吸が一ページずつ伝わってくる。数々の冬虫夏草の写真も美しい。著者は冬虫夏草を求めて京都・愛知・奈良・三重・香川・徳島・高知・九州太宰府まで発見調査をしつづけた。トタテグモの分布が西日本だったからである。

さてところで、この本の見返しには「松岡正剛様・退職記念・吉見昭一」という墨痕《ぼっこん》鮮やかな書が認《したた》められている。そうなのだ。この本は、著者の吉見先生が長きにわたった教職生活を了《お》えたとき、贈ってくれた一冊なのである。最後は京都市立錦林小学校の校長だった先生はそのとき五六歳になっていた。いま、ぼくはその歳を超えて、なんたることか、今日、五八歳になった。

ぼくの人生の最初のエネルギーは、また、最初の思考活動エンジンのようなものは、吉見先生にこそ与えてもらったものだった。そのエンジンはいまからおもえば、まことに不思議なもので、一つのものに依存しないで、自分の両側にひそむ力や現象をいかして動かすというエンジンだった。それは、まさしく虫とキノコの両方のしくみをいかして枝をのばす、冬虫夏草のようなものだった。

その吉見先生が〝吸入・圧縮・点火〟までをしてくれた小学校時代の特製エンジンに感謝して、ぼくは今日、懐かしい記念をこめてこの一冊を選びたかった。

吉見先生がぼくを教えてくれたのは昭和二九年春からの三年間である。ぼくは京都に生まれて疎開をはさんで東京日本橋に移り、小学三年生の二学期から京都下京の新町松原下ルの修徳小学校に転入した。

転入したときの担任はピアノが得意でメガネと歯がきれいな竹原恵美先生で、四年生から吉見先生になった。徳島出身の先生はまだ京大の大学院を出て二、三年目だったのではないかとおもう。

破天荒な授業だった。子供心にそれが存分に伝わってきた。ソフトボールやドッジボールを奨励した。よっしゃあ、元気出せや、やりそこない、何しとんや、へたくそ、負けおしみ言うな、アホたれ、顔洗ろてこい……。差別発言などものかは、こういう子供たちの特徴を大きな声で絶賛もした。「がんばり表」というものをつくり、自分でその日の一日をがんばったと思えば、先生にそれを主張して「正」の字の一本をもらうようにもなっていた。けれども、「正」の一本ほしさにあやしい得点を自己申請などすると、なぜか先生はたちまち見破って、ギョロリと眼鏡の奥から睨《にら》むのである。

学級文庫も開放された。これは近くの本屋さん（大喜書店）で自分が好きな本を先生の名前で買えるというもので、みんなたのしく利用した。学級文庫は教室の廊下側にガラス戸付きの棚に入っていて、ぼくは自分が選んだ本がそこに並んでいくのを見るのが自慢だった。その資金がどこから出ていたかは、いまもって知らない。

吉見先生は雪が降れば、必ず外に出て雪合戦をさせた。先生もむろん一緒になるのだが、こういうときは手を抜かない。相手かまわず力いっぱい投げつけた。

雪玉の作りかたがヘタな生徒はこっぴどく馬鹿にされた。泣き出すような生徒には、みんなでわいわい笑うように煽《あお》ったものだ。そして、そのようなあと、必ず教室のどこかの時間で「あのときのヨシオカ君の投げかたはものすごかったな」「ナカニシさんの涙は次は挽回《ばんかい》せんとあかんな」というふうに、完璧なフォローをしてくれた。

授業ではずいぶん当てられた。ともかく当てるのだ。ところがそれで誰か一人が回答しても、先生は他の生徒にも「おまえはどう思うか？」と聞くものだから、どんな問題にもいつも答えがたくさん出てしまうのだ。そこで先生は、それらの答えをたいてい二つに分けて討論させた。

教室が市電派とバス派に分かれたときは、ぼくは市電派になってなんとか市電の長所を説明しようとしたのだが、負けそうになった。そのときの記憶が三十年後に、ぼくに『東京市電・東京都電』（ダイヤモンド社）という本をつくらせた。

先生は物語をするのも好きだった。先生が得意なのは木下藤吉郎物語だったが、どんな物語も一回で全部が終わらないようになっていて、「この続きはまた明日や」「続きは来週や」と言うたびに、こちらはその話の内容をいつも憶えておかなければならなかったものだ。

先生は貸本屋で立ち読みするときでさえ、「ええか、全部を読んだらあかんで」「できたら五、六回に分けて立ち読みしなさい」と言っていた。立ち読みを禁止したのではなかった。子供であっても読書の極意を実行すべきだと教えたのだ。物語がいつもイメージ機関で唸り声をあげている状態を喚起してくれたのだ。いまおもうと、これはすばらしい読書教育だった。

これらのすべてが思考活動エンジン「修徳冬虫夏草」の部品にあたるわけであるが、そのなかには、一人の子が特別に能力をもっているばあいや、その家がたまたま富裕だから持ち物が上等であるようなばあいは、それを「みんなに分けなさい」という思想が含まれていた。これはいまなおぼくの階級観念の突破を支えてくれている。

たとえば、われわれは給食のときに、PTAのお母さんが届けてくれたマーガリンやチョコレートマーガリン（チョコマガ）やジャムをコッペパンに塗ることが許されていたのだが、そういうものは、最初は特定の生徒がこっそり家庭から持ってきていた〝資産〟だった。

ところが、それらはいつのまにか共有資産になっていて、親のほうもその資産を教室のために投下しつづけざるをえなくなったのだ。そのかわり、その親はPTAなどでいっぱしの脚光を浴びるのだ。

テレビを最初に導入した家も犠牲になった。われわれはその家に押しかけて初めて見る白黒テレビというものを観察する権利を行使することができた。力道山が空手チョップでシャープ兄弟と闘っていた。絵がうまい子やバレエを習っている子も、放ってはおかれない。どんな能力も独り占めはダメなのだ。絵のうまい子はその絵を描いているところをみんなが覗くことになり、バレエのうまい子はどうしてそんなふうに踊れるかを、みんなに脚を上げて説明しなければならなかった。

　ぼくはたまたま落語が好きだったのだが、これも許してはくれなかった。授業中に『千早ふる』を一席やらされた。しかし、これこそがぼくが吃音訥弁《きつおんとつべん》を突破するきっかけになったのである。

　こうしたなかで、ぼくに最大の影響をもたらした特製エンジンのとびきり部品は、なんといっても日記であった。先生は生徒が書いてくる日記に必ずきれいな赤ペンの字で感想を書きつけてくれるのだが、ぼくにはそれがまるで「夢の途中はこのように続くんだよ」と言われているようで、まさに夢心地だったのだ。

　ぼくの日記は『青空』というものだった。先生が「あんなあ、日記には題をつけなさい」と指導をしたからだ。その日記は結局は中学まで続き、その途中からは国木田独歩に影響されて『あるがままの記』というタイトルになり、途中の中断はあったものの、高校・大学まで続行されることになった。おそらくこれがぼくの最初の編集稽古であったろう。

　本書はそういう先生が書いた本である。先生は京都でも一、二を争う菌類の研究者でもあった。そういうことは卒業してずっとたってから知ったのであるが、ぼくは「遊」

の第二号を編集しているときに、ふと自分がこういうことをしているのは吉見先生の影響だったということに気がついて、次号予告に吉見昭一「腹菌類の構造」と銘打ったものだった。

残念ながら、この約束を先生は果たしてくれてはいないのだが、それは「松岡君、ぼくが書くときは少年少女向けの雑誌になったときにしてくれや」と言われたからでもあった。そうだとすると、約束を果たしていないのはぼくだということになる。先生、いつかはこの約束を果たしたいですね。

第四六四夜　二〇〇二年一月二五日

参照千夜

六五五夜：国木田独歩『武蔵野』

ぼ、ぼ、ぼくらは
少年探偵、デンキ団

実野恒久

乾電池あそび

保育社　一九八一

一点のダアリア複合体
その電燈の企画《プラン》なら
じつに九月の宝石である
その電燈の献策者に
わたくしは青い蕃茄《トマト》を贈る

宮沢賢治の『風景とオルゴール』の一節である。何も言うことはない。完璧だ。賢治はそもそもが『春と修羅』の冒頭で、「わたくしといふ現象は　仮定された有機交流電燈の　ひとつの青い照明です」と宣言していた〝電気者《でんきもの》〟なのである。これでわからない者にはできれば付き合いたくないが、そういう手合いにも少し忠告するのなら、『電線工夫』のこういう詩だろうか。

でんしんばしらの
きまぐれ碍子《がいし》の修繕者
雲とあめと　そのまっ下の
あなたに忠告いたします
それではまるでアラビヤ夜話のかたちです

ぼくが最初にクラブ活動に乗り出したのは小学校での電気倶楽部だった。家が大工の花井クンという同級生がいて、彼と谷利クンとの三人で電気を探検しようということになって、ひそかに結成した。電気の探検といっても乾電池で遊ぶか、コイルを巻くか、鉱石ラジオを作るか、そのたった三つだけの探検だ。しかしそれだけでも夢がいっぱいだった。

今晩、花井クンのところで集まるというだけで、われわれはメンロパークの魔術師の気分になれたのである。けれども、さあ何を作ろうかということになると、花井クンのお父さんがあっというまに箱を拵《こしら》えたり、その箱に重源《ちょうげん》の一輪車よろしく車をつけてくれるので（乾電池が入る祇園祭の鉾《ほこ》を作ってくれたのだ）、ぼくたちはそっちのほうに感嘆してしまって、実のところはついぞ目に見える成果に到達はしなかった。そういうぼくたちのへマを、四年から六年までを担任した吉見先生は、いつも「お前ら、電気クラブとちゃうなあ。電気クラゲやな」と笑っていた。

この電気倶楽部の集いの感覚は、その後のぼくを大きく変えた。実際にも鉱石ラジオに熱中したり、手製乾電池づくりに耽《ふけ》ったりという後日談もあるのだが、それよりなにより、電気的精神幾何学とでもいうものがその後もずうっとぼくを占めたのだ。そしてその挙句が、賢治の文学的乾電池とでもいうべきキラキラとの出会いなのである。これはもう電気雷鳴であった。いや、やっぱり電気クラゲだった。

こうした衝撃の後遺症はいつまでもやまないもので、「遊」創刊号に「電気式記憶物質館」や一〇〇五号に「電気十脳髄」という特集をつくったのも、このせいだった。つまりはこれらは小学校の乾電池遊びと宮沢賢治の後遺症だったのだ。

この一九七九年の「遊」一〇〇五号は、いま見てもおもしろい。冒頭に松岡桂吉君が撮りまくった夜陰の電信柱だけをずらりとレイアウトした。ついで日本にマイコン・ブーム（パソコンという言葉はなかった）をおこした慶應大学のロゲルギストであった高橋秀俊さんに「電気の光景」を語ってもらい、その電子に分け入って関英男さんに「超電子の動向」を、秋山邦晴さんに電子音楽論を、山口勝弘さんにエレクトロニック・アート論を披露してもらって、ここで真打登場である。電気が怖くてしかたがない中井英夫さんに「電気地獄草子」というエッセイを綴ってもらった。原稿依頼では桑沢デザイン研究所の写真科出身の田辺澄江が活躍した。

世の中には電気に慄《おのの》く一群がいるもので、三島由紀夫や中井英夫はその代表なのである。そのうえで、ぼく自身が「文学的電界の消息」という電気文学案内を書いてみた。ヴィリエ・ド・リラダン偽伯爵の『イシス』と『未来のイヴ』にひそむ電気的無常の案内に始まるもので、「電気には芳香と雑音と加速度が棲《す》んでいる」ということをなんとか告げたくて綴った。

これがぼくが初めて電気の恋を告白した文章なのである。小学校時代の電気倶楽部にもふれて、こんなことを書いた。

小学校の電気倶楽部のメンバーだったぼくは、丹羽保次郎の『電気をひらいた人々』やエジソンやフランクリンの自伝、青刷の広告ページの秘密めいた電気工具こそがおめあての「子供の科学」、配電図がいっぱいのラジオ雑誌などでさかんに電気的緊張に身を浸し、電気の芳香と雑音と加速度に溺《おぼ》れていた。大学時代には、ただただ電気事情の渦巻く現場の一端にかかわりたいというそれだけの目的で、照明技師のアルバイトにも精を出した（早稲田の劇団「素描座」に入ってアカリを担当した）。

　このような電気的半抽象劇場にかかわっている興奮にくらべると、友人たちが執心するジッドやら志賀直哉やら井上光晴やらの、つまり文学と称する界隈のなんと退屈に見えていたことか。バリアブル・コンデンサーの華厳経《けごんきよう》にも似た緻密な励起からみれば、トニオ・クレーゲルは二重コイルのない善財童子《ぜんざいどうじ》にすぎず、グレゴール・ザムザもまた電界を喪《うしな》った仮名乞児《かめいこつじ》にすぎなかった。しかし、その情意の起伏をしか知らぬとおもわれた文学が〝一人の宮沢賢治〟をもっていたことに遭遇して、ぼくはあらためて文学と言葉による半抽象劇場の愉快と可能性を告示されることになる。

　ぼくは手ひどい電気病に罹《かか》っていたわけである。犯人の一人が賢治であり、主治医が足穂であって、電気病棟でぼくを待ち受けているのがヴィリエ・ド・リラダンやマックス・エルンストやジャコモ・バッラであった。

　きっと病窓からは朔太郎が「青猫」と名付けたボギー電車のパンタグラフからスパークする電光が見え、どこかからは野川隆と北園克衛の「ゲエ・ギムギガム・プルルル・ギムゲム」という、GGPGの音が聞こえていたのであったろう。ぼくはそういう屋外の病室にいつづけたのであったが、しかし、この連中には共通する持ち物があった。

　それこそが「乾電池の夢」あるいは「いつか放電するための沈黙の装置」という名の

少年時代の記憶なのである。

なんだか勝手なことばかりを書いてしまったが、本書はこういう少年少女のための乾電池遊びの原点を告げて、正しくどぎまぎする夢を見るための一冊だった。

著者の実野《じつの》恒久《つねひさ》さんは、ぼくたちからすると理科工作の〝ガリレオ先生〟で、小学校の先生から大阪教育大や神戸女子大で理科教育を確立させた憧れの人である。『手作りおもちゃ』(保育社)、『電池とモーターを使った動くおもちゃ工作ヒント集』(黎明書房)などのほか、幼児に理科を遊ばせる『はてななるほどサイエンス』(保育社)というバイブルのようなシリーズがある。

こういう一冊に出会うたびに、少年はときめいたのだ。磁石がくっつけてきた砂鉄を指で擦《こす》り取るときの感触、ぐるぐる巻きにしたエナメル線の秘境のような光沢、ハンダ付けの甘く焦げた匂い、息を詰めているとぷうっと光を発した豆電球の光芒《こうぼう》、そうしたものが再来襲来して、いつもどぎまぎしてしまうのだ。賢治がこう書いていた。そいつらはきっと遠いギリヤークの電線に集められしものどもなのでありましょう、というふうに。

ふりかえってみると平成は「電子」の時代だが、昭和はまさしく「電気」の時代だったのである。ぼくだけが花井クンや谷利クンと乾電池遊びをしたのでなくて、みんなが二股《ふたまた》ソケットや停電や「明るいナショナル」とともに暮らしていて、街の電気屋さんは夜遅くまで店をあけていなければならなかったのである。そして、われら昭和少年たちは、ぼ、ぼ、ぼ、ぼくらが少年探偵電気団、だったのである。

第六一九夜　二〇〇二年九月十三日

参照千夜

九〇〇夜：宮沢賢治『銀河鉄道の夜』　一〇二二夜：三島由紀夫『絹と明察』　九五三夜：リラダン『未来のイヴ』　八六五夜：ジッド『狭き門』　一二三六夜：志賀直哉『暗夜行路』　八七九夜：稲垣足穂『一千一秒物語』　一二四六夜：エルンスト『百頭女』　六六五夜：萩原朔太郎『青猫』

昭和の戦後少年を
鳥とハダカで励ました爺さん

中西悟堂

かみなりさま

永田書房　一九八〇　日本図書センター「人間の記録11」　一九九七

比叡山《ひえいざん》に鳥の声を聴きにいったのは小学校五年の夏休みだった。昭和二九年（一九五四）のことだ。簡便なズック鞄《かばん》に、母が用意してくれた一泊用の薄い毛布やお菓子やおにぎりを入れて、見知らぬ小学生や中学生のグループに仲間入りした。

これが中西悟堂の「日本野鳥の会」主催の探鳥会だということはずっとあとになってわかったことで、そのときは比叡山にはブッポーソーと鳴く鳥がいるというくらいしか知らないままのキャーキャー参加だった（ブッポーソーはコノハズクのことだった）。ちょっと高い声で小柄な悟堂センセーが、「いいかね、鳥はね、耳で見るんだ」「目で聞くんだよ」「君たちはね、木になるんだ、わかったね」と言ったのが、なんだか天狗《てんぐ》の謎かけのようで、懐かしい。

その二十年前の昭和九年（一九三四）に、牧野富太郎と野尻抱影が「自然科学列車」を子供たちのために走らせたことを三四八夜に紹介した。「花の牧野」「星の抱影」「鳥の悟堂」なのである（ほかに虫ならば横山桐郎で、「虫の横山」と言われていた）。

その自然科学列車が走った同じ昭和九年の六月、中西悟堂は富士山麓《さんろく》の須走《すばしり》で、日本で初めての探鳥会を催した。当時の先駆的な鳥類研究者たちとともに、柳田國男、北原白秋、金田一京助らの文人を含めた三四人が参加した。それからまもなく悟堂は「日本野鳥の会」を発足させた。そういうものを作りたくて作ったのではなかった。

「日本野鳥の会」発足のやや意外な経緯はあとでふれることにするが、それはともかくその当時まで、日本ではバード・ウォッチングなんてする好事家《こうずか》なんてほとんど一人もいなかった。鳥を愛するといえば、家で鳥籠《とりかご》に飼っての愛鳥趣味をたのしんでいるばかり。悟堂はこれに反抗して「野の鳥は野に」と何度も言って、探鳥会を主宰した。その後の日本の野鳥ブームのすべては、この悟堂の行動に始まった。

私事の話になるが、呉服屋倒産の父が京都から拠点を移して引っ越したのは、横浜山手町の谷戸《やと》坂の途中にあるボロ洋館だった。高校一年のときだ。

京都とのあまりの環境のちがいがめずらしく、ぼくはやたらに周辺を歩きまわったのだけれど（ときどき竹刀《しない》なんぞをもって）、家から一番近い「港の見える丘」のすぐそばに古い洋館があり（当時は「港の見える丘」は茫々《ぼうぼう》たる草叢《くさむら》だった）、そこには日本人が住んでいるようだった。あのあたりは当時から洋館は多かったのだが、たいていは白いペンキの外国風の瀟洒《しょうしゃ》なものばかりで、その洋館だけが古そうで、時間も止まっていた。

何度かその前を通っているうちに、ふと表札を見ると「中西悟堂」とある。引っ越して一年以上もたってからのことだ。それまではまったく気がつかなかった。ああ、あの鳥のセンセーだと懐かしく、よほど覗いてみるか、「こんにちは」とでも言ってみたかったのが、その勇気がないままになった。それからしばらくしての昭和六十年（一九八五）、八九歳で悟堂センセーは逝ってしまった。ぼくが表札を見たころは七七歳か七八歳くらいのときだったろう。

その洋館で、悟堂センセーはどんな日々を送っていたのだろうか。八重子夫人によると、「家にいるときはいつも活字を離しませんでした」「日常生活のことはまったくできない人でした」ということらしい。長女が生まれたときは「自分が子供をもつなんて変な気持ちだ」と言い、夫人がケガをして病院から戻ってみると、子供がおなかを減らして泣いているので悟堂に「どうしたのよ？」と詰問すると、「鳥の餌のやりかたはわかるけれど、子供の食事のやりかたはわからない」と笑っていたそうだ。

贅沢に関心がなく、食事も生活も粗衣粗食をばかりよろこんでいた。日本はそういう悟堂を失ってみて、いろいろなことに気がついた。高度資本主義が蔓延し、環境破壊が進みすぎ、他人の言うことが信用できなくなってしまっている。温室効果ガスにあたふたし、金融証券にふりまわされ、家族間は分断し、無差別に人を殺したくなった。が、これらを大きく取り戻すには遅すぎる。

中西悟堂は何をしてみせたのか。日本自然保護協会の会長だった荒垣秀雄は、悟堂を「人類にして鳥類だった」とふりかえり（つまり日本のロプロプ鳥だったのだ！）、尾崎喜八は「悟堂には自然を引き付けるラジエーションやエマネーションがあった」と言った。

本書は自伝のような自伝でないような、まことに奔放なエッセイ集である。自伝としては別に「アニマ」に連載された『愛鳥自伝』上下（平凡社ライブラリー）というバッチリしたものがあって、これもけっこう奔放な書きっぷりではあるのだが（この本も紹介したかったが）、やはり自伝を意図しているのでそれなりに筋が通っている。ただし、『愛鳥自伝』は「日本野鳥の会」設立前後までしか扱っていない。

本書は話があちらに飛んだりこちらに舞ったりして、まさに鳥のようである。自分はぼんやり者で臆病には縁がないはずなのに、あるとき以来、雷だけが心底怖くなったというところから話が始まっていて、そのままあっというまに読ませるエピソードや人物評があちこち飛びながら綴られている。そこに痺《しび》れた。

とりわけ「自然」「環境」「健康」「東洋」についての悟堂の体験と見解は圧倒的だ。いま、日本は一方では長寿社会と言われ、他方では少子高齢化の社会と言われているのだが、悟堂はとっくの昔に、健康や長寿は必ず健康ノイローゼと健康アレルギーとなり、長寿さえ長寿ノイローゼ社会と長寿アレルギー社会をつくるだろうと喝破していたのだった。その悟堂が「かみなりさま」だけはほんとうに怖がっていたというのが、本書の愛嬌《あいきょう》なのである。

雷が怖くなったというのは、飯能《はんのう》の山寺に仮住まいをしていたときに閃光が走り、大音響とともに眼前の四尺の大樹が一挙に切り裂かれたのを体験したことによる。三十歳くらいのときのことらしい。悟堂センセーは呆然《ぼうぜん》と立ち尽くしたまま何もできない。それも直後の異常な静寂のなか、かえって恐怖が募ってきて体の震えがとまらなかったのだという。

ほとんど日本全国を歩いているセンセーは、越前の九頭竜川《くずりゅう》ではバッタリ大熊に出会ったことがあるそうで、そのとき熊は悠然と藪山《やぶやま》のほうへのしのし遠のいて行ってくれたので助かった。しかしそのときも、熊がいなくなってからのほうが怖かった。

それでセンセーは思い出す。かつて新潮社から「日本詩人」という雑誌が出ていて、そこで年刊のアンソロジーを出版した記念会を大森の料亭でやったとき、一気に大雷雨が襲来した。そのとき驚き慌てた一人の詩人が二階から階下に脱兎《だっと》のごとく駆け降りて、帳場格子の四角い穴に首だけ突っ込んでぶるぶる震えていた。それを笑っていた自分が、やがて極度の恐雷症になろうとは思わなかったというのだ。ちなみにその詩人は誰あろう、高村光太郎だった。

以来、悟堂センセーは雷のことを「かみなりさま」と言うことにした。「かみなり」なんて呼び捨てにはできない。しかし、いくら「かみなりさま」を重んじていても、自分はどこかで落雷で死ぬかもしれない。そういう宿命のようなものも感じた（悟堂の思想の根底には仏教が流れている）。そこで山歩きをするときは、魔法瓶のサックの中に「われここに死す」と、それだけを書いた遺書を入れておくことにもしたらしい。

なんだ、ただの怖がり親父じゃないか、ただの自然派じゃないか、だろうか。いや、そうじゃない。まったくそうじゃない。この風変わりな覚悟こそが中西悟堂の現代に対する警告なのである。そのことがわかるには、なんとも壮絶奔放な生涯をちょっと知らなくてはならない。

中西悟堂、本名は中西富嗣《とみつぐ》である。背が小さい。明治二八年（一八九五）に金沢の長町に生まれて、父親を日清戦争で失った。母親はそのショックなどで行方不明になってしまったので（実際には離縁だった）、三歳のときにはすでに両親がいなかった。その母を偲んで悟堂はのちに、「野分《のわき》して母はいづこにゐるますらむ」という句を作っている。

そういうこともあり、十歳で秩父の寺に預けられた。預けられただけでなく、徹底して修行させられた。一五〇日間にわたって座禅・滝行・断食をさせられた。が、これが悟堂の生涯の素地をつくった。二度も自殺をしたくなるような少年時代だったのだ。荒行を幼い少年に敢行させたのは、僧職者であった伯父《おじ》の中西悟玄で、悟堂にとってはこの悟玄が仏門タングステンおじさんだった。実際には養子となったので悟玄は義父になるのだが、悟堂にとってはたいそう自然禅っぽいタングステンおじさんだ。

養父でもある伯父は、やがて北多摩の深大寺《じんだいじ》(天台宗)に近い末寺の祇園寺の住職になった。そのため悟堂もそこに移った。まだ電気も来ていない土地で、大正四年に京王電鉄がやっと走り、そのあと寺の電気がようやくついた。悟堂はそこで得度《とくど》した。ところが伯父は結核になったため、あとを悟堂に託す。悟堂は普通中学から曹洞宗の中学(栴檀《せんだん》林《りん》)に編入した。十七歳だ。が、あまり学校へは行かずに、すぐに四国各地の寺を回って修行の真似事をした。

寺回りはそれなりに魂胆を鍛えたが、そのあいだ、知識への渇望のほうが募っていた。それで東京に戻ると、猛然と読書に耽った。思想・文学・宗教・哲学を東西を問わず読みまくっている。悟堂がわかったことは、「西洋文明では世界は絶対におかしくなる」ということだった。「西洋文明は仏教を学ばなければいかん」とも感じた。この判断は生涯、変わっていない。あまりに読書に耽ったので目を悪くして、それで徴兵検査が不合格になった。

　これは『愛鳥自伝』にもざっとは綴られていることだが、『かみなりさま』には、中学三年のときの或る人物との出会いが詳しく書いてある。

　悟堂はそのころベカ舟を漕《こ》ぐことに興味をおぼえ、京橋の築地川をお台場に向かっては冒険をしていた。山本周五郎の『青べか物語』（新潮文庫）とはだいぶん趣向がちがうけれど、少年にとってはわくわくする舟漕ぎだったのだろう。

　お台場に〝上陸〟してみると、そこに「陸軍師団司令部」という立札が立っている。老人が一人いるだけで、誰もいない。悟堂は老人と仲良くなって夜に及び、一緒に風呂を沸かして寝た。翌朝、この老人が台場守であることを知り、名前を聞いてみると表札を見ろという。「中西勝男」とあった。悟堂は驚いた。祖父中西綱之助の弟、つまり悟堂の大叔父だったのだ。

　大叔父のことはちょっとは祖母から聞いていた。西南戦争の田原坂《たばるざか》の戦いで、谷干城《たにかんじょう》麾下《きか》の抜刀隊の一人として西郷隆盛の軍勢の中に裸で切り込んだ勇猛無謀な男で、それなのに敵の西郷に心酔してのちのちまで「西郷さん、西郷さん」を口ぐせにしていたと、祖母が話していた。その後は紀尾井坂で大久保利通を暗殺したときに連判して、国事犯ともなっていたのだが、そのまま姿をくらまして消息不明だったのである。その大叔父が、いま、目の前にいる。

悟堂は自分の素性をあかし、ぼくは中西元治郎（悟玄）の養子になった富嗣ですと名のった。中西勝男も驚いた。驚いたが、この甥っ子が気にいった。

このくだりを悟堂は回顧しながら詳しく綴っているのだが、そのペンの勢いで、実は自分の義父の悟玄もそうとうに危険な男だったと、他の著書や自伝には書いていないことまで明かしている。悟玄は大隈重信の条約改正に憤慨し、大隈に投げる爆弾をアメリカで製造していたというのだ。それが発覚して、悟玄も国事犯になったらしい。

大叔父が大久保利通暗殺にかかわって、義父が大隈重信暗殺に絡んでいたとは、なんともずいぶん物騒な家系に育ったものだが、このあたりの血脈が悟堂の人生観の清冽《せいれつ》で豪胆な骨格をつくっていたのだろう。本人は「一家ことごとく大西郷崇拝だったのだ」とすました顔で書いている。なるほど悟堂は西郷からの流謫者《るたくしゃ》だったのだ。

ちなみにこのお台場体験は三ヵ月近くに及んだらしく、周囲では「神隠しにあった」と騒いでいた。当然だろう。しかし悟堂は中学生にしてそんなことは平ちゃらで、一冊だけ持参してきた高山樗牛《ちょぎゅう》の『日蓮上人』（博文館）をほとんど丸暗記するほどに、くりかえし読んでいた。こういう読書癖も生涯にわたって一貫している。

さて、そういう悟堂も二十歳になると、さすがに何かロマンチックなものが胸をちくちく刺しはじめた。そこで一念発起、やたらに短歌をつくった。曹洞宗旃壇林の四、五年生である。この学校は世田谷の三宿《みしゅく》にあって、ここがまたぼくがＭＡＣで父親の借金を返していたころの、おんぼろアパート三徳荘があったところだった。なんだかやっぱり縁がある。

その仏教中学の近くに岸田劉生《りゅうせい》がいた。劉生は二六歳で、すでに《切通しの写生》や《画家の妻》などで草土社ふうの画風を確立しつつあった。悟堂はしょっちゅう入りびたったようだ。何にでも手を出したい時期で、悟堂はここでは油絵にも好奇心をもって向かっている。

弁論大会にも出た。論題は「全人の生活」というもので、スウェーデンボルグとウィリアム・ブレイクの共通点を述べ、これに綱島梁川《つなしまりょうせん》（三四歳で夭折した宗教者）の見神論をちょっぴり交ぜたというものだったらしい。デモステネス賞をとったというのだから、きっと毅然《きぜん》としていたか傲然《ごうぜん》としていた演説だったのだろう。この演説大会で、のちに講談社の社長となる野間清治が「バカヤロー、黙れ」といった野次をとばしたらしく、それでも悟堂がまったく怯《ひる》まなかったことは、のちに野間も悟堂も述懐している。

けれどもこんなことばかりしていたのでは、学校での禅学や天台学の授業には身が入らない。案の定、悟堂は授業中にドストエフスキーの『カラマーゾフの兄弟』やメレジコフスキーの『先駆者』を読んでばかりいた。一方で短歌にも哲学にも精を出した。卒業すると、二七歳で詩集『東京市』を出した。これは白秋や犀星《さいせい》が褒めたと、自分で書いている。その後も『幽邃《ゆうすい》なる年齢』『閑雅な挿画』などという、ちょっとメランコリックな詩集を出したり、詩誌「極光」などを創刊している。

そういう詩人悟堂を、尾崎喜八は「多音多彩のモンスター」とか「暴れ狂うカルナヴァルの馬」と言い、萩原朔太郎は「電気花火の如く、阿片《あへん》喰いの夢の如く、奇異なる幻燈を見させる」と書き、ダダイストでアナーキストであった辻潤は「僕は茫然自失した。なんという君は馬鹿馬鹿しくも驚嘆に値する都会のエンサイクロペディヤを書き飛ばしたものか。君は生まれながらのダダイストだ」と驚いた。


悟堂は三十歳のときに僧職や仏教界から離れ（そもそも預けられて始まった仮僧形の日々だった）、北多摩の千歳《ちとせ》村（現在の世田谷区烏山）に一軒家を借りて住みはじめた。関東大震災後の大正十五年（一九二六）のことだ。

この時期のことは昭和三年出版の『藁屋と花』にも詳しく書かれている。ボロ家を提供したのは、武者小路実篤の「新しき村」に土地を世話した日向《ひゅうが》の米良重穂だった。近くにも米良一族の数戸があった。東京の郊外とはいえ、まだ荒地だらけである。だから、かなりの覚悟の生活だったようだ。三年半にわたって木食採食の日々を過ごした。

主食は水でこねた蕎麦粉、野草を塩で揉《も》んで食べた。素焼きの土鍋がひとつ。風呂は川ですまし、夏は麦藁帽をかぶりっぱなし。家の前の雑木林の一角に茣蓙《ござ》を敷き、老子や荘子、仏教書、ソロー、ホイットマン、エマーソン、タゴールを読んだ。それでもときどきは、近くに登山詩人の尾崎喜八やアナーキストの石川三四郎がいたので、尾崎とは山の話や尾崎が飼っていた犬のラーカスの話に興じ、石川のところを訪れてはクロポトキンの話に耽った。あとは付近の虫に親しんだ。

ぼくは冒頭に「星の抱影」「花の牧野」と並んで「虫の横山」のことにふれたけれど、悟堂の昆虫感覚はこの横山桐郎譲りのものだったようだ。わが少年期もそうだったけれど、当時は虫に親しむにはファーブルの『昆虫記』を読むか、横山桐郎の『虫』（弥生書院）や『虫の世界を訪ねて』（君見ずや出版）に首っぴきになるしかなかった時代なのだ。その横山は『優曇華《うどんげ》』という名著と、「虫は天才である」という名言を残して三九歳で早逝した。弟子に、ぼくも愛用していた『昆虫採集と標本製作法』（地球出版）の神谷一男たちがいる。

ともかくもスカンピンの悟堂は千歳烏山のボロ家でそういうことをしながら、何かにひたむきになろうとしていた。たとえば近くの藪を少しずつ拓《ひら》いていった。それが適当な広さの空地になると、周囲からテニスコートにしたいので使わせてくれという声がかかった。すでに東京人のレジャー感覚がそういうところへ来ていたのだ。が、悟堂はそういう連中のレジャーは納得できない。おまえらどこかで遊んでこいよ、向こうへ行けよという気持ちだったという。

ロハスなんてものじゃない。スローライフなんかじゃない。地域主義でもない。全身まみれの戦闘なのである。『定本野鳥記』(春秋社)や『鳥影抄』(星書房)では、この森林生活をへて感じたことを、「人類史の修羅のすさまじさを改めて透視図として見返す思いであった」と書いている。いいかえれば「無一物中無尽蔵」。

悟堂が虫に続いて鳥たちと深く親しんだのも、千歳村の三年半時代のことだったようだ。この経験はかなり本気なものに転じていった。すでに秩父の山奥で鳥たちの動静を感じていた悟堂ではあるが、今度は大いに親しみ、恋愛しつづけた。溺愛して、鳥を相手に喋《しゃべ》りまくるようになった。自然の鳥たちが都市文明のなかで飼い馴らされていることへの憤りも感じていた。

のっけから文明対決的なのだ。そこで、資本主義でも共産主義でもない社会を大河小説の中に仕立てようと決意して、昭和四年の十一月からは杉並の善福寺《ぜんぷくじ》のほうに移って執筆三昧に向かった。作家になるつもりもあったようだ。が、『ユピテル』と題したらしい大河小説の原稿(草稿?)を出版社に送ってみると、どこからも色よい返事がない。「だって女が一人も出てこないじゃないですか」というのだ。これで挫折した。

この三千枚におよぶという小説がどういうものなのかはぜひ知りたいのだが、よくわからない。横浜山手の家で原稿用紙を見たという小林照幸によると（悟堂の評伝『野の鳥は野に』新潮選書の著者）、五四人の僧侶が登場する仏教小説のようなものだったという。なるほど、さぞ奇《き》っ怪《かい》か、大言壮語か、とうてい読めない代物だったのだろう。

ということだったので、悟堂が善福寺に来たのは執筆のためでもあったのだが、鳥のことも放ってはおけない。小鳥屋から鳥たちを買い戻して、ばかでかい金網の柵を作るとそこに放した。金網には蔦《つた》を這《は》わせて猫除けにした。ヨシゴイ、ウ、チョウサギ、カラス、ムクドリ、オナガなどだったようだ。そのころの写真があるのだが、この鳥たちは家の中でもひょいひょい遊んでいる。「鳥語のひとつも話せないで、何が自然派か」というのが、悟堂センセーなのだ。

悟堂の放し飼いは評判を呼んだ。人の生活と鳥たちが共生していることが評判になった。「鳥は空間生活者であり、渡り鳥は地球規模生活者である。鳥は野にあるべし、鳥は野鳥であるべし」という哲学を披露したことも話題になった。

悟堂の家の近所に住んでいた東京女子大の英文学者の竹友藻風《そうふう》が、このことを柳田國男に話した。悟堂を世に知らしめるきっかけをつくったのは、この藻風と柳田である。柳田はさっそく悟堂の家を訪れて、その暮らしぶり、その思想ぶりにほとほと感心してしまった。チビのくせになんという大胆な暮らしぶりなのか。これこそ自然民俗学だと確信した。

そしてこのあとが、さきほどふれた昭和九年の話になっていく。当時の鳥類研究のトップにいた内田清之助が悟堂の鳥の哲学に共感して、「鳥の保護をしたいのだが、学者の書くものなんて世間が読まないので、ひとつ協力してほしい」と申し込んできた。内田は日本中の「籠の中の鳥」を放してしまいたかったらしい。柳田は柳田で「鳥の世界を一つの文化にするような雑誌を創刊してみてはどうか」と言ってきた。

悟堂は仏教小説のリベンジを果たしたかったので、まだこのような奨《すす》めには乗ってはいけない。けれども藻風が戸川秋骨《しゅうこつ》に伝え、柳田が泉鏡花に、鏡花が与謝野晶子へというふうに悟堂の話を広げていくうちに、公爵の鷹司信輔《たかつかさのぶすけ》（のちの明治神宮宮司）、新村出《しんむらいずる》、日本画家の荒木十畝《じっぽ》、山階芳麿《やましなよしまろ》（のちの山階鳥類研究所所長）、日本鳥学会会頭の黒田長礼《ながみち》などが、大いなるリスペクトをもって悟堂を全面包囲してしまった。悟堂は困った。しかし、そこまで言われては引き下がりはできない。

こうして昭和九年六月二日と翌日に、富士山麓の須走で日本最初の「探鳥会」が開かれ、そこに柳田や白秋や金田一京助らが駆けつけたという経緯になったのである。悟堂もここまで周囲が関心をもってくれるならというので、ついに「日本野鳥の会」の創立とその会長を引き受ける。やむなく引き受けたかっこうだ。

野鳥とともに悟堂の後半生が始まった。それがどういうものだったかといえば、半ばはハダカの人生で、半ばは野と鳥を遊び、半ばは西洋文明と闘い、半ばは勝手なことを書きまくるような、そんな後半生である。「日本野鳥の会」のリーダーとしてはまさに全国をくまなく歩き、多くの愛好者と山に入っていった。

小学生のぼくが比叡山に行ったのは、そういう少年少女のための探鳥会のひとつだった。かくてまたたくまに鳥に関しては何が何でも悟堂センセーに聞けばよいというふうにもなっていったのだが、ただ悟堂自身は愛鳥の動きが広がれば広がるほど、鳥をペットのように扱いたくなる者がふえることを憂い、またそれを「野鳥の会」の運営で管轄していくことに不安も不満ももっていたようだ。そこでハダカ一貫になった。

ハダカというのは、ほんとうに冬も夏も一年中をハダカ同然で暮らすのである。本書にも「ハダカ哲学」の一章があって、「厳寒はハダカのシュン（旬）である」に始まっている。昭和三九年には読売新聞がハダカで走る悟堂を写真入りで紹介し、昭和四四年の正月の朝日新聞には、ハダカのまま下駄《げた》履きで散歩する悟堂の写真が掲載された。

悟堂がハダカになったのは五十代からで、超多忙・超過労がたたって肺浸潤・関節炎・中耳炎・脳血栓・皮膚炎が続いてからのことである。そのころの短歌に、「不眠八日絶食十日なほ鳩とあそぶゆとりを慰むものか」「鋸《のこぎり》の目立てのごとき日を生きて心倚《よ》る土手の草あらあらし」などとある。生死をさまよったのだ。

これではいかんとずっと思っていた。あるとき、中仙道和田峠に探鳥をする会に参加する途中、急に雨が降ってきた。一行がずぶ濡れになったなか、思い切ってハダカになった。それがきっかけだったようだ。以来、年がら年中、鳥の探索のときはハダカを通した。

そのうち家でもハダカで過ごすようになり、サルマタ一丁で読書や執筆をしてみると、これがいい。気持ちもいいし、体の調子もぐんぐんよくなっていく。ついにハダカが普段着になった。さらには自ら名付けて「裸禅」という座禅にまで徹するようになった。

そのときの短歌が幾首ものこっている。

　　北斗さへ花の模様に見えきたるとき謎めきし天迫りくる
　　寒《かん》冴ゆる朝の裸坐なり蒼空が巨傘のごとき像なしてゆく

さて、そうなってみると周りが放っておかない。いまのマスメディアと同じで、健康術の秘訣を聞きたい、気温の激変にはどうしているのか、ハダカでいるならこういう食事をするといい、ハダカのままの外出は遠慮すべきだ、海外にもこういう例がある、乾布摩擦はしているのか云々かんぬん。

大半は興味本位だったが、なかには悟堂を納得させるものもあって、六五歳のとき、九州大学名誉教授でビタミンKの研究者として知られる後藤七郎が悟堂の身体データをすべて測定したいと申し出てきた。これには全面的に応じただけでなく、自身もビタミンKに強い関心をもつようになった。しかし悟堂は「健康法」というものがそもそも人間を迷わせるのだとも悟る。健康というコンセプトそのものが自我欲でしかないと達観する。「有所得《うしょとく》のこころはげしき音立てて崩るると思ふとき虹も消ゆ」（悟堂の短歌）なのだ。まさに、虹《にじ》さえ消えるという心境なのである。

こういう悟堂は圧倒的だ。しだいに「無常」を見据え、西洋文明だけでなく「文明」そのものを憂慮するようになっていく。

近未来についての警告もするようになった。こんな文章がある。「世界が今後コンピューターによる情報社会となればなるほど、人間はひまにならず却《かえ》って多忙と過労に追い廻されるだろうと私は思う。反対に機械革命が将来人間に莫大な余暇を与えると仮定しても、その余暇は私共がいま常識としている余暇とはまるで異質の余暇、すなわち地獄に隣する暗黒の余暇かもしれぬという予感は、すでに現在の事象の中にもちらちらしている。それが福祉と平和の道をどんでん返しにするかもしれない。あるいは今、人間は人間以外のものになりつつあるのかもしれない」。

恐ろしい警告だ。コンピュータが普及すればするほど、余暇は暗黒や憂鬱と隣りあわせになっていくだろうというのだ。今夜はこの警告をこそ伝えたくて、悟堂を千夜千冊してみた。もって、アキハバラに二トントラックを突入させ、登山ナイフで七人を殺傷した事件の直後に〝愛鳥ハダカ人生哲学〟の一端を贈ることになった。

第一二四七夜　二〇〇八年六月十二日

参照千夜

三四八夜：野尻抱影『日本の星』　一一四四夜：柳田國男『海上の道』　一〇四八夜：北原白秋『北原白秋集』　一二三八夜：オリヴァー・サックス『タングステンおじさん』二八夜：山本周五郎『虚空遍歴』　一一六七夜：西郷隆盛『西郷隆盛語録』　三二〇夜：岸田劉生『美の本体』　七四二夜：ブレイク『無心の歌・有心の歌』　九五〇夜：ドストエフスキー『カラマーゾフの兄弟』　八七〇夜：室生犀星『杏っ子』　六六五夜：萩原朔太郎『青猫』　一二七八夜：老子『老子』　七二六夜：荘子『荘子』　九一七夜：泉鏡花『日本橋』

「恐いもの」と「危ないもの」が少年にはゼッタイ必要である

市橋芳則

キャラメルの値段

河出書房新社　二〇〇二

名神小牧インターから名古屋高速に入ってしばらくすると師勝町《しかつ》（現在は北名古屋市）があって、歴史民俗資料館がある。別名「昭和日常博物館」といわれるほど、昭和の戦後社会を日用品で埋め尽くして懐かしい。

その資料館の学芸員である市橋芳則さんが本書の著者で、前著が『昭和路地裏大博覧会』（河出書房新社）、本書が『キャラメルの値段』、ほかに『昭和夏休み大全』（河出書房新社）がある。資料館に立ち寄ったときも目が子供時代の日光写真に舞い戻ってくらくらしたが、この三冊ともに実にうまい編集をしていて、何度でも目をとめて覗けるため、ぼくの時計の針はさらに戻ったままになる。

アートディレクターが写真をセピア調色ではなく、かなり赤く仕上げたのが絶好だった。あるいは資料館のライティングをそのまま撮影で生かしたのか。どちらにしてもこの赤すぎるカラー写真は、リヤカーやホーロー看板や貧しい茶の間を今日に映し伝えるに、まことに上々だった。

ぼくは昭和十九年の一月生まれだから、昭和三十年が十一歳である。京都は下京の新町松原の修徳小学校にいた。本書にあるように、この昭和三十年代はまだ十円で買えるものがいっぱいあった。

学校が終わると、校門の前ではたいてい変なおっさんが怪しげなものを売っていた。針金細工の鉄砲、ハッカのパイプ、粘土を入れて金をまぶして型をとると大判小判になるおもちゃ、安物の洋雑誌、竹ヒゴ模型、グロテスクな指人形、原色の袋の印刷が本物くさくない花火たち——。それらが十円だったかどうかはすっかり忘れたが、いや何も買わずにずうっと見ていただけなので値段は知らなかったのだが、おっさんの口上に酔って、似たものを家に戻ってつくろうとしては失敗していた。はっきりしているのは、あのおっさんこそは子供専門のフーテンの寅さんだったということだ。

学校からの帰りは市電に乗った。烏丸《からすま》松原からチンチン電車で烏丸二条の電停まで、そこで降りると二条通りの漢方薬屋の町並みを抜け、東洞院を下がって押小路に出る。荷台の大きい自転車、オート三輪、べったりしたスクーターがゆっくり走っていた。向こうからプープーとゴム喇叭《ラッパ》を鳴らしてくるのが自転車リヤカーの豆腐屋だ。

家に行き着く前に、高倉通りに入ったところに駄菓子屋がある。ここで買ってはいけませんと言われていた駄菓子屋だが、ほとんど毎日そこで足を止め、一ヵ月に一回くらいは禁を犯してアイキャン（アイスキャンデー）やらフーキャン（風船キャンデー）やら大きなポンポンせんべいを買った。十円もしなかった。

西岸良平《さいがんりょうへい》の『三丁目の夕日』というマンガがあって、たしか昭和四五年以降のマンガ誌に連載されたのだと思ったが、しきりに昭和三十年代の日本の横町の生活を描いていた。滝田ゆうほど下町主義ではなく、つげ義春ほど反社会な問題意識もなく、ただ自分が暮らした日々をそのまま描いていて、ぼくはこれを読むのが好きだった。

自分の子供時代の近所は懐かしい。町がレトロに想い出せるからではない。何もかも小さくて、ごちゃごちゃとして、それでいて銭湯のおやじも町工場の兄さんもパン屋のおばさんも、町の藪《やぶ》医者も小さな神社の神主も、みんなそれぞれがいっぱいだったのだ。モノとコトとヒトとが同寸だったのである。

それが五十年ほどで、すっかり変わった。ただひたすらに高度成長と安定成長とバブルを続けてきたせいで、中間個性ばかりを求める小じゃれた生活感覚と、どこでも同じパスタが食いたいなどという都市感覚のつまらぬ癒着によって、大事なものを次々に捨てきたようにしか思えない。

その大事なものが何なのかといえば、これがわかりにくいから捨てたのである。リヤカーやオート三輪や赤い郵便ポストが大事だというのではない。

そのようなものから変なおっさんの口上まで、夕方を知らせる豆腐屋から禁じられた駄菓子を口にしたい好奇心まで、あんまりきれいなので捨てられないチョコレートの銀紙からその家が捨てたゴミをバタ屋さんがきて丁寧に縛って積んでいく仕草《しぐさ》まで、それらが互いに妙に連なりあって辛うじて支えあっていた「わずかな近所」と「ちょっとした始末」と「誰かに叱られるかもしれない快楽」とが、なくなったのだ。モノとコトとヒトとの同寸の状態がなくなったのだ。

本書に登場する日用品にはたいしたものはない。相場を相対的に平均すれば必ずしも安くない。それでも食パンや渡辺のジュースの素《もと》や電車賃がすこしでも上がれば、それで十分に会話が成り立っていた。

われわれは昭和三十年代の「キャラメルの値段」を失ったのではない。われわれはもっと重要な「菫色《きんしょく》の選択力」を失ったのだ。

いったいいつから何を失ったのか、はっきり言えないが、おそらくは昭和三四年（一九五九）に尺貫法を廃止したときに、その後の歯止めの基盤を失ったのだ。皇太子と美智子さまの結婚の年である。ゴダールが《勝手にしやがれ》を撮り、ウィリアム・バロウズが『裸のランチ』を発表した年、「週刊現代」「週刊文春」「少年マガジン」「少年サンデー」が一緒に出た年、天覧試合で長嶋がサヨナラホームランを打った年だ。いま、美智子さまの正田《しょうだ》邸が壊されるというので人々がそれを見に行き、いま長嶋が「やっぱりぼくの野球の原点はあの、いわゆる天覧試合の、ひとつのサヨナラホームランですね」と言い切るこの年が、どうやら黄昏の昭和というものなのだ。

もちろん、そこから先でも歯止めを試みる機会はいくらもあった。ごくごく象徴的に言うことにするが、ひとつは昭和四六年（一九七一）のドルショックとスミソニアン体制への移行の時である。このとき円が初めて三六〇円から三〇八円に動いた。せっかくプリゴジンが『構造・安定性・ゆらぎ』（みすず書房）を書いたのに。ぼくが「遊」を創刊した年だったのに。

もうひとつは、ロッキード事件と毛沢東が死んで四人組が逮捕された昭和五一年やCNNが放送を開始して『なんとなく、クリスタル』と「フォーカス」が出版された昭和五五〜六年あたりがあやしいが、もっと端的にはゴルバチョフがソ連共産党書記長に就任して日本にエイズが到達した昭和六十年（一九八五）ではあるまいか。筑波万博が開かれ、テレビというテレビが「やらせ」に走り、パック・ジャーナリズムが大手を振った時期である。このあと日本はただただ傲慢になっていくばかり。「経済大国」や「生活大国」なんて、まったくふざけたスローガンだった。

なぜこんなことになったかといえば、「恐いもの」を除去し、摘発し、封じこめすぎたのである。それまでは町に不良やチンピラがいて、そういう場所はびくびくして歩いていた。通りにはなんちゃっておじさんもいたし、ときどきヤクザの兄ちゃんが尖った革靴で肩で風を切って歩いていた。自動車は汚れていたし、ゴミも散らかっていたし、煙草の吸殻も落ちていた。

そういうものが一掃されたのである。「恐いもの」「汚いもの」「危ないもの」が一掃されたのだ。代わりに何が浮上してきたかといえば、「安全」と「安心」がキャッチフレーズになった。通りの街灯が明るくなって、やがて監視カメラが付いた。食べてもらっては困るものを母親が注意しなくとも、成分でも賞味期限でも数字にあらわした。ついでに教師は手を上げることができず、父親はわが子を叱らない。上司は部下を罵倒しなくなった。これではどこにも歯止めはおこらない。

おまけにすべての歯止めの準備と計画は政府と官僚にまかせているのだから、その計画に対する文句は自分にも家にも学校にも会社にも戻らない。それで「自分探し」もないものだ。「国を憂う」もないものだ。こんな衛生無害な町と家と学校と仕事場では、そんなところで探した「自分」や「日本」など、おもしろかろうはずがない。

時代のなかでの「恐いもの」「汚いもの」「危ないもの」とは何か。自分や国家にとっての壊れやすさ《フラジリティ》を感じるものが、周辺や近所に目に見えて去来していることである。それを一掃しようと思ってはいけない。オウム真理教や阪神大震災のような膨らみすぎた恐怖がくるまで、「恐いもの」がないわけではない。いつだって、ちょっとしたところに何かの変調はおこるのだ。その変調は排除の対象とはかぎらない。キャラメルがどうしてもほしかったころの、あの価値とは何だったのだろうかということ、その具合に出入りしてみるということである。

第六七五夜　二〇〇二年十二月六日

参照千夜

九二一夜：つげ義春『ねじ式・紅い花』　八二二夜：ウィリアム・バロウズ『裸のランチ』　九〇九夜：プリゴジン『確実性の終焉』

十円玉を握れば
何だって想像できた日々

奥成達

駄菓子屋図鑑

ながたはるみ絵　飛鳥新社　一九九五

すぐに引用したくなる惹句《じゃっく》というものがある。そういう詩集もある。山口謙二郎装幀の『サボテン男』（思潮社）にはそんなフレーズが零《こぼ》れそうにぶらさがっていた。「サボテンの針を一本ずつ、ていねいに抜いている老婆がいた」というふうに始まって、それを見ていた男の髭がふえてきたので抜いていたら、自分が「サボテンに似ているとき」に終る。

奥成達はその『サボテン男』の詩人であって、ジャズ評論家で、トランペッターである。『ジャズ三度笠』（アグレマン社）というあっと驚くジャズ談義もあった。これには山下洋輔も平岡正明もタモリもカブトを脱いだ。それとともに『深夜酒場でフリーセッション』（晶文社）や、いま同人誌「ｇｕｉ」に長期連載中である北園克衛論のような時代を抉《えぐ》るプラスチック・ポエムな評論もある。

奥成はなにもかも早熟だった。昭和三六年に日本団地新聞の編集部、昭和四十年代はエスエス製薬宣伝部や「主婦と生活」編集部、昭和四五年すなわち一九七〇年にはタウン誌「東京25時」編集長をした。セルフ出版（のちの白夜書房）の「小説マガジン」の編集人は末井昭だが、編集長は奥成達なのである。白石かずこらとともに、ポエトリー・リーディングやツイスト・パーティも先頭を切っていたように憶う。

本書はそういうぼくと同世代の奥成が、昭和少年たちの駄菓子と遊びをとりあげた一冊で、ロングセラーとなった『遊び図鑑』（福音館書店）の続編になる。前著は遊びの歴史も追いかけていたが、この本はまさにわれらが昭和の気分を満喫させる。

こんなふうである。

地蔵盆ではニッキ棒をかじってもよかった。それを口に咥《くわ》えたときのシガシガ感はえらそうな気持ちがして、ぼくたちは子供マフィアや赤木圭一郎になった。

映画館に行くとラスクとイカの姿あげとピーナッツがあった。これを暗がりで食べるとき粗末な包装セロファンを破るのでクシャクシャと音がたつ。映画をだいなしにするほど大きな音だった。風船ガムは口が疲れた。けれども口が疲れるからあきらめられるわけはない。舌でじゅうぶんこねぐあいを見計らい、これをブーッとでかくする。ペシ

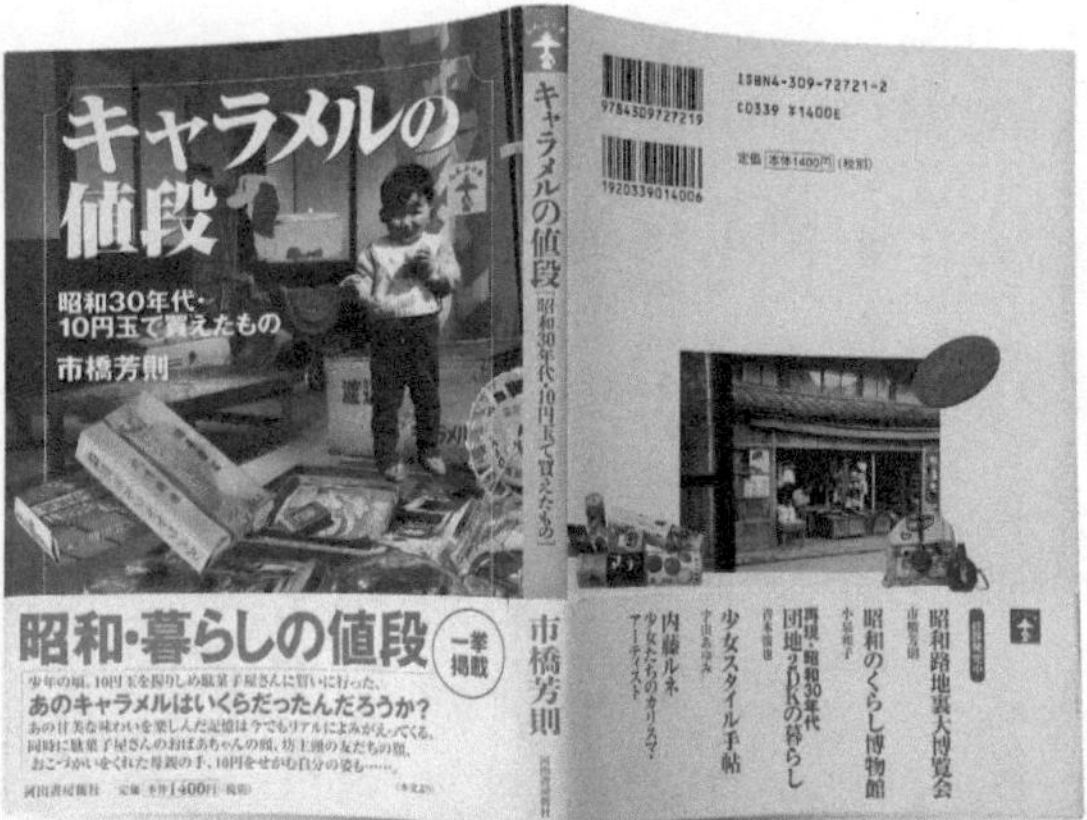

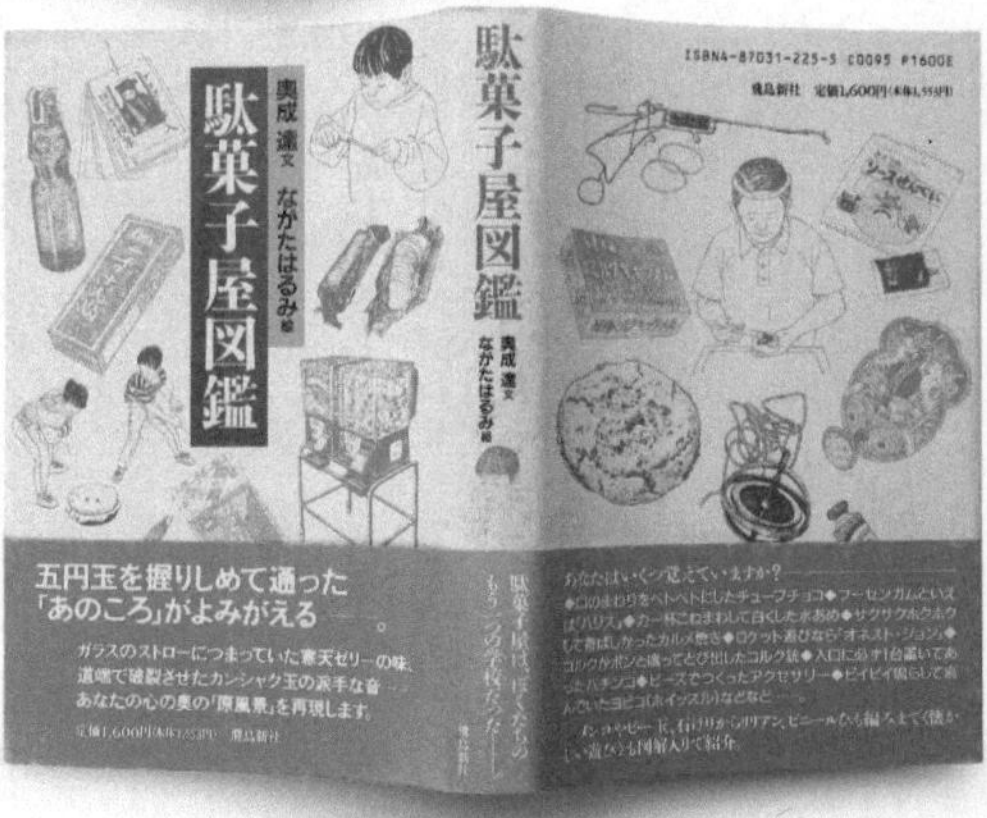

『キャラメルの値段』は「10円玉で何でも買えた昭和30年代」を、『駄菓子屋図鑑』は「5円玉を握りしめて通ったあのころ」を再現してくれる。恐いもの、危ないもの、妖しいもの、頼りなくて他愛もないものにこそ、少年少女は夢中になれたのだ。

ャッとつぶれると、すぐに唇のまわりの薄膜をなめまわして、また噛《か》んでいく。このゴムの感覚が忘れられないのだ。

銭湯にはフルーツ牛乳が待っていた。番台のおばさんにこれを渡すと、小さな棒ピンでフタを器用にあけてくれる。ポンと音がする。そのフタをもらってポケットに入れ、フルーツ牛乳をがぶがぶと飲む。おなじように太ったおじさんが裸のままフルーツ牛乳を飲み、ブフェーと言っている。ぼくたちもブフェーと言ってみた。フタは帰ってビスケットの箱に貯めていく。いつかワッペンに昇格するのだ。

学校の前では変なおっさんが鉄砲を売っていた。細い篠竹《しのたけ》でつくった山吹鉄砲には上下を赤と緑に着色した山吹玉をこめ、これを棒で押していくとポーンと音がする。この山吹玉のふっくらした感触がたまらない。輪ゴムを飛ばす針金鉄砲には安っぽいものからものすごくこみいった細工ものまでがあり、ぼくはその高級鉄砲のほうに憧れつづけたが、安物をじっと観察して帰ってから自分で手作りをした。ちっともうまく飛ばなかった。

もっとカッコいいおじさんは、地方によってはバクダンあられとよばれていた「ポン菓子屋」のおじさんだ。これは奥成達も書いているように魔法の大砲なのである。〝ポンのおじさん〟とは言っていたものの、実はドカーンというすごい音がする。するとぼくたちはあたりを駆けまわってどっと笑うのだ。

奥成もそう思っているはずだが、われらが昭和少年の駄菓子のような記憶の光景は、たんなるセピア色の思い出なのではない。そのいちいちはペンやキーボードによって言葉になり、クレヨンや色鉛筆や写真や絵筆によって視像とならなければならないものなのである。それはジャック・プレヴェールの『金色の老人と喪服の時計』（大和書房）が書きつけたことと、まったく同じものなのだ。

だから、青いペンキで塗りたくった水槽の海を自由に動きまわる樟脳船《しょうのう》は夜店だけで出会えるファンタジーで、エノケンがラジオでコマーシャルを唸っていた渡辺の粉末ジュースは台所に出現する南国だったのである。フルヤのウインターキャラメルには雪の味がして、缶入りのサクマ式ドロップはいつしかカラカラと音がしなくなり、その湿ったドロップを指で掻《か》き出すのがたいへんだったのだ。

ああ、なんとも頼りなく、なんとも他愛《たわい》ない。奥成はよくぞ、こういうものばかりを集めたものだ。さすがにサボテン男だ。

とりわけぼくをよろこばせたのは「三角乗り」を載せているところだった。三角乗りとは大人の自転車をサドルにまたがらずにお尻を浮かせてぐいぐい漕ぐことで、たいていの少年がこのサーカス体勢の冒険をしていたものだ。あの大人用の大きな自転車にしがみつくように乗っていたようなことを、いまぼくたちは何に向けてやっているのだろうか。

　本書は半分がながたはるみのイラストレーションで飾られている。図解的であって、かつその時代の感覚をぞんぶんに伝える。奥成達夫人である。二人の本は先にあげたもののほかにも、『昭和30年代スケッチブック』（いそっぷ社）、『昭和の子ども生活絵図鑑』（金の星社）、『なつかしの昭和30年代図鑑』（いそっぷ社）などがある。昭和三十（一九五五）年前後とは、ぼくの十一歳からのティーンエイジの日々のことである。

第二〇八夜　二〇〇一年一月十五日

参照千夜

七七一夜：平岡正明『新内的』　七八八夜：ジャック・プレヴェール『金色の老人と喪服の時計』

ぼくは幼稚園で
人生のすべてを教わったのだろうか

上笙一郎・山崎朋子

日本の幼稚園

理論社　一九六五　光文社文庫　一九八五　ちくま学芸文庫　一九九四

本書は、ある決断への踏み切り台をぼくに見えるようにしてくれた。その理由はあとで書く。

著者の一人の山崎朋子は、貧困のため海外に売られていった「からゆきさん」を綴った『サンダカン八番娼館』（筑摩書房→文春文庫）や、アジアの女性交流史を浮き彫りにした『愛と鮮血』（三省堂新書→光文社文庫）で有名な女性史研究者である。上笙《かみ》一郎は文化学院出身で、青地晨《しん》に師事した児童文化研究の第一人者で、童話や童謡についても多数の著書がある。二人は文字通りのパートナーとして本書を著した。二人は山崎が新宿の風月堂《ふうげつどう》でウェイトレスをしていたときに知りあった。

『日本の幼稚園』は一九六五年の上梓《じょうし》だからずいぶん前のことになる。本書を著したのは、本人たちの説明によると、二人に学歴がないせいか定職に恵まれぬ日々をおくっていたころで、それでも児童文化研究と女性史研究という情熱が漲《みなぎ》っていたという。

そこへ理論社の小宮山量平が熱い声をかけた。社長と編集長を兼ねていた小宮山は戦後日本の編集出版界の良心を証した人物の一人で、ぼくもその人となりについては下村寅太郎さんからときどき聞いていた。小宮山は二人に毎月印税を前払いし、二人はついに八〇〇枚にのぼる本書を書きあげた。題材もめずらしかったし、視点が深く斬新だったせいもあって、本書は翌年に毎日出版文化賞を受賞した。「子供たちの姿が見える幼児教育史」というのが受賞の理由だった。

理論社はいまでもがんばっている。児童書が多く、かつては灰谷健次郎の『兎の眼』がヒットした。「こどもがおとなにそだつ本。おとながこどもにかえる本。」がキャッチフレーズだ。

日本の幼稚園の歴史については、文献的には昭和九年の倉橋惣三・新庄よしこ『日本幼稚園史』（東洋図書・フレーベル館）と昭和二四年の古木弘造『幼児保育史』（巌松堂書店）が定番である。しかしこれらはいずれも明治初期だけを扱っていて、その後の流れがわからない。

ということは、戦後のベビーブームの段階で、日本はいまだ幼児教育の黎明期も変換期も独創期をもとらえなおしていなかったということになる。二人はそこを埋めた。埋めたばかりか、初めて日本の幼児が集って何をしてきたかという実態を、その学びと遊びの場をつくりあげた開拓者たちの意志と苦闘と工夫とともに、明治・大正・昭和戦前・昭和戦後の時を追って綴った。

読んでもらえばすぐわかるように、ここにとりあげられている二〇ほどの施設の開拓者たちには、われわれがふだんまったく置き忘れてきた勇気がある。

日本の最初の幼稚園はおそらく寺子屋のなかにある。それが明治に入って、京都の鴨《おう》東《とう》幼稚園、柳池《りゅうち》幼穉遊嬉場などの「子守学校」が登場し、さらに中村正直（敬宇）や関信三の肝煎《きもい》りで東京女子師範学校（お茶の水女子大）の付属施設が生まれると、やっと社会が幼児に目を向けるようになった。

保育内容として掲げられたのは「物品科」「美麗科」「知識科」の三つで、ここにフレーベルの「恩物」をヒントにした二十数種の科目指導がつくられた。とはいえ当然のことに、これらはエリートの幼稚園である。保母も藤田東湖の姪《めい》の豊田芙雄《ふゆ》に白羽の矢がたつなど、かなり教養のある女性があたった。

明治二十年代に入ると、民間の篤志家が幼稚園や保育所をつくる。けれども、誰が面倒をみるのか。新潟の東湊町に設立された「静修学校附設保育所」やアニー・ハウによる神戸の「頌栄《しようえい》保母伝習所」など、幼児教育を担ってもらう保母の育成からして、まだまだたいへんな仕事であったらしい。

明治のそのほかの私学創立運動の多くがそうであったように、クリスチャンが多いことも日本の幼稚園づくりの初期の特色のひとつだった。最も代表的なのは華族女学校に勤めていた野口幽香《ゆか》と森島峰（美根）がおこした「二葉幼稚園」で、最初は小さな借家で、ついでは当時の三大貧民窟といわれた四谷の鮫河橋《さめがはし》に移転した。貧民幼稚園のハシリとなった。ここには巌谷《いわや》小波《さざなみ》・下田歌子・津田梅子・羽仁もと子・瓜生繁子・安井てつなど、そのころの著名な婦人や新しい女が寄付者などとしてかかわった。野口は大正十一年に、母子ホームの先駆となった「母の家」もつくっている。

こうして日本の幼稚園は産声をあげていったのだが、いろいろ多様な困難に出会う。たとえば「おはなし」「おゆうぎ」などをドイツのフレーベル譲りのものにするかアメリカ幼児教育家譲りのものにするか議論が分かれ、結局は少しずつ日本の子供たちの実情にあったものに変えていくというような努力がなされていった。

岸辺福雄の「東洋幼稚園」、久留島武彦の「早蕨《さわらび》幼稚園」の章で詳しく紹介されている〝口演童話家〟の活躍などもそのひとつで、そこから〝桃太郎主義〟ともいうべき独特の幼児教育精神が育まれていったということなど、ぼくは本書を読むまでまったく知らなかった。つまりは和魂洋才の方針が幼稚園にまで及んでいたことになる。

その一方で、貧民の子や孤児を扱う幼稚園や施設などを独力でつくろうという草莽《そうもう》の志をもつ一群も登場してくる。橋詰せみ郎という不思議な名をもつジャーナリストを経験した人物がつくりあげた大阪の「家なき幼稚園」は、なかでも特異な方針をもっていた。一種の自然児教育というか、自然保育がモットーだった。橋詰が作詞して山田耕筰《こうさく》が作曲した「家なき幼稚園の歌」は、こんな歌詞になっている。

天地のあいだが　おへやです
山と川とが　お庭です
みなみな愉快に　遊びましょう
大きな声で　うたいましょう
わたしがへやは　大きいな
わたしが庭は　ひィろいな
町の子どもは　気のどくな
お籠のなかの　鳥のよう

大正年間、橋詰の「家なき幼稚園」は七園まで広がった。それでも実際には中間層の家の子が圧倒的に多く、本来の自然保育が進んだというわけではなかったらしい。かくて社会事業的なセツルメントの運動と幼稚園が結びつく時期がやってくる。大阪の北市民館を実質的に育てた志賀志那人はそうした活動の原点をつくった。それまで分散していた保母たちも初めて協同活動の実感をもっていく。

昭和に入ると、保育内容は「遊戯」「唱歌」「談話」「手技」「観察」を中心に、そこに郊外保育・園芸・読み方・体育を加えてバランスをとるようになった。それが十年代をすぎて国家主義やファシズムや天皇主義が強くなってきて、これが学校教育に及ぶにつれ、幼児教育も「躾《しつけ》」の強化に向かっていった。昭和十八(一九四三)年には戦時託児所に切り替えるところが多くなった。

戦後の幼児教育は未曾有《みぞう》の前途多難のままの再出発である。栄養不良・食料不足・発育低下が幼児を襲うなか、政府はGHQの物資援助のもと、生活保護法・教育基本法・学校教育法・児童福祉法をたてつづけに組み立て、まずは小学校の、そのうえでの幼稚園の保護に向かった。けれども当初は戦争によって著しくふえた母子家庭の困窮には手がほとんどまわらず、多くの学童の長欠不就学を余儀なくされた。

一九五〇年代は朝鮮戦争特需もおこるのだが、実際には浮浪児や不良少年の増加や人身売買に歯止めがかからない。憲章や保育要領などで打開をはかるものの、たとえば厚生省が「保育が欠ける児童」こそ救済されるという方針に偏ったため、事態はいっこうに改善できないままだった。このような事態は六〇年代の高度成長期にもなだれこんでいて、一九六三年にまとめられた「児童福祉白書」には「わが国の児童はいまや危機的段階におかれている」と書かざるをえなかった。

急速な経済成長では、日本の幼保状態はまったく改善できなかったのである。農村の軽視、団地の拡大、工業地帯の増大は、かえって「鍵《かぎ》っ子」をふやし、地方保育の劣化を招くばかりだったのだ。幼児も児童も「テレビ漬け」にされていく。

本書はこうした実情を詳しく報告するというより、ユニークな幼稚園活動に注目するほうを選んでいるのだけれど、いったい何がこうした長きにわたる停滞と偏向を打破するブレークスルーになったのかということは、やはり気になってくる。昭和戦後の児童教育を受けて育ったぼくとしては、その恩恵を享受しておけばいい、ということにはならない。それというのも、その後の日本の保幼一体の充実は、はたして日本をもっと痛快にしてくれるのか、いささか心もとないからである。

ロバート・フルガムに『人生に必要な知恵はすべて幼稚園の砂場で学んだ』(河出文庫)というロングセラー本がある。牧師さんが綴っただけあって、そこそこ心温まるところが少なくないのだが、話がよくできすぎている。ぼくが幼稚園児に向けたいこととは、いささか違っていた。

というわけで、本書にはいくつもの幼稚園と設立者の例が登場してくるのだが、ぼくはこれらのトピックを次々に集めた幼稚園史を読むうちに、自分から一番遠い活動を見ているような気になってしまったのだ。これをなんとか、自分の内側に一番近いものとするにはどうすればいいのか。そのことについて少しだけ書いてみたい。

ぼくには子供がいないのだが、ずうっと子供のことが気になってきた。数年前には、自分の仕事の半分くらいをいずれ子供向けにしたいと、あるところに宣言したこともあった。かつて「遊」をつくっていたときも、何度か「こども遊」をつくりたいと思ったし、ある時期は数十組の親子が集まっている小田原の施設で、親子両方に同じ話を語ってみるという試みもした。リンゴを両側から齧《かじ》っているような、望遠鏡を何度もひっくりかえしながら見ているような、なんともいえない充実感があった。

そのうち幼児や子供のためには、思い切ってオトナたちがオトナの苦闘をストレートに告白するべきではないかと思うようになった。方針はただひとつ、できるだけ隠しだてをしないということだ。

そこで、たとえばラグビーの平尾誠二、ファッションモデルの山口小夜子、格闘技の前田日明《あきら》、狂言の野村万之丞、写真家の十文字美信《びしん》、レーサーの鈴木亜久里《あぐり》、和太鼓の池田美由紀などの十数人が、自主的に語り部チームを組んで、地域の子供たちが集まっているところへ二、三人ずつが赴いて、「ねえ、ラグビーっていうのはここが辛いんだ」「格闘技といっても心の迷いとの闘いがたいへんなんだ」「ファッションを着るにはクジラや山を着るつもりにならなければいけないのよ」といった話をするのはどうかと、そんなプランが浮かんできた。

まだこのプランは実行していないのだけれど、いつかはぼくが声をかけやすいこうした連中に、「大人が子供にホントーの告白をする集い」のようなことを頼みたいとおもっている。

少年も少女も、子供はオトナたちの社会のたいていのことをうすうす感知しているはずである。とくに大人の「したり顔」や「その場しのぎ」を見抜いている。オトナたちどうしが逃げの手を打ちながら会話していることも全部知っている。それどころか「せつなさ」や「はかなさ」だってわかっていて、小さな胸を疼《うず》かせ、心を傷めもしているはずなのである。

だからオトナは子供に向かってはフルバージョンでかかわる必要がある。それどころか、きっとオトナどうしでは交わせない本音をこそ告げてあげるべきなのだ。

このように、ぼくには子供との接触はふつうには考えられないほどに決断が必要なのである。もっと気楽でいいのにという声が聞こえてきそうであるが、こんなふうにならざるをえないのだ。この決断感覚が、かつて本書を読んだ感想につながっていた。

思い返してみれば、ぼくは幼稚園に途中編入したその日に、これはオトナ社会に連れ去られてきたぞと感じたものだった。少しはウキウキもしていたのだろうが、それより「変な感じ」のところに突っ込まれたという思いのほうが強かった。

その東華幼稚園という社会は、クマガイ先生というとても優しい大姉さんとヨコシマタカコちゃんといういしきりにぼくを庇《かば》う小姉さんがいて、なんらの瑕疵《かし》があったわけでもないのだが（それどころか、とてもすばらしい共同体だったのだが）、けれどもそのように万端用意されているというそのことが、すでに幼児者からの切断だったのである。もう逃げられはしない。それからの日々は万端用意の社会との葛藤に突入なのである。

むろんそんなことはみんな甘受することだから仕方がないことではあるけれど、それでどうなっていくかといえば、子供たちはオトナのそぶりを忌まわしいモデルだと了解しながらも、そこに染まり、そこから離れ、そこを踏み台にして勝手な社会に遊び呆《ほう》けることになるわけだ。

そういう引き返しのきかなくなった子供なりのシミュレーションの連打の渦中、この盲目の熱中の目をさまさせてくれるのは、母が見せた涙や先生たちの警告や悲しい童謡の歌詞のような、つまりは大人の本気の吐露《とろ》だったのである。ぼく自身が子供として憶えているのは、この一瞬にこそやっと擬似子供らしさからの解放が感じられたということだった。

だからできれば、オトナになってしまっているぼくは子供たちには「本気の困惑」をぶつけたいと思うのだ。子供も憂鬱になっていいんだよと言いたいのだ。しかしながらいまのところはそれをどのような機会にぶつけたらよいものやら、まだ隔靴《かっか》掻痒《そうよう》の感触の中にいる。

ぼく自身が子供を育てたことがないせいなのだろうか。じゃあ松岡さんも子供をつくったらと女友達に言われることも多く、「大丈夫よ、まにあうわよ。それはさ、松岡さんが問題なんじゃなくて受け止める女のほうがしっかりしてさえいればいいんだから」と、まるでぼくの甲斐性《かいしょう》なんて歯牙《しが》にもかけずに叱咤《しった》されもするのだが、ま、そういう問題だけでもないだろう。

ともかくも「こども」はぼくの「失望」の裏返しのものになりすぎてしまっている。きっとこれではまずいのだろうが、しかしながらぼくのなかに少しずつある決断が姿をあらわしはじめていることも事実なのである。あのスティーヴン・キングすら書いているように、子供時代で一番大切なことがおこるのはせいぜい二日間なのだ。この二日間を存分にさせてあげたい。それでも何かが決定的に不足しているなら、いっそのこと有島武郎の『小さき者へ』や野口雨情の童謡に戻るばかりなのである。

第五六二夜　二〇〇二年六月十九日

参照千夜

一一〇九夜：十文字美信『澄み透った闇』　八二七夜：スティーヴン・キング『スタンド・バイ・ミー』　六五〇夜：有島武郎『小さき者へ』　七〇〇夜：野口雨情『野口雨情詩集』

追伸

少年の想像力と悪だくみ

表題の『少年の憂鬱』は、たんに「憂鬱な少年」のカルテをお目にかけるなどということではない。そんな病跡記《パトグラフィ》をあらわしたいのではなく、洋の東西の少年にひそむ葛藤や憂鬱を、長じたオトナたちがどんなふうに振り返り、どんな物語にしていったのか、その吐息のようなものを案内したかった。

第一章「失われた時へ」は、プルーストからカポーティに及ぶ作家たちが覗《のぞ》きこんだ「絶対少年が失ったものは何だったのか」ということを、プレヴェールと中勘助と啄木の瑞々《みずみず》しくも痛い表現力を借りて追慕できるようにした。少々、どぎまぎしていただきたい。第二章「幼な心の秘密」は、そうした絶対少年たちはそもそも何をめざしていたのかということを、なぜ無謀な冒険が好きなのかということを、ハックルベリイや十五少年やコパフィールドやピノッキオの動向に、さぐっておいた。幼な心は失うことによって支えられているものなのだ。

男というもの、いつまでも少年でありたいと思い、いつまでたっても自分の中の少年性を抜けきれないでいる変な奴である。なぜそんなふうなのかというと、かつて眺めたオトナたちがつまらなく（しょぼく）、このまま自分がオトナになったら辻褄《つじつま》があわない（ワリがあわない）と感じてきたからだ。第三章「大人になりたくない」では、そうした反オトナや逆オトナとしてのハインリッヒ・オフターディンゲンやピーター・パンの別国憧憬感覚を、オトナになってしまったノヴァーリスやメーテルリンクが極上の宿命説話にしてみせたものを加味して、並べてみた。

しかし、ここまではまだしも純朴《ピュア》なのである。少年は実は内心で何を妄想しているのかわからない悪童でもあった。世の女性諸姉もお母さんがたも、いったい男の子は何を考えているんだろうと疑問をもったと思うけれど、第四章「菫色の悪だくみ」では、そういう少年の妄想がどんな顚末《てんまつ》になっているのか、その不埒《ふらち》なコンテキストを赤裸々にした作品を選んだ。『デミアン』『ブリキの太鼓』『蠅の王』『スタンド・バイ・ミー』はいずれもそういう少年の正体を暴いている傑作であり、『マルドロールの歌』『ドリアン・グレイの肖像《み》』『泥棒日記』はそれらがいつまでも男の正体を蝕《むしば》んでいることを告げる衝撃力に充ちている。

一方、「真相を知りたがり、そのくせいつも妄想に走っている」というアンビバレントな少年像の中には、その半面、哀切というものが横溢《おういつ》する。第五章「憂鬱も悲哀も憧憬も」は、このことを雨情と白秋の泣きたくなるような童謡で感じてもらうために、意外なキリコの幻想譚と有島武郎の痛哭《つうこく》を挟んでおいた。

　最後の第六章「わが少年期の日々」は、ぼく自身の昭和少年時代にどんな近所の光景が走馬灯していたのかという、おまけの一章だ。谷内六郎の絵やチャンバラごっこや駄菓子屋に少しだけ足をとめてみてほしい。日本野鳥の会をおこした中西悟堂の波瀾万丈の日々を織りこんである。

　昭和十九年生まれのぼくは、十歳のときが一九五四年である。第五福竜丸がビキニの水爆実験で被曝《ひばく》し、黒沢の《七人の侍》と溝口の《山椒大夫》がベネチア映画祭で銀獅子賞をとった年だ。ぼくにとっては力道山がシャープ兄弟に空手チョップで立ち向かい、《ゴジラ》が封切りされた年だった。何の贅沢《ぜいたく》もない日々だったけれど、十円玉を握りしめればそれでセカイとわたりあえると思っていた。少年の憂鬱は駄菓子屋の愉快でもあったのである。

松岡正剛

千夜千冊
EDITION

「千夜千冊エディション」は、2000年からスタートした
松岡正剛のブックナビゲーションサイト「千夜千冊」を大幅に加筆修正のうえ、
テーマ別の「見方」と「読み方」で独自に構成・設計する文庫オリジナルのシリーズです。

執筆構成：松岡正剛
編集制作：太田香保、寺平賢司、大音美弥子
造本設計：町口覚
意匠作図：浅田農
口絵撮影：熊谷聖司
編集協力：清塚なずな、編集工学研究所
制作設営：和泉佳奈子

松岡正剛の千夜千冊　https://1000ya.isis.ne.jp/

千《せん》夜《や》千冊《せんさつ》エディション

少《しょう》年《ねん》の憂《ゆう》鬱《うつ》

松岡《まつおか》正《せい》剛《ごう》

平成30年 10月25日　初版発行
令和 6 年 8 月30日　3 版発行

発行者●山下直久

発行●株式会社KADOKAWA
〒102-8177　東京都千代田区富士見2-13-3
電話　0570-002-301（ナビダイヤル）

角川文庫 21249

印刷所●株式会社KADOKAWA
製本所●株式会社KADOKAWA

表紙画●和田三造

●お問い合わせ
https://www.kadokawa.co.jp/（「お問い合わせ」へお進みください）
※内容によっては、お答えできない場合があります。
※サポートは日本国内のみとさせていただきます。
※Japanese text only

ISBN 978-4-04-400414-9　C0195

◆◇◇

角川文庫発刊に際して

角川源義

第二次世界大戦の敗北は、軍事力の敗北であった以上に、私たちの若い文化力の敗退であった。私たちの文化が戦争に対して如何に無力であり、単なるあだ花に過ぎなかったかを、私たちは身を以て体験し痛感した。西洋近代文化の摂取にとって、明治以後八十年の歳月は決して短かすぎたとは言えない。にもかかわらず、近代文化の伝統を確立し、自由な批判と柔軟な良識に富む文化層として自らを形成することに私たちは失敗して来た。そしてこれは、各層への文化の普及滲透を任務とする出版人の責任でもあった。

一九四五年以来、私たちは再び振出しに戻り、第一歩から踏み出すことを余儀なくされた。これは大きな不幸ではあるが、反面、これまでの混沌・未熟・歪曲の中にあった我が国の文化に秩序と確たる基礎を齎らすためには絶好の機会でもある。角川書店は、このような祖国の文化的危機にあたり、微力をも顧みず再建の礎石たるべき抱負と決意とをもって出発したが、ここに創立以来の念願を果すべく角川文庫を発刊する。これまで刊行されたあらゆる全集叢書文庫類の長所と短所とを検討し、古今東西の不朽の典籍を、良心的編集のもとに、廉価に、そして書架にふさわしい美本として、多くのひとびとに提供しようとする。しかし私たちは徒らに百科全書的な知識のジレッタントを作ることを目的とせず、あくまで祖国の文化に秩序と再建への道を示し、この文庫を角川書店の栄ある事業として、今後永久に継続発展せしめ、学芸と教養との殿堂として大成せんことを期したい。多くの読書子の愛情ある忠言と支持とによって、この希望と抱負とを完遂せしめられんことを願う。

一九四九年五月三日

角川ソフィア文庫ベストセラー

新版 遠野物語
付・遠野物語拾遺
柳田国男

雪女や河童の話、正月行事や狼たちの生態——。遠野郷（岩手県）には、怪異や伝説、古くからの習俗が、なぜかたくさん眠っていた。日本の原風景を描く日本民俗学の金字塔。年譜・索引・地図付き。

日本の昔話
柳田国男

「藁しび長者」「狐の恩返し」など日本各地に伝わる昔話106篇を美しい日本語で綴った名著。「むかしむかしあるところに——」からはじまる誰もが聞きなれた昔話の世界に日本人の心の原風景が見えてくる。

日本の伝説
柳田国男

伝説はどのようにして日本に芽生え、育ってきたのか。「咳のおば様」「片目の魚」「山の背くらべ」「伝説と児童」ほか、柳田の貴重な伝説研究の成果をまとめた入門書。名著『日本の昔話』の姉妹編。

妹の力
柳田国男

かつて女性は神秘の力を持つとされ、祭祀を取り仕切っていた。預言者となった妻、鬼になった妹——女性たちに託されていたものとは何か。全国の民間伝承や神話を検証し、その役割と日本人固有の心理を探る。

桃太郎の誕生
柳田国男

「おじいさんは山へ木をきりに、おばあさんは川に洗濯へ——」。誰もが一度は聞いた桃太郎の話。そこには神話時代の謎が秘められていた。昔話の構造や分布などを科学的に分析し、日本民族固有の信仰を見出す。

角川ソフィア文庫ベストセラー

小さき者の声
柳田国男傑作選

柳田国男

表題作のほか「こども風土記」「母の手毬歌」「野草雑記」「野鳥雑記」「木綿以前の事」の全6作品を一冊に収録！　柳田が終生持ち続けた幼少期の直感やみずみずしい感性、対象への鋭敏な観察眼が伝わる傑作選。

死なないでいる理由

鷲田清一

〈わたし〉が他者の思いの宛先でなくなったとき、ひとは〈わたし〉を喪い、存在しなくなる――。現代社会が抱え込む、生きること、老いることの意味、そして〈いのち〉のあり方を滋味深く綴る。

大事なものは見えにくい

鷲田清一

ひとは他者とのインターディペンデンス（相互依存）でなりたっている。「わたし」の生も死も、在ることの理由も、他者とのつながりのなかにある。日常の隙間からの「問い」と向き合う、鷲田哲学の真骨頂。

まなざしの記憶

鷲田清一
写／植田正治

新たな思考の地平を切りひらく〈試み〉として、エッセイを表現手法としてきた鷲田哲学。その臨床哲学からのやわらかな思索が、植田正治の写真世界と深く共振し、響き合う。注目のやさしい哲学エッセイ。

人生はいつもちぐはぐ

鷲田清一

生きることの機微をめぐる思考が、日々の出会いやエピソード、遠い日の記憶から立ち上がる。まなび、いのち、痛み、しあわせ、自由、弱さ――。身近なことばを起点としてのびやかに広がってゆく哲学エッセイ。

長寿の国を診る

大島伸一
Shinichi OHSHIMA
著◉国立長寿医療研究センター名誉総長

風媒社

はじめに

七十一歳になった。恐ろしいことである。祖父も父も五十代の前半で亡くなっているから、七十を超えて生きるなど、想像や予測を超えていた。

だからだと思う。人生を考え、生き方を考えるようになってからは、五十代を終わりとした人生を設計してきた。

医師になった二十四歳の時、医師人生を次のように設計した。最初の十年は自らが学ぶ時期、次の十年は自ら身につけた知識・技術を駆使する時期、最後の十年は自ら得たものを次に伝える時期。五十代半ばには完成するはずであり、ことは設計どおりに進んだ。

学生時代、落ちこぼれに近い生活を送っていた私は、医師になってから変わった。立てた計画のもとに、着実に確実に泌尿器外科医として研鑽を積み、実力をつけ実績を挙げ、医師としての人生を予定どおり達成した。その後は、人生設計とか将来計画とかを考えないことにした。五十代、六十代と予期せぬ人生の転機を迎え、その都度、与えられた職責を果たすことに邁進してきた。退職して七十代になった今、ちょっと戸惑っている。これからの人生をどう生きるのか、先のことはわからんなあというのが正直なところだ。

本書は、二〇〇五年一月から二〇一三年十二月までの九年間にわたって「中日新聞」に連載した「長寿の国を診る」をもとに編集したものである。

私は一九七〇年に医師となり、社会保険中京病院に研修医として就職し二十七年間を勤めた。そして、一九九七年に、社会保険中京病院から名古屋大学へ移り、二〇〇四年に、わが国で六番目のナショナルセンターである国立長寿医療センター（現、国立研究開発法人国立長寿医療研究センター）の設立と同時に異動した。泌尿器外科医であった私が、高齢者医療の研究施設へというのはまったく考えの及ばぬことであり、当初話があったときには相応の抵抗をしてもみた。とどのつまり、何かがこのような流れのなかに、私を引き込んだのだろうと思う一方で、面白い人生ではないか、外科医としての賞味期限も切れかけていると、人ごとのように見ている自分もいた。

高齢化が急速に進むなかでナショナルセンターである長寿医療センターは、この状況をどうとらえ、どう対応してゆくのか、「中日新聞」の当時の編集局長の志村清一さんから書かないかという話をいただいたのは、その年の暮れのことである。

コラムの執筆にあたって志村さんは、現実に起こっていることを素材として、そのことの意味は何か、何が問題か、どうすればよいかまで、私見をはっきりと述べる、という注文をつけられた。何をどう書くかはまったく私の自由でよいということであった。私は医師であり、長寿医療センターの総長という立場である。超高齢社会における医療の動向とあり方を切り口にすること、何者にも媚びない、驕らない、逃げないという態度で執筆しようということだけを決めた。

今回、読み返してみて感じたのは、十年たった今も、これからの日本が未曾有の超高齢社会を形成すること、そのような社会が一体どんな社会になるか、大変な時代、社会に向かうということ以外には、未だに社会の全体像が見えていないということである。しかし問題の深刻さとその解決の方向性については当時に比べると明確に浮かびでてきている。

「長寿の国を診る」というタイトルはすでに用意されており、私のやる気に火をつけてくれた。連載は二〇一三年十二月まで百八回、一度も休むことなく続けたが、私が脳梗塞で倒れ執筆ができなくなったことを機に終了となった。奇しくも除夜の鐘をつき終わったような心境である。その翌年の三月には国立長寿医療研究センターを退職する予定だったので、よい潮時でもあった。

連載は、超高齢社会という社会の劇的な変化と、それに伴う問題が表面化してくるという、時代の流れにのっていたということもあるのだろう。連載中は、多くの方から激励や応援をいただいた。

これから日本はどうなるのか。ことはますますはっきりとしてきている。そう、都会だろうと田舎だろうと、深刻さは変わらない。八十歳を超えて独居になってどう生活してゆくのか。社会保障関連だけを見ても、ひと、もの、かね、どれも足らない、足らないばかりで成長、成長という掛け声が空しく響く。独居となって一人で生きてゆけるのか。不備や不満を言っているだけなら、滅亡への道を覚悟すればいい。

本書で何度も繰り返し述べているが、やるべきことは、たとえ一人になっても住み慣れたところで最後まで全うできる地域づくり、街づくりしかない。地域ごとの特徴を生かして、その地域の総力を挙げて自分たちの街をつくりあげることである。これまでのやり方や習慣にとらわれることなく、日本に生まれ、この地域に住み、育ち、良い人生だったと死んでゆける街をつくることである。これまでの行政の手法や習慣では乗り切れないことを覚悟して進むことである。それ以外に方法はないと思う。

ドラッカーは、「日本が迎えているのは危機ではない、変化である」という言葉を（ドラッカーの遺言）残して亡くなったが（二〇〇五年十一月没）、今、日本は迎えている変化を危機にするかどうかという正念場に差しかかっている。どこも経験したことのない世界一の高齢大国がどのような答えを出すのか。世界中が注目しているのである。

長寿の国を診る　目次

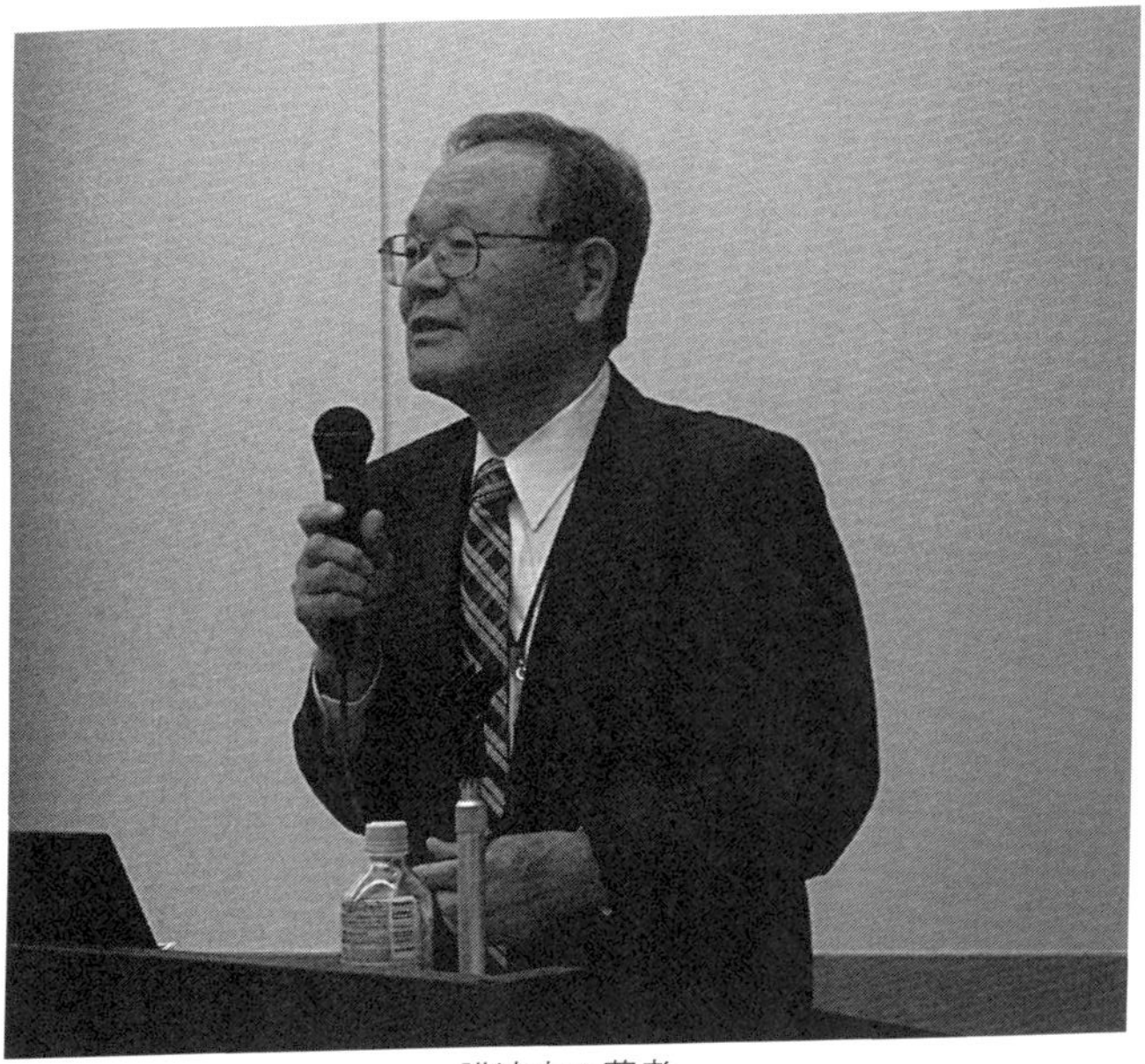

講演中の著者

I

高齢社会を乗り切るために

本章は都市型の看護介護医療等連携研究会（公益財団法人杉浦記念財団・二〇一五年六月四日）での講演記録、都市型の看護介護連携等研究会講演集 vol.3（二〇一五年十二月発行）を一部改稿したものである。

高齢者の生活を支えるために必要な専門性

超高齢社会を迎えるにあたって深刻な問題は、高齢化が集中する都市部にあります。この都市の問題をいったいどうするのか。この問題に対して、何らかの答えが出せるような研究会を発足するにあたり座長をとお願いされたのは、三年前（二〇一二年）になります。（都市型の看護介護医療等連携研究会は、公益財団法人杉浦記念財団〔当時、一般財団法人杉浦地域医療振興財団〕が、二〇一二年に立ち上げたもので、年に十回、超高齢社会に向けての看護・介護・医療のあり方について関係者が東京に集まって研究会を開催し、二〇一五年六月まで三十三回続けられた。）

研究会のタイトルは、普通ですと「医療・看護・介護」と医療が頭にきますが、あえて「看護・介護・医療」とさせていただきました。これはほとんど私の直感です。これから先の医療、看護、介護といった分野の方向性を考えた時、私は看護を中心に回ることになるだろうと確信しているからです。

社会保障制度改革国民会議報告書には、「高齢化の進展により、疾病構造の変化を通じ、必要とされる医療の内容は、『病院完結型』から、地域全体で治し、支える『地域完結型』に変わらざるを得ない」と示されています。何を「支える」のかといえば、国民の生活を支えるわけです。高齢化が進展する中で、これまでの治す医療の限界が見え始め、「支える」という言葉が入ってきたのです。

もちろん「治す」ということも生活を支えるための重要な手段です。しかし「治す」ことが目的化され、最優先されることが当たり前の時代が続いたことで、本来、手段であるものが目的となり常態化して、そんな時代が五十年以上にわたり続いてきました。このような医療は、乳幼児の死亡率を下げ、平均寿命を二十年以上延ばすことに貢献するという大変な成果を上げました。そして成果を上げているがゆえに、これまでの医療のあり方について誰も文句が言えないような不動の体制ができあがってしまいました。

科学の進歩とともに医療も細分化され分業化するようになり、さらにそれぞれが自分たちの専門分野を確立し、医者の職能が診断と治療に集約されるようになってきました。そうした流れの中で「支える」という本来の医療の目的が曖昧になり、「治す」という手段が目的化してしまったのです。

そして、目的がぼんやりしてきたところに高齢化という大波が押し寄せ、医療の需要の重心が高齢者へと大きく変わることによって、これまでの「病院で治す」という医療のあり方が問われることになりました。

高齢者に対しても病院で徹底的に治すという医療のあり方が適切なのかどうかということです。診断・治療は、医師の最も重要な職能です。高齢社会で求められる医療を考えれば、最も必要とされるのは総合医や在宅医、老年科医になりますが、医師集団が自律的にこうした需要に合わせて必要な医師を養成、配分してゆくかどうか危惧が持たれています。

また、職能を中心に考えてみると、生活を支えるということを専門の職能として追究し、それを理論的にも技術的にも確立する努力をしてきたのは看護師集団です。超高齢社会で、医療・介護の中心となるのが看護師であるという、これが理由です。

在宅医療の将来

二十世紀は、日本だけでなく世界中で「病院で治す」という価値観のもとに医療が展開され、私たちは徹底的にそういう教育を受けてきました。科学的で根拠のある診断、治療で患者さんを異常な状態から正常な状態へ戻すというあり方が医療であるとたたき込まれてきました。

正常とは臓器の機能と形態によって表されるもので、若い健康人の平均値によって示されたものです。「治す医療」は、この正常から外れた臓器の機能を元に戻すようにするものです。その中では、より高度な知識と診断能力、より高度な治す技術を持っている医者こそが最高の医者であるというような価値観があります。いわゆる近代科学の方法論を駆使し、科学的なあり方を徹底的に実現してきたのが「治す医療」です。

しかし、高齢者に一つの臓器の異常に集中してこのような「治す医療」をあてはめると、時に状態をさらに悪化させることになりかねません。高齢者には、虚弱化してゆく老化という避けられないプロセスがあり、老化に生活習慣病のような慢性病が加わります。

たとえば、腎臓が正常かどうかをみる時には、クレアチニン値1以下だとか、数値で正常かどうかをみていきます。しかし、老化によって機能が低下していたとしても、腎臓はもともと五人くらいの人間を養うぐらいの能力がありますから、見かけ上の数値だけで判断をすると、腎臓の正確な機能を把握することはできません。つまり、この腎臓は五人分を養うことはできないけれども、本人が生きていくうえではまだ充分に機能が残っているということはよくあることです。これはすべての臓器にいえます。すなわち高齢ということは、身体全体の機能が低下しており、見かけの数値だけで判断すると時に危険であるという理解が欠かせません。徹底的に治す医療では、高齢者であっても若い人と同じように、少しでも異常が見つかったら正常値に戻そうとします。高齢者の場合、他の臓器の機能もそれなりに低下しているので、一つの臓器だけを徹底的にやろうとすると、時に全体のバランスが崩れるということが起きます。

では、高齢者ではいったいどうすればいいのか、高齢者の正常とはいったい何なのか、ということが問題になります。それを科学的に証明できるのか、あるいはエビデンス（現象を証明する科学的根拠）はあるのかというような話になるわけですが、そんなものはどこにもありません。

これまでの「治す医療」では、臓器の異常はなぜ生じているのか、その原因を取り除くためにはどうしたらいいのかについて科学的な知見や方法を積み上げてきました。その成果として、五十歳とか六十歳だった平均寿命を八十歳とか九十歳まで延ばし、気がついてみたら、医療需要の重心が八十歳、九十歳の方に移ったともいえます。

話は在宅医療に移りますが、これまで医学界で主流にいた医師たち、大学を中心にした先端医療に従事してきている医師たちから見ると、在宅医療は根拠も明らかでないような医療を行って、いったい何を言っているんだとなります。

非常に辛《しん》らつな言い方をすると、現時点における科学的なエビデンスや知見というものを背景にして患者さんを診ている在宅医は、どれだけいるのか。そう指摘されると、在宅医療は診療のエビデンスというものが極端に少ない分野であると言わざるをえません。

そういう状況ですから、これまでの医療への批判として臓器だけを診ていていいのかなどと責められると、臓器の専門医としては、在宅医療ではなんの根拠もなしに勝手なことを言っているのではないかと反論したくなるわけです。現状では、在宅医療についての科学的なエビデンスが少ないだけに、水面下ではこんなやりとりが行われているというのが実態でしょう。

社会の高齢化の様相は、急速に進みつつあります。変化が速すぎるということもありますが、在宅医療はここまでできる、その根拠はこうだと示せるだけのデータがどれだけあるのか、ということになると非常に乏しいというのも事実です。これからの医療における在宅医療の役割が大きいだけに、在宅医療ではここまでできるという根拠のあるデータを地道に積み上げていくという作業が欠かせません。このことを医学界が自覚して、率先してこの大きな変化、社会の求めに応えていかなければいけない状況になっています。

超高齢社会に向けて

日本の人口動態を見ますと、一九四七年(昭和二十二)には約七千八百万人、一九六七年(昭和四十二)に一億人の大台に到達し、二〇〇八年(平成二十)に約一億二千八百万人となりました。ところが、国立社会保障・人口問題研究所の推計によれば、二〇三〇年には約一億千六百六十二万人に、二〇六〇年には約八千六百七十四万人になります。

この五十年間で四千〜五千万人増えた人口が、今後の五十〜六十年で再びもとの規模まで減少するのです。この人口と人口構造の変化による影響について、医療は非常にわかりやすいのですが、実は氷山の一角だという理解が必要です。これまで一億二千八百万人用に準備してきたあらゆる社会インフラを、八千万人台になった時にいったいどうするのか、

人口構造の変化

1950 年

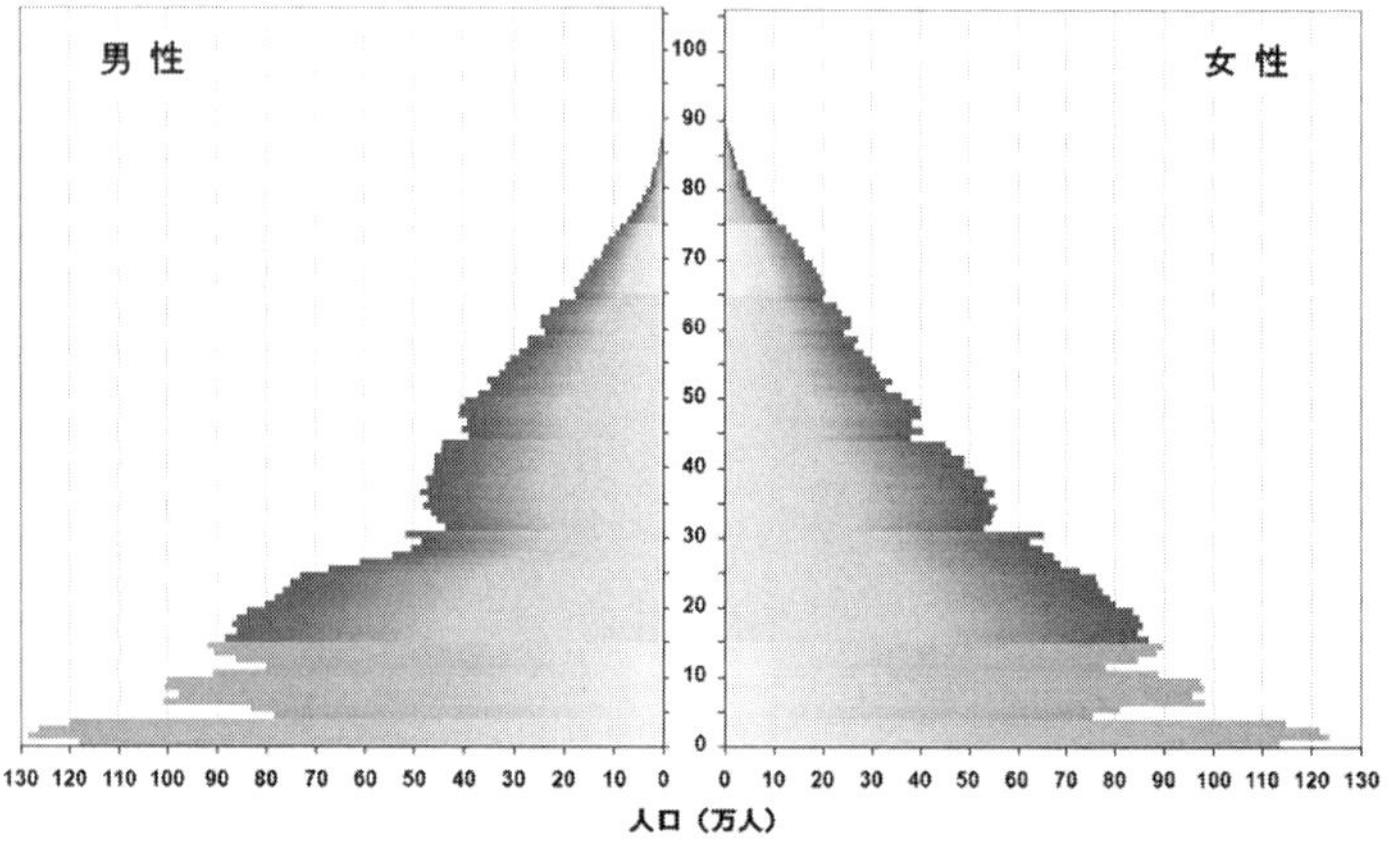

出典：国立社会保障・人口問題研究所ホームページ（http://www.ipss.go.jp/）

2000 年

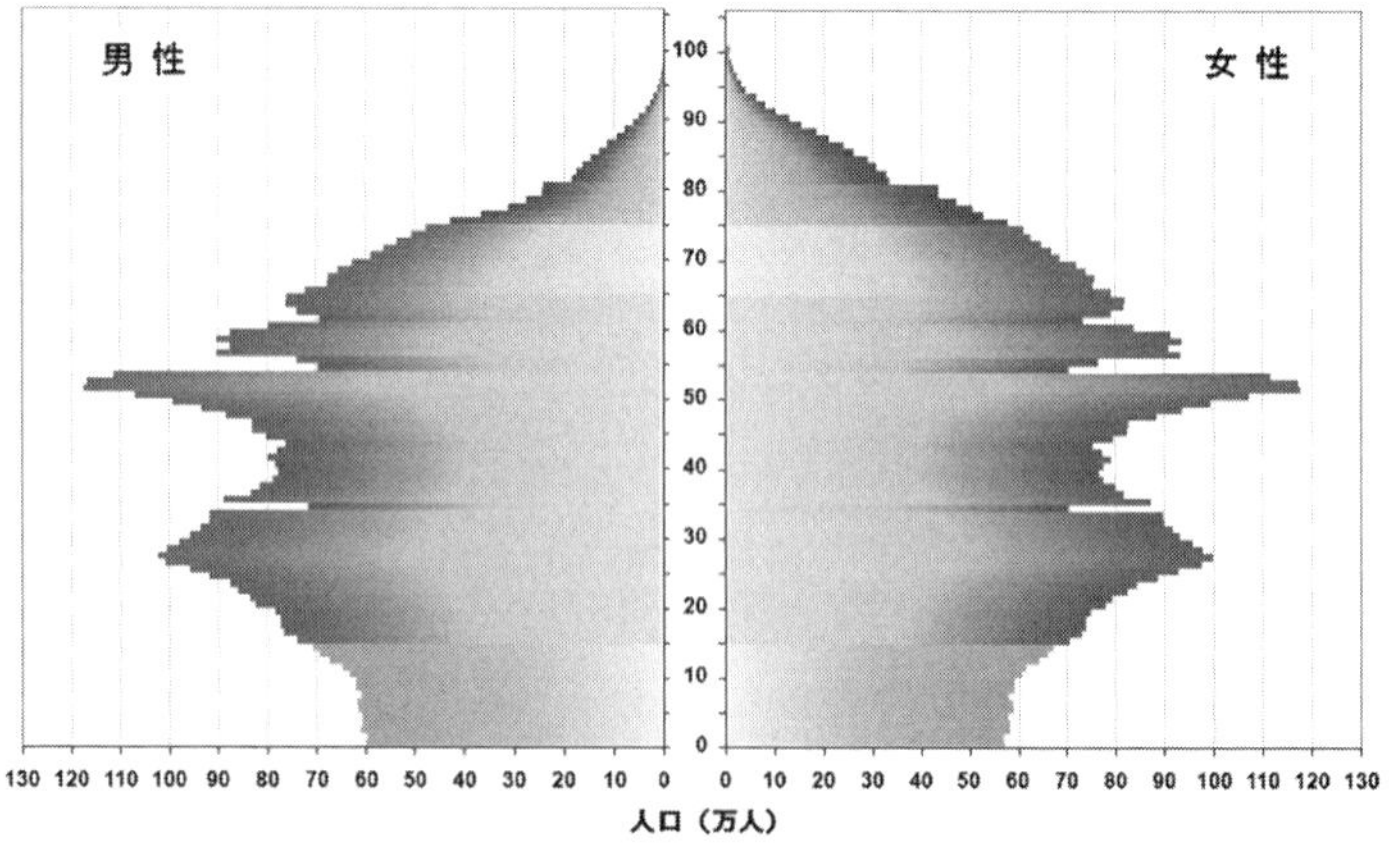

出典：国立社会保障・人口問題研究所ホームページ（http://www.ipss.go.jp/）

2050年

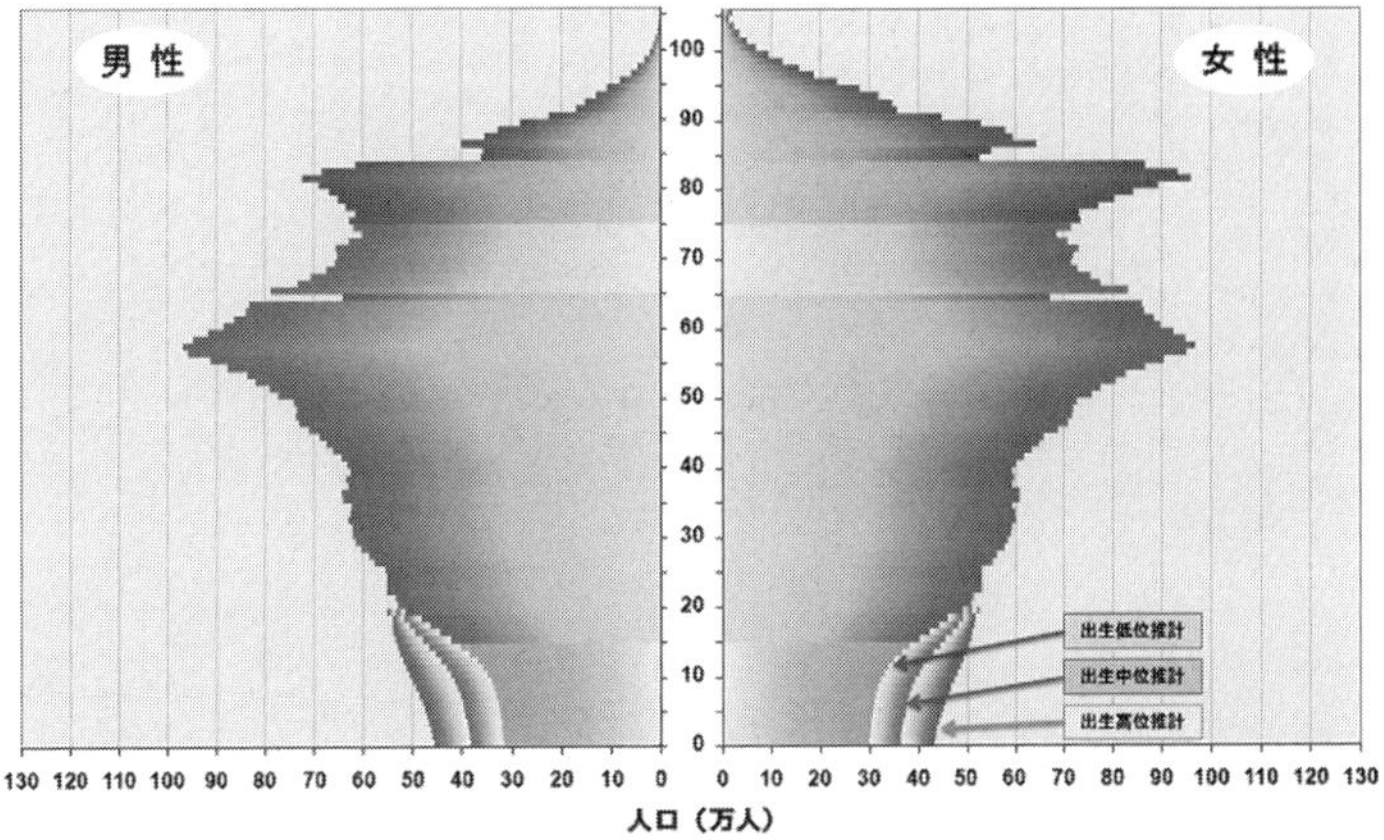

出典：国立社会保障・人口問題研究所ホームページ（http://www.ipss.go.jp/）

という問題に直面することになるのです。

また、人口構造を表す図として、人口ピラミッドがよく知られています（国立社会保障・人口問題研究所による）。十五歳未満の年少人口が減少し、六十五歳以上の老年人口が著しく増加する現在、戦前からの「ピラミッド型」から「釣鐘型」へと変化しています。今後さらに少子化が進み、将来的には「つぼ型」に変わっていく。これが同じ社会だとは誰も思わないでしょう。これほどまでに社会が大きく変化するのです。

高齢化の問題は、突き詰めていけば「人口構造が大きく変わってしまうこと」「人口が減少すること」、そして「変化が急速であること」の三つです。それも世界一のスピードで変化しています。こうした状態に対して、どういう手が打てるのか、あるいはどういう手を打たなければいけないのか、その結果何が起こってくるのか。変化が見えているか、見えていないかというよりも、恐らく誰が見てもわかる状況が、あと十〜二十年くらいでくるだろうと私は思っています。

では、超高齢社会において何が問題なのか。私は、二十世紀の日本は科学技術至上であり、個の解放・個の確立の時代だったと思っています。これが行き過ぎてしまった。そして行き過ぎた結果、何が起こっているかというと、物の飽和だけでなくさまざまなところで選択肢が極めて拡大したということです。

たとえば一昔前は、死といえば一つしかありませんでした。心臓か腎臓か、どれか一つの臓器が機能不全になれば死に直結していましたが、現代はそういう状況にはありません。臓器が一つくらい悪くなっても、さまざまな代替手段があり生きることができます。脳死の問題もあります。死についてだけ見ても、それぐらい選択肢が増えてきています。

個の解放・個の確立が進む中で個人がどのような死を選ぶか、死の選択も問われるようになりました。どう生きるか、どう死ぬかということは、究極の個人の権利、自由です。

しかし、選択肢が増えている一方で、自由とか権利とか倫理とかの問題だけでなく、財政の限界、資源の限界という問題が浮上しています。公共性と個人の自由・権利の問題とがぶつかり合っているのです。私は、これが超高齢社会の最大の問題だろうと見ています。都市化が進み、都市部の過密化、地方の過疎化の問題が顕著に出ています。

過疎を切り捨て、都市に集約することによって、解決できるだろうという議論がありま
す。本当にそんなことができるのかどうか、私は疑問に思っています。そして、これから
の生活は核家族から老々世帯、独居へと向かいます。これはもう変えられない。ほとんど
例外なく、そうした状況に向かっていくことは明白です。

そして、その象徴になるのが〝貧乏婆さん〟〝不幸爺さん〟です。独居となって年金が
少なくなって、収入が少なくなり貧困に陥る貧乏婆さんが増加します。それに加えて高齢
になるほど認知症が増えます。また、六十五歳以上のお爺さんにアンケートをとると、半
分以上が非常に不幸感を持っているという調査結果も出ています。

こうした社会に対して、私たちには、どんな処方箋を書くことができるのかです。議論
は尽きませんが、方向が見えたら次に成すべきことは「行動」しかありません。

高齢化も資源も文化も地域ごとに違うというだけでは足らず、あまりにも異なります。
制度や仕組みは、地域ごとに、地域に合わせてつくっていかないと、満足のいく仕組みを
つくることができないということがわかってきています。それが地域包括ケアの基本的な
概念であり、だからこそ地域づくり、街づくりなのです。

＊

高齢化の問題は執筆時にはすでに政策的にも重要課題として取り上げられていたが、社
会ではその影響がまだそれほど深刻化してはいなかった。私は国立長寿医療センターに移

るまで高齢問題については、その実態すらほとんど知らないという、いわゆる素人であった。盲蛇に怖じずではないが、知らぬがゆえに恐れなしの状態で国立長寿医療センターの責任者となったのである。

最初の一年間は猛勉強をした。しかし、高齢問題はあまりにも幅も奥行きも深すぎて一年や二年で、その全体像をつかむなどとても無理だとわかった。そう判断してからは歩きながら学び、学びながら走り、自分の責務とは何か、その責務をどう果たしてゆくかを考え、行動し、更に考え、行動しを繰り返しながらほぼ十年間を勤めてきた。

本書はその間に社会で生じた具体的な事件や問題をとりあげ、自分の考えを述べてきたものである。この間を振り返ってみると、今日ではデータが古くなったり、現実が当時の状況や予測を追い越してしまったりしていることもある。しかし今、進んでいる高齢化に伴って生じている問題を直視してゆくと、社会はどのように変わるのか、医療はどう変わるのか等々、よりはっきりとその姿を現し、具体的な形が見えてきていることに気づくはずである。これらは当初の予測を大きく覆すものではなく、今読み返してみても間違ってはいない。むしろ時間と変化の過程が読み取れて、これからの対策を考えるうえで参考にしていただけるはずである。

第I章をあえて理論編とでも言わせていただくなら、次の第II章は現実の問題に具体的にどう対応するかという意味で実践編として読んでいただければ幸いである。

II　長寿の国を診る

医療とは苦痛を取り除く「なりわい」である

2005.1.30

昨年の三月に国立長寿医療センターが愛知県大府市に発足した。東京のがんセンターや大阪の循環器病センター等と並ぶ六番目の国立の高度専門医療センターである。

国全体が改革、改革の大波で揺れており、医療界においても国立病院や国立大学が統廃合、法人化が進む財政の厳しいなかで、なぜ、新たに国立の長寿医療センターが設立されたのか。答えははっきりしている。高齢者が増え続けているからである。

問題はその先である。がんセンターはがんの撲滅のため、循環器病センターは循環器病の制圧のためにある。長寿医療センターは、高齢者が増えて何をせよというのか。

三月に赴任して以来、考え続けてきたのはこのことである。「総長として長寿医療センターではどのようなことを目指されているのですか」。何度聞かれたことだろう。困った時は攻めるのがよい。「長寿医療センターにどのようなことを求められますか」。逆に問い返す。「高度専門医療センターというからには、新しい高度な技術の開発を進め、世界トップの平均寿命を更に延長させることでしょう」。こう考える人もいるようだが、ほとんどの人は黙り込む。なぜだろう。

世界一の長寿国を築き、人類の目標にもっとも近づいているわが国だからもっと希望に満ちていてよいはずではないか。それなのに、この不安感は何なのだろう。毎日のように報道されるのは、高齢社会をどう生きるか、その不安を裏づけるような記事ばかりである。

総長に就任して最初に職員にお願いしたことは、当センターの理念を作成してもらうことであった。作成にあたっては職員全体が議論に参加すること。国民、社会へ向けてのメッセージであること。私のつけた注文はこれだけである。二カ月の予定が四カ月以上かかってしまったが、できあがったのはたったの二行「私たちは高齢者の心と体の自立を促進し、健康長寿社会の構築に貢献します」である。

何だ、当たり前のことじゃないか。そう思われるかも知れないが、理念の一語一句は作成の過程での激しい議論を経て吟味され、選び抜かれたものである。「限りなく寿命を延ばすために貢献します」などという選択を職員がするようなら、私は一緒に仕事をやってゆく自信がなかったので、この理念を掲げてくれた職員を誇りに思っている。

医療とは古今東西、人の苦痛を取り除くなりわいである。昔と今では苦痛を取り除く方法が違うだけで、苦痛は同じである。国民、社会が求めているものは何か、スタートはここであり、それにどう応えてゆくのか、ゴールはここにある。ハイテクだろうがローテクだろうがどうでもよい。そう考えたら長寿医療センターの進むべき道がはっきり見えてきたように思う。

国民の批判にどう応えるのか

2005.2.27

二月の初めに匿名のお手紙をいただいた。匿名の手紙でうれしくなったことはないから、覚悟をして封を開く。「長寿の国を診る」の記事を読んだが、という書き出しがよくない。総長は職員を誇りに思っていると書いているが、その誇りの職員がどんな状態か知っているのか、現場も知らずにいいかげんなことを言うな、とかなりご立腹である。

一通の、しかも匿名の投書だけでことの是非を判断することはできないが、具体的な事例を示して指摘された意味は大きなことである。

専門職能団体であれば、どんな要求や主張に対してもきちんとした答えが用意できなければいけない。ましてや、当然の要求に応えていないとしたら、その集団の質の低さを証明しているようなものだ。加えて、私たちの施設は国立である。国立の機関の関係者の第一番に挙げなければならないのは国民であり、その国民からの批判やおしかりなら、いくら辛《つら》くてもありがたいことである。

問題は批判を受けたことにではなく、それにどう応えたかにあり、対応の仕方によってその集団の水準が決まるのである。いただいたお手紙に、こんな内容のメッセージを添え、現場のリーダーたちに届くよう病院長、看護部長に頼んだ。

「長寿の国を診る」の第一回から苦情をいただいて、次に書こうとしていたことが頭からとんでしまったが、重要なことであるので、今回は横道に外れることをお許し願いたい。

国立大学や国立病院が昨年の四月から法人化され、医療関係で国立の組織として残っているのはハンセン病院関係と、私どものようなナショナルセンターだけだが、これも政府部内でなぜ国立でなければいけないのかという議論の俎上《そじょう》に挙げられている。大学や国立病院だけでなく他の病院や研究所との違いをきちんと説明できなければ当然のことであろう。黙って公的機関をほっておくと腐ってくるのは例外がない。予算が毎年おりてきて、何をやろうとしているのか、何をやったのかが問われなければそうなって当たり前である。

経営学者のピーター・ドラッカーは「公的機関は理念を掲げ、自らの業務が何かを明らかにし公表する。理念の実現のためには、達成すべき目標を明確にし、責任の所在をはっきりさせて、達成目標の順位づけをし、期限を決めて達成すべき最低の成果を決める。成果については評価の指標と、その指標をもとにした自己管理システムを作り、組織全体として監査しなければならない」と述べているが、まったくその通りだと思う。

投入された財に見合うだけの成果があげられないような公的組織なら、存在価値はないどころか無駄である。そうならないためにも社会の眼、批判は必須である。あらためて、この欄を借りてお願い申し上げたい。

介護に正面から向き合うしかない

2005.3.29

「高齢者が多くなると一体何が問題なんですか。きれいごとはやめましょうよ。いつの世も大切にされて幸せな年寄りもいただろうけれど、多くの年寄りは孤独で厄介もの扱いされていたんじゃないですか」。五十一歳の男性、酒の席でしか言えないとわきまえての発言だろうが、八十五歳の母親の介護に妻がへとへと、家庭は異常な緊張状態にあるらしい。追い込まれるとどうなるのか。〝介護疲れで母親を殺害〟などという新聞のタイトルが頭に浮かぶ。

「いやー、どうなるかと思った。もう限界だったなー。死んでくれて良かった」。ぼけてしまった父親が入退院を繰り返し、振り回され続けていた友人の話である。

こんな状況を裏づけるデータならいくつもある。厚生労働省がまとめた「家庭内における高齢者虐待に関する調査」で、調査対象者の一〇・九％が「生命にかかわる危険な状態」の虐待を受けていた（平成十六年九月二日中日新聞社説）。平成十五年の自殺者は三万四千四百二十七人、うち六十歳以上の高齢者は一万千五百二十九人（警察庁調べ）。毎日三十人以上の高齢者が自死している。

平均寿命世界一、世界最高のスピードで高齢社会（人口の一四％が六十五歳以上）を達成、世界で最初に超高齢社会（人口の二〇％が六十五歳以上）に突入するのは確実。高齢者が増えるのは豊かな国にしかないことだから、わが国は豊かな国である。地球上では、毎年二千万人が飢えで死んでいるというのに、東京では一日に数百万食が捨てられているという。こんな豊かな国があろうか。

それなのに、年寄りが増えて何が問題だって。自分たちの責任で自分たちが選んでつくった社会じゃないのか。長生きになればなるほど老人は増える、年をとれば誰もが衰える、死ぬときには人の世話にならなきゃいかん、そんなことは当たり前のことだろう。何を今更。実に勝手のよい話だが、お金でつくった豊かさは、お金だけでは精算できない負債を生んだ。どうやって借りを返すのか、事態は深刻である。お年寄りがぼけて介護が必要になると、本人はもちろん、巻き込まれたひとも生活もおかしくなる。いつまで続くのか、希望も出口も見えない状況に、どこまでも耐えろというには限りがある。それを人権とか尊厳とか、倫理や理念で責めたらどうなるか、怖い話だ。そして、いつ自分がそうなるのか、ひとごとではないことに皆が気づき始めているのである。

国を挙げてつくりあげた豊かさなら、その負の部分についても国を挙げて帳尻を合わせなければいけない。お年寄りの世話に限界があるならきちんと認めて、正面から向き合う、そして、皆で分け合うしかない。逃げて、押し付け合いなどを始めたら、この国の将来はないと思う。

どんな高齢社会をつくるのか。この国に生まれてきて良かったと死んでゆける、そんな国である。

人を大切にする社会を目指そう

2005.4.29

何でこんなに元気なんだろうと不思議なお年寄りがいるかと思えば、この年でなぜ、と考え込んでしまうようなお年寄りがいる。ある程度の年齢を超えると年齢でお年寄りを区別することは難しい。統計によれば、六十五歳以上の方の八〇%以上が元気であるという。これを強調する人は、だから、日本の今後の高齢社会は明るい社会になるという文脈に結びつけたいらしいが、私たちのように医療の場に身を置いている者には現実感が伴わない。

何度もくり返すが、昔から高齢者はいたのに、高齢者が増えると何が問題なのか。増えすぎると、個人的問題ではすまなくなり社会的問題になるからである。では、増えすぎるとなぜ、社会的問題になるのか。高齢者には年金も医療費も介護費もとお金がかかる、そして手間もかかるからである。寝たきりになれば、その大変さは誰にもわかるが、身体が元気でもまともに頭の回路が働かなければ、これも大変なのである。おまけにほとんどの人は亡くなる前には人の世話にならなければならない。ずーっと元気で、死ぬ時はコロッと逝ってくれるお年寄りなら超エリート、寝たきり一カ月以内なら優等生である。よい思い出がいっぱいで皆に心から惜しまれて旅立つことができる期限はこれくらいまでである。

これを超えると、雰囲気が悪くなってくる。要するに、介護される側はもちろん、する側も行き場も逃げ場もなくなって追いつめられてくるのである。

「長生きを喜べる社会の構築」と小泉首相は昨年十月の所信表明で述べたが、素晴らしいメッセージである。感動して中身を熟読したが、どんな社会を目指すのか、具体的な姿がさっぱりわからない。今のままゆけば、お金も手間も限界が見えているが、お年寄りを見捨てることができるか、さりとて共倒れするわけにもゆかないだろう。人でなしにならず、共倒れもしない、どんな長生きを喜べる社会をつくればよいのか。

終戦後六十年、その最大の成果は個の解放であろう。だが、個の権利と全体の調和とはどうあるべきか、頭の痛いテーマである。個の主張が強過ぎれば全体の調和が崩れる。「これが見えぬか人権様である」。今はあちらでもこちらでも人権様があふれ、人権の御紋の印籠《いんろう》が簡単に出てくるが、人のお世話にならなければならないお年寄りには印籠を出すこともできない。弱者を守るはずの人権様がもっと弱い弱者をいじめているようなことはないだろうか。

高齢者が増えて何が問題なのか。人の生命、生活にかかわる医療・介護・福祉は、人の生存の基本的な部分だが、人は社会のなかで認められてこそ人なのである。人を大切にする高齢社会なら、この基礎部分を頑丈なものにしたうえで、さらにその上を目指さなければならない。

世代を超えた共存・共生のためには？

2005.5.31

「人を大切にする社会」ってどういう社会だ。具体的な形がないと、人の感情に訴えて、何やらありがたそうな言葉を並べる。日本人は念仏やお経が好きだからな…。

同級生は辛辣《しんらつ》である

私の考えている「人を大切にする社会」とは、子供も大人も老人も、互いに支え合って生きてゆける地域社会である。お年寄りの不安は命や生活の不安であり、孤独への不安である。こんな不安を少しでも小さくするためには、地域全体で考え、行動できる街をつくることしかない。人は何のために生きているのか、などという議論になると、自己実現とか生きがいとか難しい言葉が飛び交うが、多くのお年寄りは、そんな大げさなことを求めてはいない。

皆、あなたのことを気にしていますよ、誰でも同じ道を通ってゆくんだから、お互いさまですよ。年をとれば多くの人は人のお世話が必要となる。そうなっても気兼ねなくお世話を受けることができる。いつ、自分たちもそうなるかわからないから、お互いさまですよ。

これが私の描く「人を大切にする社会」だが、言うは簡単である。どうすれば実現できるか。考えていると、なぜか、愛・地球博の「サツキとメイの家」が浮かんでくるのである。この展示には、予想を超える応募があり、全員の要望にはとても応えられないらしい。だが、なぜ、それほどの人気があるのか。なぜ今、あれほど「サツキとメイの家」に人が集まるのだろうか。

どん底からいかに抜け出るかと必死で頑張っていた昭和三十年代では、木造の、土間やかまどがあって、五右衛門風呂があってと別に珍しくもないよくあった家である。国の復興は経済の隆盛であり、経済の隆盛は技術の開発であり、産業の振興である。テレビ、冷蔵庫、洗濯機など電化製品をそろえることが新しい生活の夢であり目標であった。かまどや五右衛門風呂からの脱出を日本中が目指していたのである。

そして、私たちは夢にみたほとんどのことを手に入れたのに、なぜ、抜け出したいと思った「サツキとメイの家」に今ごろになって群がるのだろう。豊かな生活を目指し達成したのに、何か不満でもあるのか。

「サツキとメイの家」は、宮崎駿さんによるアニメ「となりのトトロ」のなかにある。「となりのトトロ」に込められたものは、ひとと自然との共存、共生、そして世代を超えたひととひととの共存、共生ではないだろうか。どんな時代になっても、ひとには変わらないものがある。それを子孫へとつないでゆくことが今生きている者のつとめである。「サツキとメイの家」へのあの関心の高さを説明するのに、昔への郷愁ややじ馬意識では私は納得ができない。今、日本が向かっている社会への不安を解消できる何かが「サツキとメイの家」にあり、それを人々が求めているのではないかと思うのである。

「六十五歳基準」では高齢者の元気を奪う

2005.6.29

六十五歳以上の高齢者がとか、六十五歳以上の老人はとか、高齢社会について述べるには、六十五歳という年齢がすべて基準となる。これは、世界中で使われている基準である。だが、一体いつ、誰が、どんな理由で六十五歳以上を高齢者と決めたのか、これがさっぱりわからない。

今は、国民の五人に一人は六十五歳以上であるが、一九四七年のわが国の平均寿命は五十歳である。すでにそのころから高齢者とは六十五歳以上となっている。だが、その時代の六十五歳と今の六十五歳とを同じだと考える人はいないだろう。六十五歳高齢者説は根拠があいまいなのに加え、必ずしも実態を反映しているとは思えないのに大きな顔をしているのである。

私も今年が還暦である。もちろん若いころのようにはゆかない。少しずつ老化による変化を受け入れてはいるが、制度や決まりで勝手に年寄りにされると、ちょっと待ってくれと言いたくなるのである。ある年齢を何かの基準にするのは便利でもあり、基準がないと困ることもあるからよくわかるが、まず年齢があって、そこから制度を決めてゆくというのは高齢者に関する限り、適切な方法ではない。

なぜか。第一に、高齢者では個人個人の差が著しい。第二に、昔の六十五歳と今の六十五歳ではまったく違う。第三に人生の完成期での生き方の選択肢は広い方がよい。第四に、生産能力があるのにないと決めるのはよくない。第五に、まだ社会に未練があるものを機械的に社会から切り離すのはとてもよくない。などという理由が浮かんできたが、要するに、まだまだ元気で能力もあって意欲もあって、社会にどっぷりつかっている方がいいという人から、年齢だけを理由に元気を奪うようなことはするなと言いたいのである。

年を取るということは、今まで得てきたものを手放してゆく過程でもある。社会的関係だけでなく家庭内の関係も大きく変わりやすく、自分で自分のやりたいことをするのが困難になるにつれ、気兼ねとひがみ、みじめさと寂しさが押し寄せ、強気と弱気の繰り返しのなかで自信を失いやすい。だから、お年寄りにとって、障害や疾病とどうつきあってゆくかも重要なことだが、元気な人から元気を奪うようなことだけはやってはいけないのである。

六十五歳以上は高齢者とするという決まりが元気な人を無理やり、年寄りにしてしまってはいないだろうか。六十歳の定年制度を見直し、六十五歳までの雇用の確保のために高齢者等の雇用の安定等に関する法律が制定されたが、これはこれで大きな進歩である。だが、年齢を引き上げればよしとするのでは十分ではない。六十歳、六十五歳にかかわらず、仕事を辞める人、続けたい人、半分だけしたい人、と白か黒かではなく、その人に合わせて考えられないか、と六十五歳以上は高齢者という決まりにこだわっているのである。

2005.7.30

認知症対策の取り組みはどうなっているか

認知症をご存じだろうか。昨年の末にメディアでもよく取り上げられたから、知っている方も多いと思う。痴呆という名称は、高齢者の尊厳を傷つける、この際変えたらどうか。こんな提案が形になり、名称変更のための検討会が設置され、昨年十二月二十四日にそれまでの痴呆という名称が認知症と変わった。

現在、わが国では約百六十万人の認知症の方がいる（厚生労働省の二〇一三年三月の発表によると、二〇一二年現在、四百六十二万人と推定）。そして、毎年、増え続けている。高齢になるほど、その発症の頻度は高くなる。六十五歳―六十九歳では一・五%だが、七十五歳―七十九歳では七・一%、八十五歳以上では二七・三%に及ぶ。

　認知症は物忘れからはじまる、やったばかりのことを忘れてしまう、次いで自分がどこにいるのかわからなくなる、お金の計算ができなくなるなど、社会生活が困難となる。そして、周囲の人との摩擦が重なれば、立派な認知症である。こうなると社会のルールは通用しなくなる。だから、認知症の人に社会のルールを持ち込むと悲劇が起きる。

　どうすればよいのか。誰でも認知症となる可能性があるから、たとえ認知症となっても、安心して暮らせるようにすべきではないか。まず認知症というものがどんな病気か国民に理解してもらおう。十年後には賛同者を百万人に増やして、地域のサポーターとなってもらい、認知症になっても安心して暮らせる地域を全国につくってゆこう。

「認知症になっても安心して暮らせる町づくり百人会議」はこんな趣旨のもと、さわやか福祉財団理事長の堀田力さんを議長として、七月八日に発会式を開いた。私も発起人の一人として参加させていただいたのである。

　発会式では、全国で認知症対策に取り組んでいるいくつかの町の報告がなされたが、ここでは北海道の本別町（人口九千三百九人、四千五世帯、六十五歳以上人口二千五百七十七人、高齢化率二七・七%）の取り組みを紹介したい。ほぼ三人に一人がお年寄りという地域である。

町で実態調査をしてみたら、要介護高齢者に認知症が多く悩みは多い、しかもこれからどんどん増えるのは確実である。まず町の基本方針を明確にすることから始めよう。福祉を町民みんなの課題とし、町民をパートナーに町づくりをめざす。そして、参加＝町民と協働したまちづくり、連帯＝一万人が家族のまちづくり、自立＝受ける福祉から創造性のある福祉へ、という健康長寿のまちづくり条例を制定する。合言葉は「一万人が家族の地域ケアシステム」である。住民はすべて家族、皆で助け合ってゆこう、限られた資源のなかで何を優先させるのか考えた末の結論であろう。

個人情報保護法はどうなるのか、権利が氾濫《はんらん》している世ではこんなことが気になるが、お年寄りそして、ひとの尊厳をまち全体で守ることを選んだ本別町に心から拍手を送りたい。何かをとるのに何かを捨てなければならないのは当たり前のことである。

2005.8.28

科学の頭が通じない高齢者医療

一九六〇年代に私たちが大学で受けた教育は、科学としての医学医療である。私は卒業以来、腎移植を行ってきた。移植医療とは悪くなった臓器をよい臓器と取り換え、自己以外を排除する免疫の働きを薬剤で制御して、移植された他人の臓器を生着させようという医療である。悪くなった部品を取り換える、免疫という自分以外のものを拒絶するメカニズムを探りそこを抑える。これは、普遍性、論理性、客観性を原理とする科学を実現する医療の典型であろう。医療は科学といってもここまで科学で説明できる医療は多くはない。

科学で説明できないとしたらどうするのか、答えは決まっていた。いかに科学にするかである。科学にできないようなものは並以下の軽蔑《けいべつ》の対象になる。統計学が猛威を振るい出したのは、そのころからである。医学医療のデータはすべて統計によって処理、検定にかけられ、ある治療法に価値があるかどうかは統計的に意味があるかどうかと同じ意味になった。

例えばAという治療とBという治療の効果を比較するために同じ条件の患者を二群に分けて、それぞれの治療を行ったところ、Aでは七〇%に効いたがBでは五〇%であった。統計的に検証を行ったところ、これは有意差をもってAの治療が優れている、従ってAという治療法を採用するのがよいとなる。医療の現場では目の前の患者さんの治療法を選択する時に根拠のある指標がないと困る。だが、これは医師の側の理屈である。治療を受ける側にしてみれば、自分の治療が成功するのか失敗するのかがすべてであり、有効率が七〇%だろうが五〇%だろうが確率などどうでもよい。

自然科学とはずいぶん分違うが、こんな科学でも医療で成立するには前提がある。ひとの正常について共通の了解がなければならない。肝機能正常、心電図正常というあれである。

医療における科学の歴史は正常を数値であらわす歴史でもある。この正常はしかし障害や病気がない成熟した成人を対象に考えられた正常である。要するにひとが生まれ成人し年をとってゆくというそれぞれの過程に合わせて変えてゆくというものではない。

もうおわかりと思うが、老いの過程の正常はわからないのである。正常がわからなければ異常がわからないのは当然である。おまけにひとは同じように老化が進むわけではない、そして、お年寄りの病状は非定型で個別的で多様なのが特徴だと強調されるとどうなるのか、科学、科学で鍛えられてきた頭とやり方で高齢者医療に向かうとちょっと危ないんではないか。こんな疑問が出ても当然であり、そしてその通りなのである。成人を対象にした急性期型の医療と、高齢者を対象とした医療とを同じようには扱うことはできないのである。

2005.9.29

「その時」気持ちよく死を迎えるために

人は生まれ、育ち、成人となり老い、そして死ぬ。誰もがそうである。生きていれば人は病む、病めば医療を必要とする。医療とは、人の病苦を和らげ取り除く行為である。薬も技術も乏しかったころの医療は、身体の消耗を極力少なくするように環境を整え、自然治癒力に頼り、あとは神や仏に祈って回復を待った。子供の医療、若者の医療、高齢者の医療に区別があったわけではない。

大きく変わったのは、近代科学が病気の原因を特定し、それを抑えることのできる薬剤や方法を発明して、それまで癒せなかった病気や救えなかった命を科学・技術によって癒し、救うことができると考えるようになってからである。科学に頼ればあらゆる病気は克服できるはずと考えられるようになった。それからは、医療の目標は完全治癒、医師の役割は救命延命となり、一分一秒でも長生きさせることが使命となった。

科学技術の進歩が、このような医療をさらに加速させた。病院は、ものも人も集中して重装備化し、資本集約型の効率を重んずる治療の場所となった。この背景には、機器も技術も高度化し、高価になり医療費がかかってどうにもならなくなってきたこともある。そして、病院では早期治療、早期退院を目指すことばかり言うようになった。

こうなると病院は癒しの場ではなく、修理工場のようであり、お年寄りには居づらいところになる。病気であろうがなかろうが、年をとった先に死があることは、誰もがわかっているのに、八十歳になっても九十歳になっても治療の場所である病院では、死を口に出すのはタブーである。

さて、八十五歳でがんと診断された、さあどうする。年など関係ない、最先端の技術を駆使して可能性のある限り、徹底的に治療をする。三十年前には六十歳の手術に苦闘をしていたのに、今では、八十歳の人に安全に手術ができる、百歳の人にも安全にできるようにするのが進歩というものだろう。

科学技術の進歩とは、そういうものである、それがあって医療もここまで来た。今までは、こんな考え方が主流であった。けれども、もう手術は結構である。十分に悔いなく生きてきた、自分の生活を優先させてもらう。勝手かもしれないが、治療は完全でなくてよいから、痛みだけは何とかしてほしい、寝たきりにならないようにだけしてほしい。元気なときに聞けば多くの人はこう答えるが本当はどうなのだろう。

私は、高齢者の医療は何かと問われて、救命、延命、完全治癒、社会復帰は第一目標ではない、むしろＱＯＬ（生活の質）を落とさないことと、その時が来たら、いかに納得して気持ちよく死を迎えてもらうか、という医療ではないかと言って、ひんしゅくを買ったが、今でもこの考えは変わらないのである。

2005.10.30

子供から借りた地球

愛・地球をテーマにした愛知万博が終わった。計画の段階から、もめにもめて不安視されていたが、入場者数千五百万人の予定が二千二百万人を超え、大成功といってよいだろう。私は行こうか行くまいかと迷っていたのに、九月になって二回訪れた。持続可能な開発（サステイナブルデベロップメント）をはじめ「持続可能な」という言葉が至るところで見られ、これだけでも地球環境の悪化の深刻度が想像された。

もともとサステイナブルという言葉は、一九八七年にノルウェーのブルントラント首相が、国連の「環境と開発に関する世界委員会」の報告書に使ったのが最初である。すでに、そのころから地球や自然環境に対する問題が国際レベルで議論されるようになっていたのである。

どの国でも進歩・発展は国益であり、正義である。科学技術の進歩、産業の振興は、国民の安全と財産を守るための必要条件であり、当然、政府も産業界も科学の進歩・新技術の開発に水をさすようなことは認めたくないし、認めようとしない。だから私は、愛・地球・自然環境を守れなどと言ってはいるが、技術開発目的の交流が中心の、結局は、お祭り騒ぎに過ぎないのではないか、と考えていた。だが、実際に回ってみると、このまま手をこまねいていると、地球は危ないぞというメッセージを本気で発信している政府館や企業館が多くあり、パビリオン内で胸の熱くなることがしばしばあった。

考えるまでもなく、ものはすべて有限である。今値段の高騰で困っているガソリン（石油）は、最も有効なエネルギー源として使用され続けてきたが、その功罪についての議論が続いている。石油を開発して使い始めてからたったの百年である。地球の歴史が四十五億年、人類の歴史が六百万年というが、この百年、二百年の間の地球上の変化をどう考えればよいのか。人口は一九六〇年の三十億が、今では六十五億で、二〇五〇年には九十億を超えるという。

現在すでに毎年二千万人が飢えで死亡しているというが、九十億の人間がこの地球上に生存が可能かどうか、明らかに限界を超えているという説がある。そして、わが国が先頭を切って突入した人類が経験したことのない超高齢社会では、人が人らしく生きるとはどういうことか、きちんと答えを出せと迫られている。地球・自然と人間・社会、科学・技術と地球・自然、人間・社会と科学・技術、これらのそれぞれの関係にどのような答えを出すのか。万博のフランス館で見た「地球は親から譲り受けたものではなく、子供から借りたもの」というサンテグジュペリの言葉が忘れられない。自信と誇りをもって次の世代に継承できるどんな高齢社会を創《つく》るのか。私たちの義務である。

2005.11.30

行政改革の波にため息が出る

「聖域なき改革」という言葉には、断固として改革をやり抜くという強い意志が込められているのだろう。教育や医療といった聖域がとても聖域には似つかわしくない不祥事で揺れているとも、こんな決意を後押ししているのだろうか。とにかく厳しい財政である。この際、徹底的な歳出の削減をはかり、官僚主導から政府主導で民にできることは民に、大きい政府から小さい政府へ、手の打てることは何でもやる、小泉政権からは、そんな覚悟のほどが伝わってくる。ナショナルセンター（国立高度専門医療センター）も例外ではない。

ナショナルセンターとは国立がんセンター、国立循環器病センターをはじめ、昨年の三月に発足した私どもの国立長寿医療センターを含めて六つある。役割は、国民の健康を守るために病院と研究所が一体となって、その時々の政策的、医学的課題の解決に取り組み、国民の健康水準を向上させることにある。当然ながら、不採算のチャレンジ的医療や研究に取り組むことも多く、税金の投入が不可欠である。従って、ナショナルセンターの存在価値は、投入した資源に対して得られた成果が国民の健康水準の向上にどのように貢献したかによって決まる。そのためには、具体的目標を公表し、定期的に評価をすべきである。

今までのナショナルセンターにこのような評価の仕組み、さらには評価の結果に対する責任のあり方といったシステムが十分でなかったのは事実であり、税金が有効に使われているのかという指摘にも一理がある。しかし、ことは国民の健康に直結する問題である。組織の大幅な改革をするなら、現場の意見も聴いて、より慎重に進めてほしいと思う。ナショナルセンターのような機能をもった機関がわが国に必要なのかどうか、もし必要でないなら、理由をはっきりさせてつぶした方がよい。だが、国レベルで国民の健康問題について医療的、政策的に答えを出す機関が必要と判断するなら、あらためて存置理由と役割を再確認し、その役割を効果的に果たすための組織やシステムは何か、それを実現するには、どのような選択肢があるのか検討して、より価値ある仕組みを示すべきではないだろうか。

私ども国立長寿医療センターは、やっと内部の整備を終え、これから超高齢社会を迎えて噴出してくる諸問題に立ち向かおうとしているところだ。だが、設立されたばかりであろうと例外なく、すでに公務員の定員削減の波が押し寄せており、整えたばかりの人員をどう減らすのか悩んでいる。そして、実際にはどれほど話が進んでいるのか、ナショナルセンターの法人化の報道である。はて、さて、現場ではため息をつくしかないのである。

2005.12.28

本物の政治が求められている

「政治は恐《こわ》いなー」と思う。政治は百万人を救うために一万人を切り捨てることがあり、非情に徹しきらなければならないときがある。眉《まゆ》一つ動かさず、それを断行するのも政治家に求められる資質なのだろう。だが私は、一人の落伍者《らくご》も出さないようにするのが政治に求められるものであり、切り捨てられる人をいかに少なくするか必死に努力をするのが政治家である。救った百万人を誇るのではなく、切り捨てざるを得なかった一万人を0にできなかった自分の非力を恨むのが政治家に最も必要な資質ではないか、と思っている。

自分の利益を社会、国民の利益よりも優先させるような政治家は論外だが、私利私欲を求めず自分を捨てて、時に非情に徹しきれる政治家には心から敬意を払う。とても自分にはできそうにないからである。論外者が多数を占めるような国や社会がどうなるかは言うまでもない。

行政改革が厳しい勢いで進んでいる。医療改革案も次々と出されている。立場上、高齢者医療はどうなるのか、その動向が気になってならない。高齢者は増え続ける。増え続ければ社会保障費、医療費は増える。だが、それに見合うだけの金がない。ないどころか、借金ばかりが増え続けている。一体これを誰が負担するのか、医療費の総額を抑えれば一人当たりは少なくなる。総額を増やすには国民全体の負担を大きくするしかない。それができないなら自己負担分を増やすしかないが、払えない人からはとりようがない。とりようがないことが何を意味するのか、誰もはっきりと言わない。知りたいのは金を払えなくても医療を受けることができるのかどうかだが、できなくなるかも知れないなどとは誰も言えないのである。

高齢者が弱者かどうか。災害で真っ先にやられるのは高齢者である。元気そうにみえても不安が大きく、モノ申すにも遠慮がちである。制度のあり方によってはモノ申さない高齢者の生殺与奪の条件を決めることになるが、どうなるのだろうか。モノ申せぬ村人たちが年貢の軽減を願い、一揆や死を覚悟して代官に直訴をしている姿が頭に浮かんでくるが、政治は人をそこまで追いつめることがある。

医者の判断は一人の患者さんの生命に影響するが、一人の医師が生涯に診ることのできる患者の数はたかが知れている。政治の判断は時に何万、何百万、何千万人の生命にかかわる。産業界だけでなく役人や政治家のような公人が、金に群がり自分の取り分を計算しているような時には、本物の政治家は出てこない。本当に困った時にこそ本物の政治が求められるが、今はその時ではないか。二〇〇五年の年末にあたり、よいお年を、よい政治を、そして「長生きを喜べる高齢社会」の実現を。

2006.1.31

「人生とは何か」を考えてほしい

若い人たちに言っておかねばならぬことがある、勃然《ぼつぜん》として、そんな気になった。若い人たちとは、子供たちから青年、そして三十代、四十代の人たちのことである。毎年、年の初めに、この先自分はどうなるのか、どうすればよいのかと考えるが、今年は還暦を越えたせいか、あと長くても三十年か、短ければ十年ないかも知れないなー。そう思ったその時である。

今の日本は人口の二〇％、五人に一人が六十五歳以上という高齢社会である。これからも高齢者がどんどん増え続ける。十四年後には三人に一人（三三％）になると予測されている。こんな社会は世界中、歴史上、どこにもない、人類が初めて経験することである。生物は生まれて成長期を終えると、自立して親から離れ子供をつくり育て、子孫を残して死ぬ。人間も寿命が五十歳のころは、生物のこんなライフサイクルに似ていた。ところが、寿命が八十歳、九十歳となってくると、子孫を残すという生物としての基本的な役割を終えてから後の人生が異常に長い。欧州各国では六十五歳以上の人口が七％から一四％になるのに四十二年から百十五年もかかってゆっくりと増えてきたが、日本はこれを二十四年間で達成してしまった。そのためもあってか五人に一人、三人に一人が六十五歳以上という社会がどんな社会なのかさっぱりわからない。わからないけれども、実際にはすでに深刻な問題が起こり始めているから、高齢社会がただごとでないことだけはわかる。そして時間だけは確実に過ぎ、誰もが年をとり、さらに老人が増える。この事態にどう対応すればよいのか、参考にできるものはどこにもないのである。

年をとると、当たり前のことが本当にわかるようになる。第一に、年をとればとるほど確実に身体が衰えてゆくこと。第二に、身体が衰えて人の世話にならなければならないのはつらいということ。第三に、人は誰もが同じ道を通って死に至ること。そして願わくは、この国に生まれて良かったと死んでゆきたいと思うことである。今は十五歳、二十五歳で先のことなどわからないだろう。だが、三十歳になってわかること、四十、五十になって初めてわかることが間違いなくあるということを覚えておいてほしい。そしてわけがわからずに生まれ、死ぬということだけが確実なのに、物心ついた時から、人生とは何か、生きる意味とは何かについて、多分死ぬまで考え続けるであろう人間とは一体何なのか、その上、生物学的な役割を終えた後、何十年も生き続けるとはどういうことなのか。なぜ、人だけにこのようなライフサイクルがあるのか。考えてほしい。そして、子供と大人、大人と老人、老人と子供との関係とは何なのか、どうあるべきか、そんなことはどうでもいいことなのか、考えて、考えて、考えてほしいのである。

2006.2.26

在宅医療の質をどう高めたらよいのか

改定率が三・一六％の減という前代未聞の状況の中で、中身をどうするか、中央社会保険医療協議会での診療報酬の改定作業が終わった。簡単に言ってしまえば、医療費の大枠が抑えられて小さくなったパイを、どのように分けるかという議論である。高齢者が増えて医療費が膨張し続け、二〇〇一年度には三十一兆円を超え、国民皆保険システムの維持が困難になってきたため医療費抑制策ではすまなくなったのである。

この厳しい中で、在宅医療に関する部分には特別な配慮がなされており、高齢者医療を病院から、そして老人施設から在宅へ誘導してゆこうという意図が読み取れる。

老後は住み慣れたところで過ごしたい、そしてその時が来たなら、家族のそばで最後を迎えたい。聞けば、国民の願いはこうである。在宅医療のさらなる充実は、国民の要望に応え、そして医療費の節減にもつながるよい改革案ではないか。その通りであるが、肝心の点が抜けている。老いて病気になったら家で診てもらいたいですか、病院がよいですか、最後は病院で亡くなりたいですか、家がよいですか、と質問をすれば、家で家族のそばでと答える人が多いだろう。だが、これには前提条件がある。二十四時間体制の何でもそろっている病院と同じことをしてくれなどと言うつもりはないが、いつ、何が起こってもきちんと診てもらえるんでしょうネ。

残念だが、現状のわが国の医療提供体制では、この要求に応えるのに十分だとは言えないというのが、正直なところである。高齢者が増えると現実的になってくる医療問題に制度としては何とか対応しようとしているが、医療の中身が追いついていないのである。地域によっては、噴き出してきている高齢者の医療・介護問題にそれぞれが工夫して対応しているが、そもそも在宅医療とは何か、それを進めるにはどんな知識と能力を持った医師がどのような方法で実行するのがよいのか、まだまだなのである。なぜなのか。在宅医療のために、必要な人材を必要なだけ育ててこなかったからである。

今、わが国では医療の安全と質をどう保証するかが大問題となっているが、質についてはは医療者まかせにされ、政策の重点は量の整備にあった。医療の質についての責任が医療の提供側にあるのは当然だとしても、人口構造、疾病構造等、将来を見据えて医療提供体制の大枠を決めるのは政策であり、これからは医療の質も医療政策のなかで同時に考えられるべきであろう。先のことを考えると気が重くなるが、まずは今をどうするかである。どのように在宅医療の質を高めてゆくのか。問題はどこで死にたいかではない、納得して満足してどこで死ねるかである。在宅医療の今後はわが国の高齢社会の運命を握る鍵の一つである。

2006.3.31

楽観できぬ高齢者医療のゆくえ

高齢者が増えるからといって、高齢者の誰もが病気になるわけではない。ある時点でみれば、八〇%以上の方はお元気である。しかし、ちょっと考えてみればわかるように、亡くなる前には、長い短いはあるにしても、誰もが医療や介護の世話にならなければならない。高齢者の医療は、今までの医療とはずいぶん違うということを、以前この欄でも述べたが、問題はこの従来とは違う高齢者の医療を担う老年科の医師がまったく足らないのである。今、小児科や産婦人科の医師が足らないからと大問題になっているが、老年科の医師が足らなくても、あまり騒がれないのは相手が老人だからであろう。

もともと医師を育成するのは、大学の役割である。大学の老年学講座はどうなっているのか。わが国には、医学部をもつ大学が八十あるが、このうち老年学講座を持っている大学は二十二である。高齢化がどんどん進んでいるという現状を考えれば、決して多くはない。それどころか、この老年学講座が廃止されそうな傾向すら生まれている。なぜなのか、理由の第一は、大学が自分たちの使命や役割と考えていることと高齢者医療に求められるものとが、どうも違うようなのである。

どういうことかというと、医学・医療には①新しい医療技術を開発する②開発された技術を標準化する③標準化された技術を普及・実行する――という役割があり、これらのうち①そして②あたりまでが大学の重要な使命であり、高度で先進的な医療の追求が第一と考えられてきたからである。新しい診断、治療技術の開発には基礎から応用に至るまでの幅広い研究が必要である。近年の研究の成果は膨大な新しい知を生んだが、新しい知は科学技術を進歩させると同時に、医療の専門分化を促進した。新しい知が一つわかると何倍、何十倍ものわからないことが増えるから、専門分化はさらに高度な専門性を求める。だからかどうか、大学では専門性をさらに深めることと専門家を育てることで、手いっぱいである。

しかし、現実は、増え続けている高齢者の医療ニーズに応えるには十分とは言えず、そろそろ、待ったもきかなくなってきているのである。高齢者の医療ではハイテクよりも側に寄り添うような医療が求められることはわかっていたのに、そのような医療は大学にはふさわしくない。世の中のニーズと大学の意向がずれているときに、どちらが優先されるかといえば、大学では大学の意向が優先される。大学の自治・自由である。さらに法人となってからの国立大学では、国からの補助金が制限されて経営が厳しくなり、採算性が重要視されるために、あるべき論がかすんでしまうことがある。高齢者医療はどうなるのだろうか、とても楽観できないのである。

2006.4.28

〈死の選択〉言葉を超越したところにある

各紙の一面トップ、しかもタイトルが「五十―九十代：安楽死か」「呼吸器外し　患者7人死亡」では、ギョッとなる。後日の報道から、ひとの死を材料にした内紛騒動のような雰囲気まで漂ってきたが、終末期医療のあり方について、一石を投じた意味はある。

高齢者が増えるということは、高齢者の死も増えることである。わが国では毎年、死亡者数が増え続けているが、平成五十年のピークには百七十万人が亡くなられると推測されている。どのような終末期のあり方を選ぶのか、本人の意思が重要であるという考え方に異論を唱える方はおられまい。私にも異論はない。だが、ひとの意思を尊重することは責任を取るということと表裏であり、責任のとれない意思は自分勝手と同じである。責任とは家族、他者、社会、子孫への責任である。だから、例え死の問題でも意思の尊重が人の尊厳を守るすべてのように言われることに、私は納得をしていない。

これからの高齢社会の医療では、病院では急性期の重症の方だけをみて、回復をしたら中間施設、そして最期は在宅でという流れになる。限られた資源のなかで、国民の望みを生かした国の筋書きである。このような医療では、亡くなられる方たちの最期は一体どういうことになるのか。仮に、在宅で亡くなられる方が最も多いとしよう。国民への調査では死が間近になったら余分なことはやめてくれが七四%だから、残りの二六%の中には徹底的にやってくれという人もいるだろう。あらゆる手段を使って、可能な限り延命させてくれと望んだとしたら、どうするのか、病院に移して希望どおりの治療を行うのか。あくまでも在宅というなら家まで最先端の機器を持ち込むのか。

私も、臨床の現場にいたころは、多くの泌尿器がんの患者さんを受け持った。最期までみとった患者さんは百人を超えると思うが、お亡くなりになる前は必ず呼吸状態が悪くなり、そして心臓が止まるという経過をとる。私には、がんの末期で亡くなられた患者さんの誰にも人工呼吸器を装着した憶えがないし、御家族から申し出があった記憶もない。
誤解を避けるためにあえて言うが、死に向かうがんの患者さんに余分なことをせず、最期までみとらせていただくということは、中途半端ではできないことである。医師や病院にとっては、呼吸状態が悪くなったら人工呼吸器管理にした方が、よほど楽である、そして収益もあがる。現在もうすでに毎年百万人を超える方がお亡くなりになっているが、どんな亡くなり方をされているのだろうか、他人ごとではない、次は自分たちである。死の話になると、安楽死、尊厳死、権利、倫理、法律と難しい言葉が飛び交うが、本当に大事なことはそんな言葉では話せない、と思う。

2006.5.31

老人の孤独死を許さぬ国にしよう

昨年は還暦になったと騒いでいたら、今年は六十一歳である。当たり前である。だが、何かの紹介欄に六十一歳と記されているのを見た時に、あぁおれは六十一歳なんだと、寂しさなのか、厳粛と言えばいいのか、妙な気持ちになった。年寄りと言われる立場になったと実感したのかもしれない。だからだろうか。頻発している老人の問題が人ごととは思えないのである。

テレビで見た覚えがあるが、こんな大変なことになっているとは知らなかった。都営住宅などでの孤独死が二〇〇四年度に四百十件あったというのである。このうち八割近くは高齢者である。日本全体ならこの十倍はあるのだろうか。たまらんなーと思う。他の報道では、高齢者介護を担う六十五歳以上の介護者の約三〇％が「死にたい」と感じることがあると答えており、老老介護のゆきつく先を暗示している。夫が介護していた妻を殺害し、自分は裁判の結果、情状酌量されて七カ月後に出所したが、数日後に自殺したという。これも最近のニュースである。本当にたまらないなーと思う。

団塊世代がすべて高齢者になる二〇一五年は、六十五歳人口が二六％で約四人に一人、高齢者世帯が約千七百万世帯、このうち高齢者独居世帯が約五百七十万世帯である。このままゆくと孤独死や介護殺人はどれほど増えるのだろう。

人の死に方にはいろいろあるが、病死以外は異常な死である。高齢社会が進むほど、お年寄りの普通ではない死に方が確実に増えてきているようである。その上、病気による死に方にもいくつかの選択肢を用意せよと言う。①死期を早めてくれ②余分なことはやってくれるな③徹底的にやってくれ、である。①はいわゆる安楽死で、自殺の手伝いをせよ②は普通の死に方に近い③は究極の延命だろうか。満足な死に方をするには本人の意思が大切なのである。

世間では尊厳死や安楽死の話になると大騒ぎになるが、孤独死や介護殺人では盛り上がらない。老人の孤独死がこんなに発生しているのになぜなのか。同じ人の死でも孤独死や介護殺人と、人権や意思の尊重では議論はかみあわないのだろう。

人は死に方を選ぶようだが、死は人を選ばない。年間に亡くなる百万人を超える人たちは、一体全体どんな死に方をされているのだろうか。意思を無視された多くの方が、怨念《おんねん》を抱いて旅立ってゆかれるのだろうか。死は、誰も経験することができない、だから誰にもわからない。だが、誰も居ないところで、一人で死ぬのがどれほど怖くて寂しいことだろうということはわかる。老人の孤独死を社会による殺人だと言えば言い過ぎだろう。けれどももし、増え続ける孤独死のような死を放置するようなら、そんな国で人の尊厳について語ることに、どれほどの意味があるのだろうかと思えるのである。

2006.6.30

医療資源は有効に利用されなければならない

小児科医や産科医が不足して、この分野の医療が危ない。こんな報道が続いている。高齢者の医療も老年科医の不足で危ないとは何度もこの紙面で訴えてきたが、あっちでも医師が足らん、こちらでも医師が足らないという。日本では一体全体どれほど医師が足らないのか。

わが国には、八十の医学部があり、毎年約八千人の卒業生が出る。平成十六年末現在、二十七万三百七十一人の医師がいるが、この数は人口十万人あたり二一一・七人である。この数が日本の医療にとって適正な数かどうか、いろいろと議論はあるだろうが、他の諸外国と比較してみるのも参考になる。

二〇〇三年の人口千人あたりのわが国の医師数は二・〇人である。ドイツ、フランスの三・四人は確かに多いが、イギリスの二・二人、米国二・三人と比較すれば、そこそこの医師数は確保されているようである。少ない、少ないと大騒ぎせねばならないほど少ないわけでもなさそうだ。医療が崩壊しそうなほど、医師不足というのは、どういうことなのか。

理由は簡単である。こんな重要なことを「簡単」と言うのは問題だが、考えられるのは必要なところに必要な医師数が適正に配置されていないことしかないからである。それではなぜ、国民の生命や健康に直結する問題が、このような騒ぎになるまでほっておかれたのか、これも答えは簡単である。関係者が知って知らぬふり、見て見ぬふりをしてきたからである。世の中がどんな力関係で動くのか、こうなるには、いろいろと事情、言い分があるのだろうが、不気味で、そして怖い話である。

医療は必要としている人に適切な技術が届けられてはじめて医療である。国民全体に適切な医療が届けられるには医療資源は有効に利用されなければならない。ここで言う資源とはお金（医療費等）、設備（病院、施設、医療機器等）、ひと（医師・看護師等）である。言うまでもなく、資源は有限である。そのうえ医療では、量だけでなく質が厳しく問われるから、どのように整えるのか、きちんとした設計が欠かせない。それなのに保険料と国費で賄われる医療費の額と使い方を決めているのは国、地域医療計画で病床数など設備について認可するのは県、医師の育成は大学と、それぞれが互いに干渉せず、独自にやってきた。その結果、ねじれ現象が生まれ、気がついたらこんな事態になっていたのである。

有限な資源をどう有効に使うのか、この答えも簡単である。わが国ではどんな病気が毎年どれだけ発生するのか、それに対処するには、どんな能力をもった医師が、どの地域に何人必要か、彼らが効率よく働くには、どんな施設がどれだけ必要か、それを維持するのにどれだけのお金が必要かを決めればよい。繰り返すが「簡単な話」なのである。

2006.7.30

世代間で支え合う社会のために

社会が成り立つためには、決してやってはいけない、許してはいけないことがある。人を殺してはいけない、盗みは駄目といった五戒、十戒のことではない。法律や規則に規定するようなことでもない。しかし、これを許すと何を信じてよいかわからなくなるということがある。そんなことになれば、秩序が成り立たなくなる。秩序が成り立たなくなればどうなるか、そんな社会はおしまいである。

社会のルールとは法律や規約のように文章になっているものだけではない。基本は文章にはなっていないものである。倫理とか道徳とか言えば面倒そうだが、人間同士お互いが自分たちの生活を守るためには、我慢するところは我慢しようという暗黙の了解事項のようなものだ。だがしかし、それを破ったら大変なことになるぞというおきてのようなものでもある。

一つは、専門家が依頼人に対して不利益となることがわかっていて、不利益を与えることである。専門家といえども万能ではない、結果が悪かったということはあっても、それが意図された結果なのか、誠心誠意努力しての結果なのかで、意味はまったく違う。建築家が意図して手抜き設計をするなど言語道断である。医師が意図して患者を傷つけたら、どういうことになるのか、考えなくてもわかる。

もうひとつは、公的な立場を利用して、不当な利益を得ることである。普通の人の知ることのできない情報を知ることができる立場、社会を動かすことのできる立場にいる人が、それを利用して利益を得る、そのうえ、法律に触れるようなことはやっていない、禁止の規則はないと自らの行動を正当化しようとする。こんなことを許したら終わりである。まともに生きることがあほらしくなる。

子供がおかしい、なぜあんなに簡単にキレて殺人まで犯すのか、理解できない、信じられない、と言う。だが、子供は自然に善悪や倫理観を身につけられない。大人のまねをするだけである。本当におかしいのは、品性をも捨てた大人たちに決まっている。

わが国は明治以来、領土を求め、軍事大国を目指してこけ、どん底から金やモノを求めて経済大国をめざし行き詰まった。いつの時代も目標は豊かさの実現であったのに何か変だ。今、世界一の高齢社会となって、どのような豊かな高齢大国をめざそうというのか。

老いるということは衰えるということであり、生活が不自由になる過程でもある。不自由さのゆきつく先に、人生の完成があるのか、絶望があるのか。多くの人は土地や金やモノで、豊かさが満たされるとは感じていない、豊かさとは、ひとが尊厳を失わずに輝いているところにしかない。三世代、四世代、そして老人がお互いに支え合う社会にしなければ、老醜と死臭の漂う高齢大国になりかねないと思う。

2006.8.31

互いに支え合う街をつくるしかない

悪循環とは「ある悪い状態が他の悪い状態を生み出し、後者がまた前者を悪化させるような過程」（広辞苑）である。悪循環を放置すれば底なし沼に落ち込み、人でも組織でも、その先にあるのは死である。

これからの日本は、高齢と少子化、その結果としての人口減少とが同時に進行する社会である。厚生労働省の人口動態統計では、二〇〇五年の合計特殊出生率（一人の女性が十五―四十九歳の間に生む子供の数の平均）は、一・二五である。この数値がどれほど異常な数値かというと、このままゆくと、今の人口一億二千七百七十六万人が、二一〇〇年では六千四百十四万人にまで減るのである。近年で最も出生数が多かった昭和四十年代後半の合計特殊出生率は二・一五前後である。そのころには、毎年二百万人以上の新生児が生まれていたが、〇五年には百六万人と過去最低となった。

なぜ子供が増えないのか。若い人たちが子供をつくらないからである。国立社会保障・人口問題研究所による五十歳未満の夫婦に対する出生動向基本調査では、理想の子供数を持たない理由の第一番が「経済的不安」で、しかも、二十五歳から二十九歳では八三・五%、三十歳から三十四歳では七八・七%、三十五歳から三十九歳でも七五・〇%という高率である。第二位の「高年齢で生むのは嫌」（三八・〇%）、第三位の「育児の心理的、肉体的負担に耐えられない」（二一・六%）をはるかに超えている。これでは若い人たちを勝手だと責めるわけにはゆかない。

高齢者が増えれば手間も金もかかるとは何度も書いた。増える社会保障費や医療費をどうするのか。国・国民全体でこれを支えなければならないのは、言うまでもない。だが、そうであるなら、その負担が若い人たちにくるのも言うまでもない。子育てにもお年寄りの世話にも、金がかかる。子供一人が、大学を卒業するまでには一千万から二千万円かかるそうである。すでに医療・介護・年金保険料は増え続けているが、高齢社会を支えていくにはまだ足らない。これでは養育費に金を回せない。だが、子供を生み育てなければ次の時代の社会を誰が支えるのか。支え手がいなくなれば、社会は崩壊する。しかし、増え続ける高齢者はどうなるのか。悪循環である。お年寄りをとるのか子供をとるのか、こんな選択は人のすることではない。

どうすればこの流れを変えることができるのだろうか。お互いの顔が見える地域の中で、支え合いの街をつくるしかないと思う。高齢者は、当面健康寿命（男七十二・三歳、女七十七・七歳）までは現役とし、活用できるあらゆる社会資源を使って、地域全体で子育て支援も介護も自給自足できるようにする。若い者への負担はできるだけ小さくしよう。そうはっきりと宣言し、社会の制度もそのように変える。これは地方自治にお願いするしかないことである。

寿命延長のもたらすもの

2006.9.30

「神さまは世界をおつくりになったあと、すべての生きものに寿命を定めようとなさいました」。グリム童話百七十六番の〝寿命〟はこんな書き出しで始まる（『完訳グリム童話集』野村泫《ひろし》訳、ちくま文庫）。これは百五十年くらい前に書かれたものである。当時の日本人の平均寿命は四十歳くらいだろうか。神さまは、ロバと犬と猿と人間にそれぞれ三十年の寿命を与えようとしたが、ロバも犬も猿も三十年生きるのは長過ぎると断った。

ロバは「…朝から晩まで重い荷物を運び…、なぐられたり、けとばされたり…」には耐えられないと十八年を減らしてもらった。犬は「…声がかれてほえられなくなり、…歯が抜けてかみつけなくなったら…、うろうろしてうなるよりほかに能がありません」と言って十二年を、猿は「…いつもおかしなことをしたり、しかめつらをしたりして、人を笑わせなくてはなりません。…おどけの裏に悲しみあり…」とてもこんなことはやってられないと十年短くしてもらった。人間だけは三十年の寿命は短すぎるからと、ロバの十八年をもらい、それでも足らんからと犬の十二年を足し、もっと欲しいと猿の十年を加えて、さらにもっとと要求したけれど、これ以上は駄目だと七十年の寿命となった。

もともとの三十年間を、人間は健康で仕事をこなして人生を楽しんだが、増やしてもらった四十年はどうなったのか。ロバにもらった十八年は人のために重荷を背負って、大変に尽くしたのに、その報いは、なぐられたり、けられたりである。

犬からもらったその後の十二年は歯ががたがたになって、まともにかむこともできず、ただうなっているだけ。さらにそのあとの猿の十年では、ぼけて子どもにまでばかにされるという話である。ひとの欲には限りがない。物語は際限のない欲の追求が結局は自らを苦しみに追い込むことになるという警告のようである。

私はこの物語を読んだ時、ぞっとした。人間の底の知れない欲が怖かったのである。ひとの欲の中でも不老長寿は究極の欲かもしれない。秦の始皇帝が求めた不老長寿の薬は、当時なら権力者の妄想で片づく話だが、長寿の遺伝子の探索が進み、再生医療の成果が具体化してきている今では、ありえないことではないと考える人もいる。生物は種の存続に生命をかけるけれど、ひとは欲の追求に余念がない。欲は生きている人のものだから、子孫よりも自分が優先される。ひとの寿命の限りない延長は何をもたらすのか、間違いなく人類の破滅だろう。

わが国は、グリムの時代に神さまからもらった寿命をすでに十年超えて八十歳となったが、その延長分から生まれる新たな苦しみや悩みにどう応えてゆくのか試されているようでもある。ひょっとすると人間というのは、とんでもない阿呆《あほう》なのかもしれない。

手遅れ前に医療資源の適正配置を

2006.10.31

愛知県内の十三の病院で産科医師数が不足している（中日新聞九月二十三日）。東三河北部では医師不足が深刻な状況（同九月二十九日）という。どれほど深刻な話なのか詳細は明らかではないが、困っていることは間違いないだろう。

私も出席している中央社会保険医療協議会（中医協）でも、病院団体を代表する委員から産科、小児科医だけでなく医師の確保、看護師の確保が困難で、地域医療が崩壊する心配があると悲鳴に近い発言が続いている。住民が知りたいのは、大変だということではなく、地域の医療を守るためにどんな手を打つのかである。厚労省の医師の需給に関する検討会が、長期的には医師の需給が均衡し、必要な医師数が充足される見通しという結論を出したが、いったい日本の医師数は足らないのか足りているのか。十年前には医師過剰時代到来などとも言われていたのである。

病人がいるから医師が必要なのである。医師に合わせて病気が発生するのではない。だから、病気がどれほど発生するのかによって必要な分野の医師の数が決まる。では、病気の種類、発生数は何で決まるのか。例えば、人口構造の変化である。高齢者が増えてくれば、急性疾患も増えるが、慢性的な病気や死亡も増える。そして、例えば科学技術の進歩である。私は腎臓移植を専門にしてきたが、学生だった一九六〇年代後半のころは、腎不全になった人は百パーセント亡くなっていた。今では腎不全で死亡することはない。要するに医療需要は量も中身も時代によって大きく変わるのである。

需要が大きく変わるなら、必要な医師の種類や数が変わるのは当たり前だ。国民の生命と財産を守るのが国なら、地域住民の生活と安全を守るのは地方行政の責任である。まずは、どのような医療需要がどれほどあるのか、きちんと調査すべきである。多少のお金はかかるだろうが難しいことではない。それが決まれば地図を広げて人、施設、モノの医療資源をどう配置すればよいか、基本設計をつくることである。

こういう話で出てくるのが、医師に強制はできない、医師会や大学病院に医師の派遣をお願いするしかない、という声である。医師はひとの生命・生活に直接に関わる専門職である。だから私は、医師のもつ技術は公共財、公共資源だと思っている。

現実はどうあれ、大学の役割は医師の養成であって、専門医の数を決める権限も、医師を派遣する権限も責任もない。医療崩壊などという物騒な言葉が飛び交っているのに、困った困ったと、できない理由など並べているうちは、事態はそれほど深刻ではないのだろう。この問題では、はっきりしていることがある。壊れてからでは手遅れだということである。まだ体力のあるうちに、関係者が利害を超えて答えを出す。これしかない。

地球より重い「自分」の命

2006.11.30

「長寿の国を診る」と移植医療では、どうにも取り合わせがよくないが、移植問題があまりにも社会を騒がせているので、この問題に触れることをお許しいただきたい。

宇和島徳洲会病院（愛媛県宇和島市）での腎臓売買から始まった問題は、臓器売買を仕掛けた二人の逮捕で決着したかにみえたが、調査委員会の調べで、徳洲会病院で行われていた生体腎移植の中に、移植医療においては、禁忌あるいは適応外とされている第三者からの病気の腎臓を使用して行われた移植の数が、あまりにも多いことが判明した。

主治医あるいは病気の腎臓の摘出や提供に関与した医師らは、当然ながら自らの行為の正当性を主張している。臓器不足の深刻なわが国で、生体、死体に次ぐ第三の臓器提供の道を求めたのだという考え方がいけないわけではない。目の前の患者さんを救うのが医師のすべて、という医療に対する信念も、文書はないが患者さんにも提供者にも十分な説明と了解をとった、という言葉にもうそはないとしよう。

問題は、彼らの行ったことは今の医学では認められていない治療であり、認められない治療を自分たちの判断だけで実行してしまったらしいことである。従って、病気の腎臓が摘出されたこと、移植されたことの医学的妥当性がどうか、摘出された理由は何か、誰がどのような基準で移植を受ける患者を選定したのか、これら一連の手続きはどのように行われたのか事実が明らかにされなければならない。事実が明らかになれば、彼らの主張していることの信ぴょう性も正当性もはっきりするだろう。

医師は目の前で苦しむ患者さんを何とかしたいと思う。ひとの身体に傷害を加える外科手術では、傷をつける以上の利益が得られなければメスを入れてはいけない。それが許される医師には、その時点での医療水準の理解と確かな技術を持つことが求められる。患者には「利益を上回る不利益を決して与えてはいけない」のが医療の大原則だが、臓器提供者が必要な移植医療では、提供者に不利益を与えないことが何よりも優先されねばならない。命を救うという大義が臓器提供者の不利益のうえに成り立つようなことがあってはならないからである。

権威を嫌い、学会にも属さず、学会の指針や医療の標準的な治療方法にも従わず、自分の信念に従って行動する。それが医療の基準や社会のルールから外れていても、その恩恵を受けた患者さんたちはこんなによくしてくれた医師をなぜそんなに責めるのか、彼こそが本物の医者ではないかと社会に訴える。移植医療では、一九六八年の札幌の心臓移植で、医師や医学界の非社会性が社会から徹底的に批判され糾弾されたが、あの教訓とは一体何だったのか。地球より重いというひとの命とは、自分の命ではないか。怖い話だ。

高齢社会の「愛知モデル」のために

2006.12.26

来年二月に迫った愛知の知事選の立候補予定者が出そろったようである。私はこの欄でもそうだが、講演でも、インタビューにも、わが国は世界のどこも経験したことのない超高齢社会に先頭で突入したこと、その日本がどんな社会になるのか非常に大きな不安があること、その不安を一つでも二つでも取り除くには、どのような社会にすればよいのか、安心できる地域社会の実現は地方行政にしかできないことだと繰り返し述べてきた。

だから、今度の知事選には、並々ならぬ関心がある。とくに愛知県は、他の県とはまったく違う。手前みそで言うわけではないが、国立長寿医療センターが、愛知に存在していることであり、この意味は極めて重い。高齢者の増加に備えた国立のセンター設立の構想が出されたのは、一九八〇年代の後半であるが、このセンターの誘致のために日本中の各県がしのぎを削り、愛知が勝ち取ったのである。

東京の国立がんセンターや大阪の国立循環器病センターに並ぶブランドがほしい、そんな下心もあったかもしれない。だが、実現したからには理想的な高齢者医療と、その提供体制のモデルを愛知県に創《つく》って全国に普及させ、望ましい日本の高齢社会の構築に貢献してゆかねばならない。国立長寿医療センターには年間約八十億円の国費が投入されているが、この国民の税金をどう生かすのか、県・市・町との共同作業がどれほど大きいかは言うまでもない。

小泉前首相は、二〇〇四年十月の第二期目に「長生きを喜べる社会」の構築という素晴らしい所信表明を行ったが、その中身は新しい治療技術や薬の研究開発、医療体制の整備、がん、生活習慣病の予防といった医療の進歩や健康の増進であった。開発、進歩、前進の行け行けモードである。だが、科学技術の進歩や産業の振興と、長生きを喜べる社会の実現とが、どうつながるのか、よくわからない。独居老人世帯の増加、医療費の増加、年金の減少、むしろ高齢者の不安や心配はさらに高まっているように感じられるのである。

そもそも高齢者の不安や心配が、どんなものか誰がわかっているのだろうか。中央は数字で理解させようとするが、地方には声の届く距離に顔の浮かぶ触れ合いがある。だから、日本の国に生まれ育ち、いろいろあったがまあいい人生だったと、納得して死んでゆけるような地域づくり、街づくりは地方にしかできないのである。

お年寄りに絶望感を与えないよう、愛知をどのような県にするのか、リーダーには具体的な目標と行動計画を示し、身を捨てて陣頭に立っていただきたい。

望まれる高齢者医療、介護、福祉の実現、高齢社会の実現を愛知から全国へ、そして世界へと、愛知にはそのようにできる条件や資格がある。そして、その責任もあると思うのである。

地域医療は地域で守ろう

2007.1.31

医師となって三十七年目になるが、今年ほど医療の先行きが見えにくい年もない。間違いなく、医療は大きく変わる、そして、今までにない大きな変化になるが、わかっているのは、変化の方向だけである。

シナリオの書き出しはこうだ。生まれてから死ぬまで病院ですべて完結することのできた医療が、これからはできなくなるというところから変化は起きる。すでに始まっている。人も、モノも集中している病院では、専門性の高い技術を必要とする急性疾患や重症の患者だけをみるべきである。それが病院の本来の役割ではないか。そうなれば病院も病床も、今までのような数はいらない。試算では今の半分でよいらしい。残り半分は不要ということだ。すでに、病院の生き残り競争が熾烈《しれつ》になっているからだろう、どの病院長に会っても暗い顔をしている。

病院がそうなら、病院という居場所を失うことになる慢性期、終末期の患者はどうなるのか。退院してくれと言われるのはよいが、どこへ行けばよいのか。老人施設か介護施設か、家での療養は大丈夫か。医療難民、介護難民という活字が浮かび、現実味を帯びてくる。

わが国は、終戦直後と比べると寿命が約三十年延びた。寿命が延びれば高齢者は増える。高齢者が増えると病気が増える。病気が増えれば医療費が増える。六十五歳以上の人口は、この十年間で千八百万人から二千六百万人に増え、医療費は二十七兆円から三十二兆円に増えた。大半が老人の医療費だ。

医療費が増え続ければ、保険財政は限界がくる。医療保険制度が成り立つには、保険料が医療費を上回っていなければならないが、とっくに限界を超えた。限界を超えて、なお制度を維持するには、保険料を上げるか、自己負担を増やすか、税で補てんするか、医療と介護を分けて別の仕組みにするかである。すでにすべての手が打たれているが、このままでは、また、すぐに足りなくなるだろう。医療が変わる背景には、深刻な財政問題がある。

変化は、今まで病院で完結してきたことを地域全体でカバーするという方向に向かう。病院には再編統合しか道はない、さもなければ共倒れである。そうなれば、地域の医療は崩壊する。崩壊は不意に、突然やってくる。その時には、国も県も医師会も驚き、苦慮はしてくれても救ってはくれない。すでに手遅れだからだ。変革をする時の鉄則は、体力のあるうちにやる。既得権や利害を超え小異を捨てて、資源も力も集中する。そして、断行することだ。

ある地域では、市長、各病院の病院長、そして地場の基幹企業とが一体となって、大学や医師会、行政を巻き込んで新しい医療提供体制につくり替えるために、危機意識と先の見通しが半端ではない人たちが動き始めている。地域の医療は地域で守るしかないのである。

2007.2.28

格差なき医療は「豊かさ」なのである

豊かさとは何か。この問題は人とは何かに通ずる。人にとっての永遠の問いなのだろうか。

国家の使命は国民の生命と財産を守ることである。日本はこれを実現するために明治以来、三度も世界の頂点に立った。こんな国は世界中にどこにもない。

最初は、軍事大国である。自然資源のない日本は、エネルギー資源を求め領土を求めて、軍事大国を目指し、頂点にまで登りつめた。国民が豊かになるためにやったことである。そして没落した。

次には、がれきと貧困のどん底からはい上がり、これも世界のナンバーワンの経済大国となった。勤勉と実直を武器に、求めたものはお金、モノである。すべては豊かな生活のためであった。

物質的なモノがはんらんすると、より楽しいことを求める。享楽の行き着く先は退廃である。バブルがはじけ、その後遺症にいまだに悩まされているが、今でもお金、モノこそが正義であり、力であるという価値観は不動のようである。軍事大国も経済大国も国の豊かさ、国民の豊かさを目指したのである。

そして今、高齢大国である。われわれは有史以来、どこの誰も経験したことのない超高齢社会の先頭を走っており、世界中が注目している。高齢化率も平均寿命も高齢化のスピードも何もかもが世界一だ。求めてなった高齢大国なのか、なってしまった高齢大国なのか、いずれにしても、豊かさを追求した到達点である。

それなのに、格差が広がりつつあるという。もちろん、どんな時代にも格差はあるが、飽食の時代に衣食住や医療にかかわる格差となると、ちょっと待ってくれと言いたくなる。現実には経済格差が、生活格差となり健康格差となっている、健康も金次第であり、ここでも問題は高齢者である。これから始まる格差論争は、高齢者の切り捨て論と紙一重ではないか。

生物は生まれ成長し老い、そして死ぬ。人も同じだ。当たり前のことだ。老いとは、肉体の機能の低下、次世代への継承、そして死への準備の過程である。だから最後は、まあ悪い人生ではなかったと締めくくりたいものだ、と思ったり念じたりしているが、あらためて日本は高齢大国となって、どんな豊かさを求めているのだろうかと考えてしまう。

徒然草の百二十三段目にこう記してある。「第一に食ふ物、第二に着る物、第三に居る所なり。人間の大事、この三つには過ぎず。（中略）ただし、人皆病あり。病に冒されぬれば、その愁《うれ》い忍び難し。医療を忘るべからず。（中略）この四つを欠けざるを富めりとす。この四つの他を求め営むを驕《おごり》とす（略）」

医療はいつの時代も生活の必須条件である。国民の満足度は、所得の大きさに比例せず、失業や健康状態に影響を受けるという内閣府の調査もある。お金やモノではないのである。

2007.3.30

地域ぐるみで医療を守る

地域の医療は地域で守るしかないことを、ある地域の例を通してこの欄で紹介したところ、複数の読者から「どこのことか教えてほしい」と問い合せを受けた。医療問題の切実さを思い、当事者の了解を得ずに地域名を明らかにするが、お許しを請いたい。

ある地域とは東海市である。半年ほど前、新日鉄名古屋製鉄所の幹部を紹介された。新日鉄名古屋は、東海産業医療団（中央病院）の筆頭出資者である。ここも例にもれず、医師不足で病院の維持に悩んでいる。

東海市には市内や近辺に三百床規模の病院が四つあるが、状況はどこも厳しい。この問題では、東海市の議員も苦悩していたのを知っていたので予備知識はあった。私は「金を

もうけて何が悪い」と臆面《おくめん》もなく言ってのける企業経営者を不快に思うし、

「利益よりも社会貢献です」などと言う経営者も信じないが、人を大切にしようとする会社は信じる。

ひととおり話を聞いて、「簡単じゃないですか。大学が医師を引き揚げる、病院は成り立たない。赤字は増える。そんなのはつぶしてしまえばいいんじゃないですか」。私は意地悪な言い方をした。

「それは違う、確かに中央病院は苦しいが、経営のことだけ考えているわけではない。会社は職員があっての会社である。新日鉄は東海市に立地する企業であり、東海市民あっての新日鉄である。職員や市民の健康を守るという責任を簡単に放棄したらどうなりますか。そんな事業所に将来なんかないですよ」。

幹部は口には出さないが、くだらないことを言うな、そんな答えを聞くために会ったわけじゃない、と目で言っているようだった。「わかりました」と私。こんなやりとりがあった。

現在の医療の状況を放置しておけば、病院同士での弱肉強食か共倒れに向かう。地域にとって最善の選択肢は、医療提供体制の再編である。それを実行するには、①地域全体で関係者が利害を超えて解決に向かうという決意と合意を得ること②そのためには市が本気で取り組むこと——。まずは、これができるかどうかであり、この枠組みができなければ前へは進めない。そんな話もさせていただいた。

東海市の危機意識と対応は半端ではなかった。市長を中心に地域医療を守るという一点に関係者がまとまり、近々、病院の再編や連携強化を含んだ東海市の新しい医療提供のあり方について取り組む体制がつくられると聞いた。

ここまでくれば、あとは医師会と大学、県行政に登場してもらうしかない。とくに地域医療計画の責任は県にある。医療を守るために、地域の関係者がここまで本気で結束した例を私は知らないが、この本気が実らなければ、日本の医療は本当に危ない。ぜひとも苦しんでいる他の地域の参考になるような良い成功例をつくり上げてもらいたいと願っている。

2007.4.29

医者の使命感を支えているもの

昨年は医療界で、医師の「立ち去り型サボタージュ」（「医療崩壊」小松秀樹・朝日新聞社）という言葉が流行語になった。医療を取り巻く環境の厳しさに、病院の医師が使命感と自分の人生との板挟みにあい、病院を辞めてしまうことを、こんな言葉で表現したのである。サボタージュとあるが後ろめたさのある、追いつめられての行動である。後ろめたさとは、自己防衛のために使命感を放棄することだ。

昨年は、六千人以上の医師が病院を辞め開業したという。病院の医師不足という地域医療崩壊の直接の原因がここにある。なぜ、こんなことが起こるのか、病院の医師が求められるものの大きさに耐えられなくなってしまったのである。

医師は、プロとして誠実に医療を行い、患者さんや社会に喜んでもらい認めてもらうことが生きがいであり、誇りでもある。そのためなら、相当に厳しい勤務にも耐えられる、そのうえ仕事は服務規定や自分の都合にではなく、患者の都合に合わせなければならない。ひとの生命にかかわる仕事とは、そういうものだ。無論、それに見合う人員や給与などの待遇は重要である。

だが、医師を根本で支えているものは、住民の健康を守るという使命感であり、その使命感を支えているのは、社会、国民、患者からの敬意であり信頼である。今はこの支えが崩れかかっている。最近の医師はとにかく元気がない、ときに、おびえているのではないかとすら見える。ささいなことで怒鳴り込まれ、訴えるぞと迫られる。意図して手を抜いたとか、やるべきことをサボったとか、そんなことがあれば、厳しく糾弾されなければならない。

だが、どれほど誠実に対応しても結果が悪いことがある。この区別は難しいこともあるが、このごろは結果がよくなければ問答無用である。人の身体、命を何と考える、謝れ、責任をとれ、罪を償え、やるべきことはやったのに、なお、責められれば糸は切れてしまう。

この世に生きている限り、どこにもリスクがある、なかでも病院はリスクの高いところだ。そのうえ、医学も医療技術もどれほど進歩しても未成熟で完全にはならない。悲しいことだが、人が人に行うことに百パーセント確実はない。こんなことは誰もがわかっているけれど自分の身体や命は一つである、完全を求めて何が悪い。完全を保証できない医療を行う者と、医療に完全を求める者と、この矛盾する谷間を埋めるにはどうすればよいのか。

医療とは、不完全でも不確実でも人が生きてゆくためになくてはならぬものだ。ここを出発点にしない限り、谷間は縮まるどころか広がるばかりではないか。医師を甘やかせなどと言うつもりはまったくないが、医師の誇りややる気まで奪ってしまえば、医療の崩壊はとめどなく進むだろう。

2007.5.31

「自然な死」をかなえよう

終末期医療のあり方について、厚生労働省からガイドラインが報告された。「まあ、あんなものだろう」から「あれでは何の解決にもならない」といった手厳しい批判までさまざまだが、これで、今後の終末期医療での混乱はずいぶんと避けられるだろう、といった評価はないようだ。

死には普通の死と異常な死がある。普通の死とは、病死か老衰であり、異常な死とは事故死、自殺等である。どんな死を迎えたいかと問えば、普通に自然に死にたい、が大多数の答えである。自殺、孤独死、殺人といった異常な死はよくわかるが、自然に死ぬとはどういうことか。昔は病死や老衰死に説明など必要なかったのに、今では普通の自然な死が何か、わからない。

死を経験した人に死は語れない、生きている人は死を経験したことがない。だから、自然の死とは何か、知るには本当の死を見るしかない。だが、死は病院にあって自宅にはないから、死が生活の中から消えてしまった。わからなくて当たり前である。

医学は科学だと誇るようになって、医療の目標は、救命・延命となった。科学としての医学は、生物としての人間をみるから、人の尊厳よりも生の延長に価値を置く。病院は最高の技術と先端の機器を使ってそれを実現するところである。呼吸が止まり心臓が止まるその時まで延命に尽力する。臨終まで家族に病室から出ていただくのはそのせいである。

今、日本では、一年間に百十万人の方が亡くなっている。その八〇%が病院というから、一日に二千人以上の方が病院で亡くなる。〝自然に〟亡くなられた方はどれほどいるのだろうか。

六十歳を超えてから、同年齢の者が集まると、衰え、病気、死の話は三点セットである。なぜなのだろう、そこでは調子の悪い者ほど威張っている。自然がよい、ピンピンコロリでゆけたらなあ。これに異論を唱えるものはない、痛い苦しいはいやだ、意識もなく回復の見込みもなく、ただ生かされているのもいやだ。これにも例外がない。

誰にもみとられずに一人でゆくのは怖い、寂しい、だが、周りの人に迷惑をかけるような逝き方はしたくない。誰の望みもこの程度ではないのか。人生の最期にこれくらいの望みをかなえることは、それほど難しいことなのだろうか。

現実は、高齢者の死が増え続けており、二〇四〇年には百七十万人が亡くなる。独居老人、老老介護など、孤独死、介護殺人の予備軍も増え続けている。世界で一番の高齢大国となったわが国が、どんな社会を選択するのか。死はすべて個別だが平等である。

ガイドラインに沿った理想的な尊厳死の追求も大事だが、「一人では死なせない国」(小林秀資・長寿科学振興財団理事長の私信から引用)になれるかどうかに日本の品格と興亡がかかっていると思う。

許すことができないコムスンの不正

2007.6.30

公金を横領した。それも財源難に苦しんでいる介護保険、命のお金である。私は今回のコムスンの不正を知ってあぜんとし、組織の生き残りの手口を聞いて憤然とし、ほとんど逆上した。子供の教育をどうするか、大変だ大変だと議論をしているようだが、まず最初にすべきことは、こういった大人を決して許さない社会にすることである。

コムスンとは、コミュニティ・メディカル・システム・ネットワークの略で、もともとは榎本憲一さん（二〇〇三年、七十四歳で逝去）が、設立した会社である。

榎本さんは、その一生を介護の質の確立に努力してこられた方だ。亡くなられる一カ月前に「（略）いまだ（介護保険の）保険給付は額において不十分であり、質においても十分なものではありません。しかし、介護保険の充実により、質量ともに拡大していくことが可能であると思います。（略）私は介護という仕事が人を支え励まし、誇りある人生の結実に役立つことを信じております。」という「惜別の言葉」（大熊由紀子氏、えにしメール、私信から引用）を残されたが、金第一の人たちには、こんな言葉を聞く耳などなかった。

高齢者が増え、要介護状態のお年寄りが増え続けている。介護施設など、介護の現場で働く人たち、とくに若い人たちの姿を見ると、私は自分でも恥ずかしくなるほど感動する。

二十年も前のことだろうか、医療の最前線で汗を流していたころである。私も若かったが、看護学校を卒業したばかりの若い看護婦（今では看護師）さんたちと話をしていたときのことだ。「看護の仕事で何がいやかといって、お年寄りの大小便の世話をすることほどいやなことはない」。二十代の若い女性たちである。たとえ看護職であってもそう感じて当然だろうと納得したが、「私たちもいやだけど、世話をされる患者さんの方がもっといやだと思う」と聞いた時に、この子たちは人のお世話をすることがどんなことなのか、本当にわかっていると思ったのである。

介護は素晴らしい仕事だ。人のお世話をすることはどれほど崇高なことであろう。美辞が並ぶが、いくら言葉で飾ろうと高齢者や障害者の介護がどれほどのことか、余分な説明を要しない。しかも、介護の仕事に対する報酬は驚くほど低いのが現実である。

そんな仕事に従事している人たちの誇りをズタズタにしたのである。もうけた金で自家用のジェット機を乗り回すのは勝手である。だが、お年寄りを食い物にし、若者を裏切り、日本という国の品性を汚し、どん底に落とした、その金がジェット機の一部にあてられているとなれば話は別だ。

後始末をどうするのか、職員のこと、利用者のことが心配とはよく言った。そんなことを言える資格がどこにあるのか、噴飯ものである。許してはいけないことだと思う。

胃瘻と尊厳という新たな難題

2007.8.2

「高齢者の医療の在り方検討委員会（座長・森岡恭彦日本赤十字医療センター名誉院長）」という、文字通り高齢者の医療の在り方について検討している委員会が、長寿科学振興財団に設けられている。この会で高齢者の医療の典型的な例ということで、胃瘻《いろう》が取り上げられた。

胃瘻とは、何らかの原因で口から食事ができなくなった人に、胃とおなかの皮膚とを貫通して穴を開け、そこから直接に食物を流し込むようにするもので、今では胃カメラのような内視鏡で安全に簡単に設けることができる。ところが、安全、簡単な技術の確立で、胃瘻を安易に設けられるようになってしまったために深刻な問題が生まれている。

経口摂取ができなくなったので、一時的に胃瘻をつくって栄養を補給し、経口が可能になったら胃瘻を閉じる。口から食べられないが、自分のことは自分で判断できる、このような場合に、胃瘻をつくって食物を補給することに異論はない。

誰もが頭をかしげ、黙ってしまうのは、次のような場合である。意識はない、寝たきり、老衰、回復の見込みはない、終末期、といった状態が二つとか、三つとか重なっていて経口摂取のできない場合である。

胃瘻をつくってしまえば、食物を定期的に注入しなければならない。注入するには資格が必要であり、誰でもよいというわけにはいかないから、手間も大変だが、それよりも人の尊厳をおとしめることに加担しているのではないか、という呵責《かしゃく》から解放されないのである。

病院、老人保健施設、特別養護老人ホーム、訪問看護ステーションなどへのアンケートは、この問題の持つ複雑さを浮き彫りにしてくれる。第一に、胃瘻を設けるかどうかの最終的な決定は、ほとんど医師と家族で行われ、本人の意思が反映されていない。第二に、胃瘻をつくる人と管理する人が違う。

第三に、胃瘻を設ける人は少しでも延命をと言い、管理する人は、人の尊厳とはと問いかける。そして第四に、あなた自身が経口摂取できなくなった場合どうしますか、という問いには、意思も示せず回復の見込みもなければ、胃瘻をつくってまで生きたくない、がほとんどの人の答えである。どんな場合に胃瘻をつくり、どんな場合にはつくるべきではないのか。終末期の呼吸器を付けるか、外すかといった問題とそっくりである。

委員会は、医師、看護師などの医療関係者が中心であるが、議論が進めば進むほど「これは医療でカタのつく問題ではない」と委員全員がため息をついているのである。もはや医学的な価値判断の領域を越えている。この問題も先送りすればするほど、ない袖は振れないと金の論理が命の価値を決めだすに違いない。一体全体、人間の尊厳とは何なのか、行き着くところは同じである。

地域互助には行政の力が必要だ

2007.8.31

これからの高齢社会をどう生きるか。自助・共助・公助をうまく使ってゆくしかないとは、大方の人の意見だ。私も同感である。自助とは文字通り、自分のことは自分で守ろう、寝たきりにならぬよう、要介護状態にならぬよう、食事、運動、自分の努力でできることは自分でする。共助とは、互助、相互扶助であり、お互いがお互いを支え合う。公助とは、公、すなわち国や自治体が税金で援助をすることである。

なぜこのごろ、自助、共助、公助などと盛んに言われ出したのかは言うまでもない。高齢社会をどう生きればよいか、不安がどんどん高まっているからである。高齢者が増えると手間と金がかかるとは何度も書いた。社会保障費は急速に増えてはいるが、とても足らない。高齢者に満足のゆく医療や介護を受けてもらうには国民の負担をさらに多くするか、他へ回している予算を社会保障費に回すしかないが、どちらもしない、と言っているから、予算内でやりくりするしかない。

戦後の苦しい時期を越えて、経済成長の波に乗った、昭和の三十年代から四十年代は、働くもの、金を稼ぐものが人口の大半で医療、年金に使う人が少なかったから金は余った。だから、あのころの年寄りは至れり尽くせりで大切にされた。そのうちに平均年齢が六十歳、七十歳、八十歳にまで延び、気が付いたら二〇一五年には、老老世帯が千七百万所帯、高齢者の独居世帯が五百七十万世帯となる。これでは大事にしてもらうどころか厄介ものになりかねない。

高齢になれば、今日元気でも明日はどうか、身体もそうだが、生活は大丈夫か。皆で出し合ってためた年金も、年寄りが増えれば、一人当たりの取り分は小さくなる。不安材料には事欠かないが、時間は遠慮なく過ぎる。どれだけ努力しても誰にも例外なく、来るものは来る。その時が来たら、誰かに頼るしかないが、家族が無理ならどうするか。国民の命と財産を守ってくれる国や役所は面倒をみてくれるのか。余分な期待はしないことだ。だが、金がないからできないというのはもうやめないか、どうすればできるのかだけ考えよう。

残された方法は、地域のなかに互助、相互扶助の仕組みを根付かせるようにする、それしか思いつかない。これは地方行政にしかできないことだ。市町村は、専属の部署をつくり、住民が自発的な活動を展開できるよう援助したり、相互扶助組織のあり方やつくり方についてのアイデアを募集したり、具体的なモデルを提示したりと、お金を使わなくても、やれることはいくらでもあると思う。

高齢社会では、人の顔の見えないところで、金やモノを動かしても、ひとの生活は守れない。超高齢社会は、地方の時代である、地方行政のリーダーにお願いするしかないのである。

医療危機には根治療法が必要である

2007.9.29

妊婦がたらい回しにされて、胎児が死亡した。産婦人科医療の崩壊と、新聞紙上には大きな見出しが躍る。こんな事態に対して、現場の医師が疲れた顔で、しかし臆《おく》することなく、「これ以上どうしろと言うんですか」と居直りともとられかねない発言をし始めたら…医療は壊れ始めている。

愛知県でも、知多市民病院から産婦人科医がいなくなり、県内では、十病院で産婦人科がなくなるという（九月十一日中日新聞朝刊）、人ごとではない。二年ほど前に、三重県の尾鷲市から産婦人科医がなくなり、市が五千五百万円を出して雇うことが、医者を金でつるのかと物議をかもし出し、社会問題になったが、あれは予兆で、今起こっていることは、その延長上にあることである。こんな事態に対して、厚生労働大臣が全国知事会と話し合いを持ち、地域の救急医療体制をどうするのか、動き始めた。

起こった緊急事態にどう対応策を立てるかは危機管理であって応急処置である。緊急対策は、他の日常業務を停止してでも優先的に取り組まねばならぬが、期限の限定されているものであり、災害や事故のときの危機対策と同じで根本的な対策ではない。進んでいる医療危機は、災害や事故とは違い構造的なもので、根治療法が必要である。根治療法とは必要とされる医療需要に対して適正に医療資源を補充する体制をつくることである。なかでも医師はもっとも重要な医療資源であり、その養成は大学が担ってきた。

大学は、その時代が必要とする医師を、社会の要請に応えて育成してきたと言えるだろうか、残念ながら答えは否である。なぜなのか。日本の大学は、自治、自由のもとに、他からの干渉を許さず独自の価値観を形成してきたが、次第に大学の価値観と社会が求めるものとがずれてきてしまったのである。医学部が設立された当初は国民のためという社会の要請と大学の方向は一致していたため、必要な医師の養成に矛盾はなかった。

二十世紀の後半、科学技術・医療技術はめざましく進歩した。わが国は、その最先端で世界と勝負をしている。これに合わせ医学部も高度先端医療の開発のための研究者、専門家を求めるようになって、社会の動向と離れてゆき、気が付いてみたら、その距離は簡単に修復できないほど遠くなってしまった。

その結果、世界の医学界をリードすることと、地域の産科医療を守ることと、どちらが重要ですかと、答えに窮する設問を大学にぶつけなければならないような事態が現実となった。繰り返すが、どの分野の医師をどれだけ養成するのか、公共財としての医師の養成や適正な配分は、国民の医療需要に合わせて決められるべきであり、医師の養成を大学だけにまかせていてはいけないのである。

キレるお年寄りが増えている

2007.10.30

生徒同士のいじめ、学級崩壊をどうするか、教育問題の深刻さはここにあるのかと思っていたら、教師への暴力を含めた親からの怒鳴り込みが増え続けているという。教師がおびえ、ノイローゼになり、不登校になる。生徒を守るためではなく、教師を守るためにどうするかは学内の問題を超えて社会問題になっている。教育崩壊である。

病院では、ささいなことで、怒鳴り込まれるだけでなく、暴力沙汰《ざた》、訴訟にまでゆく。こんな事態に失望し、おびえ、病院を辞める医師が出てきた。自分の生活を犠牲にしても患者中心にという生き方に医師が耐えられなくなってきたのである。その結果は病院崩壊、医療崩壊である。昔は聖職とまで言われた人たちが、今ではいじめにあって、並の人以下である。

大臣が三人、四人と辞めて、異常だ、異常だと騒いでいたと思ったら、総理大臣まで辞めてしまった。公職を利用して私腹を肥やす、公金を横領する、金を欲しがるのはわかっても、事実が表面化してからの往生際の対応が理解できない。

これらに共通していることは何か、いずれも貧困とか差別とかで、やむにやまれずにやったことではなく、自分中心で相手のこと、全体への影響についての配慮がない。要するに国のリーダーに至るまで皆、まず自分ありきなのである。

最近の事件をみていると、公も民も金の追求のためには国民をくいものにして恥じない。強者が弱い者を、弱い者がさらに弱い者を虐待する、殺す。暴力の使い方に限度がないなど、私の理解を超えているものが多いが、一体何が起こっているのだろうか。金と暴力は理屈が尽きた時の紛争解決の最後の手段である。だから、ひとには、これを制御する装置が備わっており、これらの扱いには慎重で、使う時には、よほどの配慮と覚悟とをもって行うのである。

このように、ひとがひとであるためには、なくてはならないものがあるが、それが壊れかけているのではないか。そのせいかどうか、お年寄りまでおかしくなりはじめているという。ちょっとしたことで、キレてしまい怒鳴りまくるという例が珍しくないらしい。この年になって、なぜこんな仕打ちを受けねばならないのか、今までどんな悪いことをしてきたというのか。人知の及ばぬものにでも恨みたくなるのに、何だその口のきき方は、若造が何でそんな偉そうな態度をとるのか。「年老いて何悪しきこととしたるらむ病み続きつつ思ひておりぬ」（南禅寺第九一三、宮城基子）。

キレ方は我慢の大きさに比例し、失うものの大きさに反比例するから、お年寄りがキレはじめたら恐い。もうすぐ四人に一人が六十五歳以上という超高齢社会である。お年寄りが明るく元気で暮らせる社会を創《つく》ろう、と誰もが口では言うが大丈夫だろうか。

格差社会が孤独死を招く

2007.11.30

格差問題が重要な政策論争となっているようだが、議論が煮詰まっていくように見えない。どこまで本気なのだろうか。以前、格差があって何が悪い、というような刺激的な発言を、小泉元首相がしたことがあったが、あの時はたいした問題にならなかった。なぜなのか。誰もが格差はいつでもあり、とりたてて理不尽なことと感じていないからだろう。

古今東西、格差のない社会は存在しなかったし、二十世紀には、平等社会の実現を目指した、共産主義社会にも格差はあり、あらためて〝ひと〟の欲望の御し難さや、格差のない社会が幻想であることが証明された。世界中のどこの政府も、国や国民の豊かさを実現するには、財の確保と経済の成長、安定が最も重要であり、そのための競争は避けられないと考えている。競争は格差を生むが、その結果生まれる格差よりも、富の獲得によって格差は解消されるはずであり、そのことの方が国民にとっては、より大きな価値ではないかと説明する。国民もそれを信じ、そのような政策を支持しているようだが、何よりもほとんどの人にとっては、生き死ににつながるような格差は人ごとであり、自分のこととして実感していないからではないか。

私も格差をなくすことは不可能だと思っており、格差のある社会を否定しない。だが、小泉発言を含め、格差論争を聞いていて、いつも消化不良になるのは、どこまでの格差なら認めるのかがわからないことである。孤独死が年間に二万人を超えており、中には飢えによる死も増えているという。グルメに狂っているこの日本で、である。先日は全盲の方が病院から出されて、行き場がなく放置されて保護されたという報道もあった。医療難民である。

日本国憲法第二五条にある「すべて国民は、健康で文化的な最低限度の生活を営む権利を有する」という、あれが、わが国の基準ではないのか。すべて国民は、とあるから、例外を認めないはずだが、孤独死や医療難民は例外か。しかも、健康で文化的、とある、文化的とは何なのか。さらに最低限度の生活とあるがどんな文化的な生活がそうなのか。それを営む権利が保証されないときの責任は誰がとるのか。

無論、日本国民であるからには、権利だけでなく義務もあり、自業自得ではないかという意見もあるが、現実はそんな議論の水準を超えていると思う。ゆき過ぎとは良いと信じてやっていることが気が付かないうちに限度を超えてしまうことである。気が付かないのは実害が見えないか、見ようとしないからだ。ゆき過ぎの先には破局がある。その前に、よく状況を見極めて引き返すか、軌道を修正することができるのは政治しかない。どんな超高齢社会を目指すのか、格差論争を通して示してほしい。

高齢社会にたちこめる未来への不安

2007.12.27

六十二回目の一年が暮れる。間違いなく高齢者の入り口にたっていると実感するが、あと何回、年末を過ごすことができるだろうか、と不安もよぎる。老いとは何か、わからぬことばかりだ。老いについて確かなことは、誰もが衰え、そして最期は一人で逝くことである。宮柊二は、「痴れわらふこゑひたすらに　廃残の老病人が笑ひ給ふなり」と老いの不安を、斎藤茂吉は、「暁の薄明に死をおもふことあり　除外例なき死といへるもの」と死への不安をうたっているが、年をとって衰弱と孤独が寂しくて怖いのは、いつの世も変わらない。

そのうえに、時代による特有な不安がある。今は、高齢者が急速に増え続けている。高齢者が増えれば、要医療、要介護者も増える。要医療、要介護者が増えれば、医療、介護費用は増える。費用の増加とともに財源も増えればよいが、どう見回しても必要とされる財は出て来そうもない。医療・介護に関連する国の委員会では、足りない財源をどう配分すればよいのか、文句と嘆きとため息ばかりである。

わが国は、高齢化率（六十五歳以上の高齢者の全人口に占める割合）、平均寿命（零歳時の平均余命）、高齢化の速さ（高齢化社会＝高齢化率七％＝から高齢社会＝高齢化率14％＝に至る期間）で世界の三冠王となった。世界一というなら老人が生き生きしている国、日本、を誇りたいが、現実にはわれわれはどこへゆくのだろう。歴史上、例のない高齢社会に踏み込んでいるというだけでも不安なのに、日々のニュースは不安をもっと大きくする。

平成十九年は政界も官界も産業界も、介護も食品も料亭にいたるまで日本中が金、金、金で明け暮れた。嘘、脅し、たかり、だまし、地位も看板も金のためなら何でも利用した。バレればシラを切る、人のせいにする、とぼける、泣く、心神喪失だったと言う。金は、力と自由の象徴だから、誰もが欲しがる。金があれば何でも思いのままになる。

金にはそんな怖さがあるから、社会はそんな考えを恥ずべきこと、と認めなかったのに、金もうけの何が悪い、ひとの心だって金で買えると公言するような人物を国のリーダーたちが認知してしまった。

新自由主義と言われても、よくわからないが、金がすべての社会なら弱者をもっと弱者にする社会で、そんな社会では役に立たない老人は切り捨てられるぐらいのことはわかる。

世界で一番の〝長寿の国〟が、そんな国では困るのである。

年をとればとるほど、わが身がどうなるか、どうするかで精一杯となるが、私たちの営みとは、つまるところ、子孫にどんな国、地球を継いでゆけるかにある。そのためには、せめて、ふざけるな、恥を知れとリーダーたちに言わなくてすむような社会をと願う。よいお年を…、よい〝長寿の国〟を…。

2008.1.31

写経を始めてみませんか

高齢者の間で写経がブームだという。若い人で写経をする人は少ないと思う。いつか、二十代の男性と話していたら〝シャキョウ〟って何だと聞かれた。なぜ、年をとると写経をしたくなるのか、気持ちが落ち着くからである。お経は、通夜、葬式か、〇回忌といった法事の時に耳にするぐらいだが、いくら耳をすませても何を言っているのかはわからない。わからなくても、ありがたそうにだけはしていなければいけないから、若いころはたまらなかった。それが年をとるにつれて、そうでもなくなってくる。わからないことに変わりはなくても、ありがたいのが、ふりをしなくても、そう思えてくるのである。

写経と言えば、般若心経である。二百七十六文字とか二百六十二文字とか、字数については諸説があるが、いずれにしても最も短いお経であり、どの説明にも、仏教の真髄を説く、宗派に偏ることのない唯一のお経とある。ちなみに、私は般若心経、二百六十二文字派である。理由は…イチローの年間安打数に関係あり、としておこう。

実は、私も十年ほど前に写経をやったことがある。思い返せば、人生の選択で悩みのあったときである。二百六十二文字を唯《ただ》、書き写す、書き写しながら頭のなかで音読する。ひとの気配のないときには、声に出して読む。意味はさっぱりわからないが、ありがたいような気持ちになってくる。私は一日に二、三枚を百枚まで続けたが、それだけでも二百六十二文字は身体に残る。法事などで般若心経が出てくると後を追って口ずさんでいるが、こうなるとまたありがたさが、ちょっと違ってくる。

何枚も写経をしていると、意味を知りたくなる。形あるものには形はなく、形ないものには形がある、生は死で、死は生である、という世界だから、ちょっとやそっとでは何ともならない。解説書なら山のようにあるから、四、五冊と格闘すると多少わかったような気になるが、果たしてどこまでわかったか。居直っているわけではないが、わかるのは所《しょ》詮《せん》、無理だから、お経がわかってもわからなくてもどちらでもいいと、私は思っている。二千年以上も前からひととは何か、生とは何か、老いとは何か、死とは何かを命懸けで考えてきた人たちが到達したところだ。そんな人たちが、この世には人の知恵や努力を超えていること、どうにもできないことがあるが、そのことだけわかれば、あとは「心配せんでいい」と言っているからである。お経には「心配せんでいい」が詰まっていることを、昔から人々はよく知っていたのだと思う。

そう考えれば、お経がありがたいのはあたり前だ、というのが私の勝手な解釈である。朝起きて、やることが何もない、時間をどう使ってよいかわからない、これはつらくて苦痛だ。そんなときに写経をやってみるのも、いいのではないだろうか。

一緒に守ろう地域医療

2008.2.29

中央社会保険医療協議会(中医協)によって、二年ごとに行われる診療報酬の改定作業が終了し、厚生労働大臣に答申された。診療報酬とは、普通の人にはわかりにくい言葉だが、医師にかかった時の初診料いくら検査料いくら、というあれである。わが国では、医療行為への対価は原則として国がすべてを決めている。その原案を決めているのが、中医協である。この中医協のあり方については、二年前に大改革が行われた。改革されたことにはいろいろあるが、最も大きなことは、医療費の全体枠については政府が決定し、その総枠のなかで、それぞれの診療行為の対価を決めることに、中医協の役割を限定したことであろう。

今回は、高齢者が増えて医療の需要はますます増えているのに、医師の確保もできずに地域医療が崩壊しそうだ、これ以上医療費を減らすと本当に医療が危なくなるのではないかという社会的背景のなかでの改定であった。国は財政難を理由に「聖域なき改革」のもとに医療費を抑制し続けてきたが、さすがにこれ以上減らすと危ないと考えたのか、全体ではマイナスだが、薬剤費等を除いた医療技術等の本体部分に関してだけは、〇・三八%のプラス改定と決めていた。わずかではあるが、プラスはプラスだ。

さて、プラス分をどうするかである。危ないのは病院で、その最大の理由が医師の病院離れである。ここを何とかしなければならない。開業医と病院勤務医の所得差まで調査して、病院に手厚く配慮しようという空気は、世論にまで高まっており、中医協の議論もその方向に進んだ。

それでは、今回の改定の結果は、病院の崩壊を防ぐのに、どれほどの影響があるのか。医療は医師がいなければ何ともならないが、どんな条件なら、医師は病院に勤務していたいと思うだろうか。第一に、自分の専門技術が必要とされ求められていること、第二に、その能力が十分に発揮できるような職場環境があること、第三に、その能力や努力が正当に評価してもらえることである。

改定では、病院勤務の医師が本来の業務に集中できるように、医師の本来業務でない業務を事務にまかせるようにしたり、不足が指摘されている産科医療や小児科医療の充実に特別な配慮がなされたりしたが、それは病院を辞めたくなるのを止めるほどの待遇の改善につながるのか。とてもイエスとは言えないというのが正直なところで、勤務医の待遇が大きく変わることは期待できないだろう。

では、今回の改定の意味は何なのか。私は、地域の病院と医師を応援しよう、という機運が日本中に広がったことが一番だと思っている。お金はもちろん大事だ、だが、それよりも地域の医療を一緒に守ろうという気持ちが医師に伝わることの方がもっと大事だと思うのである。

2008.3.31

長生きを喜べる社会に必要なものは?

週末の午前中は散歩と決めている。その日は、梅の花を求めて歩き回り、気がついたら梅の香りより焼き芋のにおいにひかれて、焼き上がりを待つ行列に並んでいた。十分も待っただろうか、さて次は私の番だぞ、と待ちかまえていたら、夫婦らしいお年寄りが割り込んできた。

大人げなかったが、「ちゃんと並びましょうよ」と強い口調で言ってしまった。「だから言ったでしょう」と奥さんは恐縮していたが、旦那《だんな》さんの方は、何が悪いんだと、私を睨《にら》みつけ、突っかかってきそうである。あーあ、なぜこんなことでと、焼き芋をかじりながら、似たようなことを思い出した。

タクシーに乗った時である。相当に高齢の運転手さんだった。行き先を告げ、道順を話しながら、「次を右へ曲がって」と言ったら、すぐ横の駐車場へ入ってしまった。「何で、駐車場なんかに入るの」と言うと「曲がれと言うから曲がったんじゃないか」「曲がれというのは次の道を曲がれということでしょう」「道を曲がれとは言わんかった」と、最後は怒鳴りあいである。お恥ずかしい限りだが、冷静になってみれば、何やらおかしい。

焼き芋を待っているときの割り込みなど、良いか悪いかと迷うようなことではない、タクシーの方向指示も、勘違いしそうな言い方とは思えない。それなのになぜ…〝認知症〟、不意にこの言葉が頭に浮かんだ。無論、こんなことで認知症と決められるわけはないのだが、高齢者の四―七％が認知症というから、認知症の方が社会のどんな場面にいても不思議ではない。超高齢社会とはそういう社会だ。

今まで私たちは、高齢者の居場所や役割を勘定に入れて社会の設計をしてはこなかった。公共のルールも人が共存共生するために、お互いの自由と権利を守ろうとつくられたものだが、お年寄り、ましてや認知症の方を考慮したものとはとても言えない。

「高齢者に住みやすい社会」を、認知症の方でも「その人がその人らしく生きてゆける社会」を目指そう。これには誰も異論はないだろうが、列への割り込みや話の食い違いぐらいで、かりかりしているようでは、とてもとてもである。「長生きを喜べる社会」を実現する本当の難しさは国民の意識改革にあるのかもしれない。

医療制度の徹底議論を求めたい

2008.4.29

四月からスタートした後期高齢者医療制度をめぐって大混乱である。国は印象を良くするために、通称を長寿医療制度としたりして回復に必死だが、長寿医療という当センターの名前を使用されたのは光栄なのか、悪制度の張本人とみられるのではないのか、と複雑な心境ではある。

さて、どんな制度でも変更をすれば混乱が起きるのは当たりまえだが、施行と同時に大騒ぎで、しかも制度まで否定するような議論はいかにも異常だ。

七十五歳以上という この制度の対象となる方たちは「お金の心配をせずに必要な医療を受けることができた」素晴らしい医療制度をつくり、支えてきた人たちである。しかも、当時は三十代、四十代で保険料を負担はしても医療を受けるのはまれだった。年をとって医療が必要となった時に、制度が変わって訳がわからん、金も余分にかかるでは、なぜこんなみじめな思いをと頭へもくるだろう。

この空気を読んでか、日本をうば捨て山にするつもりか、こんな悪法はない、許せん、と野党ばかりか与党までが言い出したのには驚いた。理由はどうあれ、この制度が高齢者の生命や生活を決めてしまうほど深刻なものだ、という認識が国中に広がったのは良いことである。徹底的に議論し、きちんとした結論を出してほしい。

と、ここまでなら優等生だが、いつも私は一言多い。この問題の根底にあるのは、財源問題である。高齢者の急増と、それによる医療費の急増に今までの保険料や税収入では足らない。しかし、八百兆円もの国の借金（国債）を考えれば、医療費といえど増やすにも限度がある。

不足分は、高齢者にも負担してもらうしかないと、政府が苦渋の選択をしたのが五年前であり、健康保険法等を改定して今年の四月から新制度に移行することを決めたのが二年前である。この間、これでは医療はもたないと医療関係者も、地方も主張したが、新しい制度を国の施策として選び、四月から断行すると決定したのは国会であり、議員さんたちだ。これはとてつもなく重いことである。

政治だから近くに迫っているらしい選挙をにらんで、高齢者を政争の具にするのも結構だ。だが、この問題は、具にだけして後は知らんで済むような話ではない、心して取り組んでもらいたいと思う。

本人意思重視が尊厳を守る

2008.5.31

後期高齢者（長寿）医療制度はどうなるのだろうか。ますます混迷の度合いが深くなってきているようだ。おかげでというのは不謹慎のようだが、一連の混乱で現実的な問題だけでなく、新制度のそもそもの狙いは何なのか、という理解も格段に広がったが、良いことである。

どう言いつくろっても、根本は財源の問題だ。限られた財の中で、増え続ける高齢者の医療需要にどう対処するか、誰がどのように負担すれば、必要な医療を受けられる制度が維持できるのか、という問題である。

医療とお金はまったく相性が良くない。ひとの健康や命を金に換算するのは許せんというのは、理屈を超えた感情であり、その極みが死の問題である。新制度では、終末期相談支援料という名目で事前意思の確認に二千円の診療報酬が付けられたが、年寄りは早く死ねということかと火の手が上がった。

終末期医療のあり方については、本当に悩ましい問題である。厚労省の終末期医療の決定プロセスのあり方に関する検討会による報告、そして日本医師会、日本学術会議からもガイドラインなどが出されているが、これらに共通しているところをあえて述べれば、人の尊厳、人権を守るためには、本人意思、自己決定を重視すべきだという点である。

二十世紀の後半に医療における意思決定のあり方が、パターナリズム（父権主義）からパートナーシップへと変わったが、これは革命的といってよい変化だった。パートナーシップ医療では、医師と患者が共同して病気に向き合い、最後は患者本人が決定する。そのためには医師から、自分の身体、命に関するすべての正しい情報を得ることは大前提となる。急性期にかかわらず、慢性期でも、終末期でも同じだ。これが医療において、人の尊厳、人権を守る基本原則であることに異論はないはずだ。

どの時期にどんな話を、どのようにするのか、難治疾患や終末期医療で、より慎重さが求められるのは言うまでもない。だが、死を前にした人に意思を聞くなど、命をもてあそぶ許しがたい所業だ、とまで言うとなると、「おい、ちょっと」と言いたくなる。最近は空気を読むのが流行のようだが、人の感情をあおって民意だ、民意だと振りかざしていることはないだろうか。

2008.6.28

川柳から見えてくる高齢者の不安

二、三年前だったと思うが、「生きていてよかったという日のいくつ」＝木下愛日（番傘川柳一万句集）＝という川柳を目にした。そうだよなと共感しながら、しかしこれでは、これからの高齢社会に向かっていかにも暗い。

ということで、私は「よかったという日をひとつ、またひとつ」とつくって、私どもの長寿医療センターのひそかな目標とした。川柳は一言で権力をからかい、建前を笑い飛ばす。単に愚痴や憂さ晴らしをしているだけではない、そうだ、そうだ本当にそうだよな、人なんて一皮むけば皆同じだと、共感したいのである。こんなすごい文化が根付いているのは、川柳なら何を言っても責められることはないよ、という了解があるからだろう。実にうまい社会の安全装置となっている。

六月七日の時事川柳（中日新聞、朝刊）には、うーん、とうなりながら、笑い切れなかった。まあ、いろいろあるけど、くよくよしたってしょうがない、笑い飛ばしちゃおうぜといった軽妙さではなく、まじめ過ぎるのが気になったのである。「他国への支援、立派な国に住む」（梶泰栄　三重県いなべ市）、豊かな国の国民が「長寿さえ祝えぬ国に誰がした」（神谷みね子　刈谷市）とため息をつき、「権力の乱用ですよ再可決」（岡田まさこ　同県亀山市）と怒り、「選挙まで退治できない苛立《いらだ》ちよ」（勝田健二　同県四日市市）と憤っている。作者の皆さんは間違いなく高齢者だろう。

こんな川柳をみていると、あらためて、日本はどこの国も経験したことのない世界一の長寿国で、もうすぐ人口の四分の一、三分の一を高齢者が占める国になるが、この先一体どうなるのだろうかという不安が、生活の場にまで押し寄せてきているのだと感ずる。

国の使命は国民の安全と財産を守ることだが、誰に任せればいいのだろうか。後期高齢者医療制度も含めて、この数年の混乱ぶりに多くの高齢者は、この国は本気で国民の命や財産を守ろうとしているのだろうかと疑い始めているのではないか。人は本音と建前を簡単に見抜くが、人が真剣か計算ずくかも敏感にかぎ分ける。

「年寄りをコケにするな、もう我慢ならん」が川柳で済んでいるうちはよいが…と思う。何しろ、年寄りには捨てるものが少ないのだから。

2008.7.30

地域で支援したい高齢者医療

「医療が大きく変わります。革命的といってよいぐらいの変化です」。最近、講演などで話をするときは、こんな言葉で始めることが多い。どんな風に、どんな理由で変わるのか、考えてみれば、医療が重要なことはわかっていても、医療のことは、中身についても提供のあり方についても、ほとんど気にせずにきたのではないか。

理由の第一は高齢者の増加である。二〇〇五年に二〇%を超えた高齢化率は、二五年には三〇・五%、四五年には四〇・五%と推計されている。高齢者が増えると病気の種類も量も変わる。

今までの医療は救命延命を至上命令としてきたから、死は敗北であった。しかし、高齢者には、時には病気と共存してでもQOL（生活の質）を落とさないように、そして、いよいよとなったら、納得して死を迎えられるよう支援してゆく医療が求められる。

死は誰にも来る、だから敗北ではない。今、国の委員会や医師会などで総合医とは何かが問題になっているが、治せばよいという医者ではなく支える医者とは何かを議論しているのである。

では、高齢者にふさわしい医療はどのようにして現場に届けられるのか、今までの、何でもかんでも病院でという医療提供のあり方を、地域全体で引き受けるという医療に変えていくことが求められる。

わが国は飛び抜けた病院数、病床数を持つ医療の提供体制をつくり上げ、誕生から死までのすべてを病院でみてきた。深刻な財政問題がこんな医療提供体制の継続を難しくしたのは確かだが、同時に超高齢社会は人間にとって医療とは何か、という根本問題を突きつけた。考えてみれば医療だって生活の中にあるのが普通で、医療の中に生活がある病院は普通ではない、病院は、緊急避難の場である。

病院も診療所も介護施設も、専門医も総合医も、歯科医師も薬剤師も看護師も介護士も、あらゆる社会の資源が連携して役割を分担して、地域全体で支えてゆくのが本来の医療の姿ではないか。

後期高齢者医療制度は、生活の中での医療こそ、高齢者にふさわしい医療提供のあり方と考えてつくられた制度でもある。確かにふざけるなと言いたくなるような不備もあったが、全否定で白紙に戻せが本当によいのか、ここは冷静に考えてみるところだろう。医療改革とは生活改革であり、地域改革である。

2008.8.29

医師の適正配置は難しい

国が医師数を増やすことを決めた。大きな決断である。医師不足は医療崩壊の直接的な原因となる。社会的に大きな問題となった産科医療や小児医療の救急では、必要とされる医療需要に対して、医師の数が少なすぎる。医師を増やす以外に打つ手はない。

だが、まったく困っていない分野もある。医師不足の問題で何が難しいかというと、どの分野の医師を何人養成し、どのように配置すればよいのかを誰が決めるかである。医師の養成は大学だから、大学がやることだろうと考えている人が多いようだが、大学にはそんな責任はない。

大学の使命と役割は、教育と研究にある。教育とは学生を医師にすることであって、分野ごとに必要な医師を養成することにはない。大学はそれぞれの診療科にある医局が、地域の病院に医師を派遣する役割を果たしてきたが、これは大学に課せられた使命ではない。ないどころか、医局が医師を派遣することは、公式には不当な職業斡旋《あっせん》行為であり処罰の対象となる。

それでは、必要なところに医師を適切に配置する責任はどこにあるのか。地域医療計画の責任は県、すなわち知事にある。県は、地域の医療需要を明らかにし、それに必要な医療資源を現行の医療制度を踏まえたうえで整備し、どのように配置してゆくか、計画をたて実行しなければならない。適正な医師の配置はなかでももっとも重要な事項である。だが、県が計画を策定しても大学に対して、どの分野の医師を何人養成してほしいと命令する権限はない。

そもそも今後の日本の医療にとって、何科の医師が何人必要だから大学はそれに合わせて医師を養成せよと、誰が言えるのだろうか。文部科学大臣か厚生労働大臣か、言わないだろう。欧米では、国や医療界が必要な専門医の数を決めているが、わが国ではこれができない。

医師を増やすと決めても数には限りがある。資源の有効利用とは、必要とされている需要を正確に把握し、限られた資源を優先順位を決めて合理的に配分することだ。私は、医療はもっとも公共性の高い業務の一つである、従って、医師は公共の財産であり、個人の自由で専門科を選べないことがあってもやむを得ないと考えている。医師の数を増やすだけでは、問題は解決しないのである。

信頼がなければ医療は崩壊する

2008.9.30

一審の判決が逆転して、「拘束しなければ転倒してけがをする危険性や切迫性は認められず、病院側の処置は違法」となった名古屋高裁の判決を不服として、病院側が最高裁へ上告した。人をいわれもなく拘束することなど許されるわけがない、こんなことは誰もがわかっている。

唯一許されるのは、安全の確保のためには、身体の拘束が避けられない場合だけである。これも言葉ではよく理解できる。問題は拘束される側にとって、こんな不快なことはなく、しかも本当に拘束が必要かどうかの判断が簡単ではないことだ。

「母の悔しさを晴らすことができた、必要のない拘束に苦しむ人の役にたてた」という高裁の判決後の家族のコメントからは、病院側のやり方に納得できず、許し難い憤りを感じていることがわかる。とことん争うと決めた病院側は、この判決を認めることは、専門家としての存在そのものを否定されることだぐらいに思い詰めているのではないか。

裁判は時に残酷である。白か黒か、勝った負けたでくくってしまうから、白と黒の間の部分が見えにくいが、本当のことはこの間にあると思う。もしも、拘束を軽く考え、安易に行って何が悪いというなら、問答は無用である。そんな病院や医療人ならやめてもらった方がよい。

あのときどうするのが患者にとって最善の方法だったのか。悩ましく、苦しい決断であるほど、家族を含めた関係者の理解や納得が求められる。拘束せざるを得ないという判断は、限られた人やお金という条件のなかでの、苦渋の選択だったはずだ。スタッフや家族とはどんな話し合いが行われたのか。こんな時に、お互いが信頼関係を保つには、理を尽くした誠実な説明と対応しかないだろう。

外科手術がその典型だが、医療では、診断、治療という大義のもとに人を裸にして拘束し、身体を傷つける。人を傷つけ苦しめても、結果が良ければまだ救われるが、結果が悪く理解や信頼がずれ始めるとどうなるか。苦しみは不信や恨みを生み、我慢は限界を超える。

そして、勝ち負けという関係や結果からは更に大きな不信と憎しみの連鎖が生まれ、医療現場から優しさが消えてゆく。こんなところからも医療崩壊は進む。悲しいことである。

「うば捨て山」をどう防ぐか

2008.10.31

「これ以上保険料が増えるようなことになるとどうなるか、えらいことになりますヨ」。地方自治体の首長さんの嘆願とも脅しともとれる発言である。介護福祉施設等を代表する委員からは、人材難、財政難で経営は限界だという訴えが続く。来年の介護保険の報酬改定について検討を行っている国の介護給付費分科会は緊張度が高い。

二〇〇〇年にできた介護保険は、高齢者の急増に対応して当初の利用者約百四十九万人が、〇七年四月には約三百五十六万人と倍以上に増え、総費用は三・六兆円から七・四兆円（〇八年度予算）と倍増した。給付は、保険料で半分、残り半分は公費、すなわち国と都道府県とで三七・五％、市町村が一二・五％を負担している。

利用者が増えれば、保険料も高くなる。当初、月平均で二千九百十一円だった六十五歳以上の保険料は、今では四千九十円である。保険制度とは給付費よりも、保険料の方が大きいという条件で成り立つが、その大前提は、保険料を支払ってもらうことである。ちなみに、介護保険の滞納率は年金からの天引きのため一・八％だが、国民健康保険は一九％（四百八十万世帯）の滞納率である。

創設以来、今までに介護保険の改定は二回行われた。医療であれ介護であれ例外を認めないという聖域なき改革のもとに介護報酬も改定のたびに下げられた。高齢者が増えれば要介護は増え、利用者は増える。増えれば施設も介護従事者も増やさなければならない。当然、お金がかかる。

これ以上お金をかけられないと改定率を下げ介護報酬を抑えれば介護従事者は増やせず、介護サービスは制限され、サービスの利用者は限定される。必要なら十分な介護サービスをと考えるなら、他からの財源がない限り保険料を上げなければならず、悲鳴があがる。これでは、八方ふさがりである。

何度も繰り返すが高齢者が増えれば、要医療、要介護状態は増える。増えれば、お金はかかる。その負担をどうするかだ。誰もの願いは、この国に生まれ育ち良かった、でなければ、せめて、いろいろあったが悪い人生ではなかったと、最後をしめくくれることではないか。

「うば捨て山は許せん」と言うだけなら簡単だ。どうすれば、それをなくせるかが問われているのである。政治家にとってこれほどやりがいのある時もないだろう。

疑問感じる二兆円の使い道

2008.11.28

こういうのを青天の霹靂《へきれき》というのだろう。今年もエッ、ギョッという話題や事件に事欠かなかったが、定額給付金もそうだ。何しろ二兆円である。一人あたり一万二千円くれるという。しかも、ある日突然である。「エッ何の話、本当に」。六十五歳以上と十八歳以下にはさらに八千円のボーナスがつくというから、ちょっと嬉しい臨時収入だ。

にもかかわらず、そもそもこのような使い方で良いのか、高額所得者に配分するのはどうかなど、混乱といってよいだろう、妙な状況が続いている。目的は何なのか。何やら選挙を控えて下心が見え隠れしないでもないが、低所得者への生活対策として定額給付金という現金で支援し、消費行動を刺激して市場を活性化させるということのようである。これによってどれほどの経済効果が生まれるのか、素人にはよくわからない。

一方、医療、介護、福祉関係者の間では、なぜこちらに回さないのかという疑問と批判がわき起こっている。何しろ、医師が足らん、病院が赤字だ、介護従事者が足らん、待遇が悪すぎる、医療崩壊が起きる、介護難民が出るといった物騒な会話が日常的に飛び交っている世界である。極めて率直な感想であり、同じ業界にいる私にはよく理解も共感もできる。

定額給付金をめぐり、メディアでは、受給の資格や配分の仕方についての議論ばかりが盛んだが、二兆円を配分すると聞いて、私が反射的に思ったのは〝エッ、どこにそんな金があったのか〟である。財政投融資特別会計の金利変動準備金がその財源だ、といわれても私のもやもやは何にも解消されていない。

金がない金がない、だから、無駄を削れ予算も人員も減らせ、医療であれ教育であれ、改革には例外も聖域もない、が政策の大前提であったはずだ。総理が代われば、政策が変わっても当然といわれれば、そうなのだろうが、それにしても二兆円である。

医療や介護に金を使うよりも、国民へ現金を渡すことの方が優先度が高いと、大所高所から判断したことに文句はないが、なけなしのお金を使うのだから、二兆円を何倍もの効果につなげるのは当然だ。そして狭い了見かもしれないが、医療、介護の現場は、待ったのきかないところまで来ていることも肝に銘じておいてほしい。

2008.12.27

医療の危機に処方箋はあるのか？

東京都の産婦人科救急で、たらい回しの結果、脳出血により妊婦が死亡と報道された。医療が危機に瀕《ひん》しているのはまぎれもない事実で、救急医療が危ないのは産婦人科領域に限った話ではないが、産婦人科医療は注目度が高いうえに、死亡という最悪の結果が事件性を大きくした。

相変わらず、病院側の受け入れ拒否といった表現で、医療側の無責任体質を責める報道も多いが、事態は医師の個人的な問題や個別の病院の問題ではなく、医療提供体制の構造的な問題にあると指摘する報道も増えてきており、これには救われる。

「二十四時間、三百六十五日いつ何時でも患者の求めに応じるのは当たり前だ。それができないなら医者じゃない」「そんなことを求められたら、とてももちません。医者だって人間です」「違う、医者は医者だ」。若い医師や学生との議論で、あえて挑発的にこう言い続けてきた。

だが、社会から敬意を込めてお医者さまとまで呼ばれていた医師が、いつのまにか患者のことよりも自分を中心に考え、都合の悪いことは隠し、高収入を得て威張っている非常識な集団であるとみられ、そんな見方が定着するようになって、献身的な医師たちの行動にかげりが見えはじめてきている。

今、医療の現場では、モンスターペイシェントが増え、これにどう対応すればよいか苦慮しているという。クレイマーと言えば、何かあれば必ず文句をつける常習者だが、モンスターペイシェントは、ちょっとしたことで怒鳴るだけでなく、暴力沙汰《ざた》もしばしば。時には刃物まで振り回すというから、ただ事ではない。日本語なら怪物だが、患者さんのことを言うのに、これは相当に憎しみのこもった表現である。

ふざけた医者は確かにいたし、今もいるだろう。しかし、週百時間を超えるような勤務で医療を支えてきた日本の医者たちは、十分過ぎるほど献身的であったし、今もそうである。その彼らが、医者だって労働者だなどと言い始めたら、医療は間違いなく壊れるだろう。

先の見通しのないなかで、続けろ、耐えろと強いるには限度がある。こんな事態を打開できる処方箋《しょほうせん》は、地域住民による支えと、責任者と期日を明示した具体的な改善策だけである。年末、正月にたらい回しなどないように、よいお年を。

2009.1.30

「抗加齢」より「幸加齢」を目指そう

アンチエイジングが大流行である。「抗加齢」とも呼ばれ、高齢者にとっては「抗老化」と同じ意味になる。

老化には、誰にも生じて例外がない（普遍性）、遺伝子によって規定される（内在性）、確実に進行し戻らない（進行性）、脆弱《ぜいじゃく》化をもたらす（有害性）――という四原則がある。原則とは定理・公理だから、変わらない大前提である。

アンチエイジングでは、どうもこの原則を認めないというか、これに挑戦し、これの克服を目指しているようなところがある。老化は病気だと言ったり、人類の究極の目標は、不老不死にあるとして、これを目指すと言う研究者もいる。一方で、このような考え方に不快感を示し、強く警鐘を鳴らす人も少なくない。

私も、アンチエイジングについてどう考えるか、という質問をよく受ける。アンチエイジングについて、自分の意見を公式には発言したことはないが、実は私の考えははっきりしている。私は老化の四原則をそのまま受け入れる。

だから、老化や死を否定、あるいは拒否するような考え方を認めない。ましてや、それらを制圧するということは大変な問題を抱えていると思っている。なぜか。そんなことが現実になったらどうなるか、ちょっと想像してみればよい。人口は限りなく増え続け、間違いなく人類は滅亡するだろう。

では、なぜ老化の研究を行うのか。老化や死は避けられなくても、老化による障害や、それに伴う病気が抑えられるものなら、その方がよい。少なくとも、高齢者が自立して生活できる状態を最大化できる。そのためには、老化とは一体なんなのか、その本態の解明が必要である。

あれもこれも反対などというつもりはまったくないが、以上、述べたような点についてだけは同意できない、というのが私の考えである。アンチエイジングには、もっと幅広い意味があるのだろうと思うが…。ということで、対抗するというようなつもりではなく、よりわかりやすくという意味で「エイジングウェル（好加齢）」を長寿医療センターの合い言葉とした。

アンチエイジングもエイジングウェルも抗と好との違いはあるが「こう加齢」で同じである。そして、語呂合わせのようで恐縮だが、「幸加齢」を目指すのが、私どものセンターの目標である。

2009.2.27

命を守るための制度をつくる

受けられて当たり前のことが受けられないと、人は怒る。とりわけ肉体の苦痛に伴う不安が放置されると怒りは心頭に発する。ましてや、結果が悪ければ周囲も含めて非難は集中する。人が苦しんでいるとき、医療が受けられるのは当たり前ではないか、と誰もが思うだろう。だが、どうして当たり前なのか。

資源は有限である。社会資源も有限である限り、どんな要求でも、それをすべて満たすことができないのはやむを得ない。これも当たり前である。しかし、この当たり前は、人の生命を救うのに不備があってはならないという当たり前と対立する。

例によって、産婦人科で起こったたらい回し事件を見てみよう。あの後、決してあってはならないことだ、どうなくすかと協議が進んでいる。「病院では絶対に断らないようにすることを義務化する」という意見に、「そんなことをしたら医者は病院を逃げ出してもっと悪くなる」と議論は迷走している。

どちらももっともな意見だが、これでは、制度と倫理の対立である。もともと、制度は全体の利益を優先させる外的な規範で、倫理は医療人の行動を規定する内的な規範だから、お互いに補完し合うものでなければならない。

どんな患者が何人来るかは予測できない。だが、どんな場合でも例外なく受け入れますというのが救急医療のあるべき姿だ。だからといって、もっとも厳しい状況を想定して人も金も注ぎ込んでいたら病院は成り立たない。

だから、平均的な救急患者の受診数を想定して整備する。そうすると、時には食事もとれず、一睡もできずという日もでてくる。そんな時でも「たとえどんなに忙しくても、どんなやりくりをしてでも、きちんと診させていただきます」と努めるのが、医療人の倫理である。

他ではない命の話である。誰の命も大切で、公平に医療を受ける権利がある。だからどんな理由にせよ、病院から断られて「運が悪かった」で済ませるわけには行かない。完璧な制度というものはないが、それでも完全を目指すには、良い制度をつくってうまく運用するしかないのである。

本当に守らねばならないものは何か。ゆとりのない時に、誰もが権利と要求ばかりを主張すれば、大きなものを失うことになる。これも当たり前のことである。

食べるために生きるのだ

2009.3.31

まさか、あの米国アカデミー賞をとってしまうとは。映画「おくりびと」が大評判である。不覚にも、私は映画を観るまで、納棺師という職業があることも、そのような職業が現存することも知らなかった。不覚にもとは、そんなことも知らずに、人の死に最も近いところにいる医師を、よくもまあ四十年もやってこられたものだとあきれているのである。

死は誰にも訪れる、これほど平等で確実なことはない。にもかかわらず、死は不吉で嫌悪される最たるものである。だから、死にかかわる職業は忌み嫌われる。なのに、死を扱ったこの映画が、こんなに注目されるのは一体何なのか。人を安らかにし、苦しめもする喜び、悲しみ、憎しみといった心の動きは、人が一人では生きてゆくことができないという証しのようなものである。

この証しは、人が死ぬその時に、うめきや叫びのように、おくる人の中からあふれ出てくるが、それが共感を生むのは、国や人種、宗教の違いを越えた人間に共通のものだからだろう。「おくりびと」は、人の死を通して、切っても切れない人と人との関係を浮かび上がらせ、人が生きるとはどういうことかを描いており、死や納棺師を美化しているものではない。

人間とは、どうも生きる意味とは何かを問い続けるもののようである。生と死は連続だから、生とは何か、死とは何かがわからなければ生も死もわからないが、死を見つめることによって確実にわかることもある。死について考えている私は、今、確かに生きているという事実である。

山崎努さんが、ふぐの白子を焼きながら、本木雅弘さんに言うせりふには力がぬけた。「人間、死なない限り、食わなきゃいかんのだよなー、どうだ旨《うま》いだろう、こういう旨いものがあるから困るんだよなー」。人は何のために生きるのか、食うために生きるのではないとは、若いころに悩んだことだ。確たる答えを持たぬまま過ぎ、すでに六十歳を超えてしまったが、あと死ぬまでに何度、食事をする機会があるだろうか。その回数は確実に減ってゆくが、この先、ああ、旨かったと思うことも、きっとあるだろう。そう思える、それだけでも生きている意味も価値もあると今なら断言できる。先輩、御同輩、そうですよねー。

医療は病気を治すこと?

2009.4.28

医療とは病気によって生ずる痛みや苦しみを除く行為である。痛みの原因もわからず、苦痛をとるには、祈るしかなかった時代から医療はあったが、病気には原因があり、原因を除くことによって回復できるという技術を人類が手にしたのは二十世紀に入ってからである。

科学という魔法の杖を見つけ、これを駆使することで、劇的な効果を得ることに成功した。その象徴は感染症である。それまでは高い致死率によって恐れられていたペストやコレラといった伝染病を制圧した。この成功体験による思いこみは中途半端ではなかった。科学なら何でも解決できるのではないか、医学が進歩すれば、どんな病気も治せるに違いない、そのためには医者は完全治癒を目指し一分一秒でも長生きできるように努力しなければならない、と医学界が考えてしまった。

私たちが学んだ医療もそういう医療で、その後の科学技術を基礎にした医療の進歩は驚異的である。今では、ちょっとした病院なら、最新の診断治療機器であふれているが、これらがどれほど命を救い、病気を治すのに貢献したかは言うまでもない。

だが、いくら科学や技術が進歩しても完全はない。現場の医療はいつも今をどうするかだ。この病気は治せないから、治す技術ができるまで待てというわけにはゆかない、そして、その時がくれば人は死ぬのである。治すことだけ追求していていいのか。こんな批判はいつもあったが、知らぬ顔をされてきた。

しかも、軽視してきたのは医療界だけではない。広辞苑を見てください。「医療」の項には「医術で病気を治すこと」としか記してない。他のどの辞書でも同じようなものだ。日本中が医療に期待したのは治すことだったのである。

このことが医療崩壊に関係していると言えば言い過ぎだろうか。病院には専門医しかいないが、専門医とは治す専門の医者のことで、特定の病気を治す技術には優れていても専門以外のことは弱い。だから、まずは何でも診てくれる総合医のかかりつけ医に相談しましょう、といくら言ってもだめで、最初から専門医の受診を求める。

医療が治すものなら、治せる医者が良い医者で良い医者を求めて何が悪いということだろう。救急外来がその必要のない人で溢《あふ》れれば、救急医療だって壊れるわけである。

2009.5.30

介護への投資は効果的に

二〇〇〇年に介護保険が創設されたときには三兆円であった介護費用が、今では約七兆円に増え、三百七十万人の方が利用している。今後も、要介護の高齢者は確実に増え続け、現在、百五十万人が従事している介護職は、二〇一五年には二百五十万人が必要となる。

そのためには、これからの五年間に約百万人増やさなければならないが、介護職の就業の実態はどうか。毎年約二十万人が就職しているが、十五万人が辞めており、一年間に増えているのは五万人である。

なぜこれほど離職率が高いのか。答えは明らかで、待遇が良くないのである。年収を見れば瞭然《りょうぜん》だが、男性の待遇がとくによくない。三十―三十四歳の男性の産業平均年収四百九十一万円に比べ、福祉施設介護員三百三十六万円であり、この差は高年齢になるほど拡がり、五十―五十四歳では六百八十八万円に対し四百二十六万円である。

〇九年の介護保険の改定は、介護需要に対して介護要員が足らず、待遇の改善なしには現場がもたないという危機感の中で行われたが、結果的に一人あたりの収入は月平均で五千円ぐらいのアップにしかならず、これだけでは、必要な介護職員の確保は困難だろう。

補正で出された生活防衛のための緊急対策関係予算では、三年間で三十万人の介護職員の増加を目標とし、四千億円を介護職員の処遇改善のために投入することを決めている。これは月に一万五千円ぐらいの報酬の増加になるというが、これなら一息つけるだろうか。

製造業ではない医療、介護、とくに介護分野での人件費率は高い。このような分野への財の投入は、経済の活性化への効果は期待できないものなのかと危惧《きぐ》していたが、そうではないと主張する経済学者もおり、研究もある。この分野の雇用の創出とその波及する経済効果は、公共事業への投資に比べて、決して劣るようなことはないというのである。

大型補正予算については、選挙をにらんだ人気取りのばらまきとの批判もあるが、介護分野への財の投入が医療・介護の危機の回避というだけでなく、文字通り「健康長寿における成長戦略について」検討した結果、経済の危機にも寄与すると判断されたということなら、こんないいお金の使い方はない。まさに一石二鳥であり、まだまだ少ないくらいだ。

2009.6.30

医師派遣に問われる本気度

愛知県内の医学部をもつ四大学が集まり、医師派遣問題について協議を開始するという。本当によく動き出してくれたと思う。私は病院も大学もよく知っているので、四つの大学が集まって医師の適正配置という人事問題を話し合うということが、いかに大変なことかがよくわかる。

大学の医学部の臨床教室はかの有名な医局制度によって成り立っている。医局制度とは、それぞれの診療科を単位として組織された医局という医師の集団が、教育、研究、診療という大学での活動を運営・管理している状態のことを言う。各医局は、独自のルールを持つ独立国のようなもので、お互いに干渉しないという不文律がある。

医局制度は、大学という貸ビルに各医局がテナントとして入居しており、教授は社長さんのようなものと例えられることもあるが、確かにある一面をとらえている。この医局が地域の病院の医師の供給源となっているが、○○病院の△△科は□□大学の××科の医局からの派遣と表現されるように、複数の大学の混成で医師派遣が行われることはない。大学閥というか、医局閥というか、に強く支配されているのである。

医師を派遣している病院のことを関連病院と呼ぶが、関連病院を多く持つ医局ほど力も強い。大学間の協働の難しさがわかればよいので、医局の話はこれくらいにしておこう。

さて、問題を解決するためには欠かせない条件がある。第一に当たり前過ぎることだが、解決すべき問題があることである。地域医療の問題の深刻さについては説明の余地がない。

第二に、その問題を解決しなければならないと思うキーマン、この場合は医学部の、がいて、その人たちが動くことである。愛知県の地域医療問題は、この段階まできている。

ここまできたら、あとは関係者が本気でやるかどうかだけだ。医療の崩壊を何のために防ぐのかは、議論の余地のないことで、その処方箋も難しくはない。難しいのは処方箋どおりやりきるかどうかである。「どこの大学かなんてどっちでもええから、ちゃんとした医者にかかりたいだけだわ」。地下鉄の中で聞いた、六十すぎのおじさんたちの医療論議を思い出したが、患者さんにとっては大学や医局の都合や面子《めんつ》なんて関係ないのである。

医療は誰のための何のため？

2009.7.29

建築家の安藤忠雄さんによる「長寿日本」という講演を聴く機会を得た。医学会での講演だったから聴衆は医者である。

最近は、外国へ行くと、経済の話ではなく長寿国日本が敬意をもって注目されていると強く感じる。けれども、どれほど世界一の長寿国、素晴らしい社会を創《つく》ったといわれてもピンとこない、現実は将来のことを考えると、何やら不安がいっぱいで誇らしい気持ちにならない。

長寿日本に、医療は大きく貢献したが、心配なことも増えてきている。第一に、患者にとっては、疲れた医者に診てもらうのは危ないので、医者には健康でいてもらいたいのに、このごろのお医者さんは相当に疲れているようだ。誰が、何が、医者をこんなに疲れさすのか。

もう一つは、建築の分野でもそうだが、技術が進歩すればするほど分化が進む、医療も急速に専門分化が進んでいるが、困るのは、調子が悪い時に、どの科へ行けばよいのか、自分で決めなくてはいけないことだ。全体を診てくれる医者はこれからはいなくなるんだろうか。

医療技術や制度、システムの問題は重要であるが、どこまで行っても万全はない。なのに、進歩、前進、発展を合言葉に、あれが足らん、これも足らんと前と上ばかりみているうちに、何か大切なものを失いつつあるのではないか。安藤さんに、そう指摘されているような気がした。

それにしても面白い講演だった。笑いっぱなしの一時間だったが、何があんなに面白かったのだろう。安藤さんは正式に建築を学んだことがないそうだが、今では頭に「世界の」を付けて呼ばれるほどの実績を上げられた。この異端の人を学問の世界では、正統と権威の象徴である東京大学が教授として迎えた。

どのような建物にするのか、依頼者の希望や居住性はもちろんだが、周りとの調和、将来の街の構想など、設計では何を重視するのか、その価値観は学問の場で育った人とは相当なズレがあるようだ。安藤さんは何やら正統と異端の間に立って、その違いを面白がっていられるようにも見えるが、話されたことは基本中の基本で、医療でも建築でもどんな分野にも共通することだ。

何のための、誰のためのものか、突き詰めれば何でも同じである。笑っている場合ではないのである。

高齢大国の設計図を描け

2009.8.28

高齢化率二二%、平均寿命八十三歳、高齢化のスピード二十四年、高齢社会を表す代表的な指標のいずれにおいても、わが国は世界一である。高齢大国、日本はこれからどんな社会をつくろうとしているのか、世界中が注目しているが、困ったことに、その設計図がさっぱり見えてこない。

「戦争が終わって生まれた」ぼくらの世代が、もうすぐ高齢者の仲間入りをする。狭い国土に資源もエネルギーも持たない日本は、国を富ませるために軍事大国となって土地を求め、領土の拡大を目指したが、その望みは三百万人以上の命と国を焦土と化すことによってついえた。

そして、「平和の歌を唄いながら」育ったぼくらの世代は、近代社会の豊かさを象徴するテレビ、電気冷蔵庫、車のある生活を夢見て邁進した。どこの家庭にも、そんな豊かさが満ちたころが頂点だったのだろうか。世界一の経済大国ともてはやされたのも、つかの間であった。

気がつけば今や、高齢大国である。軍事大国も経済大国も国が豊かさを求めて築き上げた姿であるが、土地や金に執着して求めた豊かさとは何だったのだろうか。それは、高齢大国で求める豊かさと同じものだろうか。

高齢者の犯罪が増えている。凶悪な犯罪ではなく、窃盗などの軽犯罪が多い。生活に困窮してというのが大きな理由だが、誰にも相手にされず社会のなかに居場所がないという動機も無視できない。高齢者による犯罪が多いのはとても貧しい社会だ。だが、どうにもやり切れなく悲しいのは、高齢者の異常な死が増えることである。

異常な死とは、自殺、孤独死、事故死、殺人、心中である。これが増えるような社会が豊かな「長生きを喜べる社会」であるわけがない。長い間、日本のため、会社のため、家族のためにありがとう、困ったときは一人ではありませんよ、心配することはありませんよ――。これが当たり前となっている社会で老いを生き、死ねることを豊かと言うのではないだろうか。

高齢社会とは、恐らく人類にとっては究極の社会であり、高齢大国、日本がつくる社会は、日本だけでなく世界の範となるはずだ。その設計図を描くのが政治家の使命であり責任である。どんな人間を国政に送り出すのか、それによって私たちの老いの姿も見えてくるだろう。

食欲をとるか長生きをとるか

2099.9.29

スポーツ、時代劇、ニュースといったところが、私が好んで見るテレビの定番である。グルメ番組は好きというほどではないが何となしに見てしまう。うーん、うまーい、食感がたまらないですねー、出演者が感に堪えない、といった表情とともに吐き出す言葉はどれも同じ。なのに、廃れないということは、この種の番組が一定の視聴率を稼ぐことができるということだろう。

高齢者の医療がどうの介護がこうの、失業率がさらに悪化などと、連日のように報道される社会の現実に目を向けると、グルメどころではないだろうと思われるのだが…、どうもこうした社会の実態とグルメ人気との距離感がよくつかめない。

健康とは、病気や障害がなく、自立して生活が営める状態であり、自立とは、自分のしたいことが自力でできることである。その状態を維持するのに、食事がどれほど重要か。健康で長生きを実現するための十カ条とか七項目とかには、食事の問題がいつも中心にある、古今東西そうである。

例えば、江戸時代末期に記された養生訓をみてみよう、今のようにタンパク質、糖質、何グラム、塩分は、野菜は一日どれだけといった科学的な根拠などない時代だが、食のあり方について、よくもまあ、と言いたくなるほど、実に細かく教示されている。にもかかわらず、これほど大切なことが、こうしなさい、ああしなさい、あれはいけません、これもダメですと、くどくどと言われ続けられなければならないのはなぜか。

答えは簡単だ。食べることは人が生きていくうえでもっとも基本的な行為だが、大きな楽しみでもある。だから、ただ体に良いものを必要なだけ食べていればいいということでは済まない。

今、確実に得られる快楽と、我慢をしても確実に得られるかどうかわからない長生きのどちらをとるか。ほとんどの人は長生きに良いかどうかではなく、好きか嫌いか、うまいかまずいかで食べ物を選ぶに違いない。いくら良いとわかっていても、嫌なものは食べたくないのである。おまけに食に対する欲だけはどれほど年をとっても消えることがない。

人はいくつになっても、何かを得ようとするなら、何かを我慢しなければならないのだろうか。困ったことだ。

2009.10.30

「長生き」の中身こそ議論が必要だ

生物学的な意味で、動物とひととは何が違うのか。動物は生殖能力がなくなったら、早晩死ぬが、ひとはそれからの人生が長い。女性では三十年以上あるが、なぜなのだろうか。動物の生存の第一の意味は種の保存である。ひとでは、種の保存は、生存の第一の意味だろうか。

種の保存とは、子をつくり、つくった子を一人前になるまで確実に育てることである。子孫をつくり育てるための大前提は自らが元気で丈夫なことだ。そのためには食べなければならない。

肉食獣が典型だが、食料を獲得するには、獲物を見つけ、襲い、殺さなければならない。獲物を見つけるには、臭覚や聴覚が働き、襲うには脚力や跳躍力、殺すためには牙、爪、歯の強い力が必要である。狩った獲物を食べるには咀嚼《そしゃく》力が、そして消化吸収する力が欠かせない。老化とはこうした肉体の能力が衰退することである。動物には敬老はなく、食物を得る能力の衰退は死に直結するから、年寄りは生きられない。

ひとはどうか。食料は、座っていても寝ていても手に入る。かめなくなれば、入れ歯がある。それでも駄目なら軟らかい食べ物がある、ジュースにしてもよい。さらには血管栄養、胃瘻《ろう》だってできる。

環境や技術の進歩が、長生きにいかに大きな影響を与えているか。ひとは老化によって衰退した機能を、あの手、この手で補う方法を手に入れたのである。科学や医学は病気を治す技術だけでなく、死なないようにする技術も開発し、長生きを実現した。

だが、科学も医学も長生きをどう生きるのか、人間らしい老いの生き方とは何か、について何も考えてこなかった。そんなことは科学や医学の使命ではないからである。

平均寿命が五十歳だったのは、たかだか七十年前だが、どうやら、ひとは種の保存という生物の存在の意味を超えた地点まで来てしまったようだ。そろそろ長生きを年数ではない、中身の議論にする時ではないか。いつまでも「ひとの命は地球より重い、問答無用」では済まないだろう。

高齢者の異常な死が増えている

2009.11.27

超高齢社会に向かって、その先頭を走るわが国の将来はどうなるのか。長生きをして良かったと言えるような社会の実現は可能なのか。

私は高齢社会が明るい社会になるか、暗い社会になるかは、高齢者の異常な死が増えるかどうかを見ればよくわかると述べてきた。二〇〇九年二十日の中日新聞一面トップの「介護殺人、心中四百件」という見出しは、いやな予感を強くさせる。別の紙面では、介護心中は少なくともこれだけはあるとも示している。

翌日の朝刊は、虐待による高齢者の死について載せている。虐待の実態も、表に出にくく、正確さに欠けるところがあるとしながらも、その数は増えていると結論づけている。ひとの死には正常な死と異常な死があり、正常な死とは病気による死か、老衰による死である。異常な死とは事故死、殺人、自殺、心中など、病死や老衰以外のすべての死である。

今、高齢者の異常な死が確実に増えている。歴史をみれば、異常な死が異様に増えた例ならいくらでもある。典型は戦争で、中世の魔女狩りも、ホロコーストもそうであり、科学技術や環境の変化が大きく関与している核や環境汚染による死も異常な死といってよいだろう。

このようにみてくると、異常な死はいつでもあり、その時代の特徴をよく表しているともいえる。そして、これらの大量の死は、常にその時代の権力や宗教の論理や価値観によって、時に美化され、そうでなくても不可抗力なこととして正当化されてきた。だが、振り返ってみれば、異常な死の多くは、天災としかいいようがないものを除けば、むしろ人類の汚点とされてきたのではなかったか。

さて、高齢社会である。この先例のない社会がかつてみられなかった異常な死を生み始めている。異常な死が多い高齢社会での死を、不可抗力とかやむを得ないというのだろうか。不可抗力とは、人力ではどうにもならない天災か、打つべき手を打っても避けられなかった受難の場合に使う言葉である。

医師全体がまとまる好機だ

2009.12.29

政権が自民党から民主党に変わった。（民主党政権二〇〇九年九月〜二〇一二年十二月）日本医師会は自民党支持と見られていたので、民主党が相手にしてくれない。中央社会保険医療協議会（中医協）では医師会推薦の委員が外され、医師会の内部に動揺が走った。権力闘争は見ている分には面白いが、医師会の混乱は医療の混乱につながる。無論、国民にとってもひとごとでは済まないだろう。

医療費を国が決めるわが国では、医療を提供する側も政治に無関心でいられない。だが、医師は人間を対象とする医療の専門家であり、病人あっての医師である。政治に関与する時でも、病人を守るという以外に大義はない。

中世ヨーロッパでは聖職者、法律家と医者だけが専門家として認められていた。いずれも人の生命や生活に大きな影響を与える職業だからである。これらの職業人は社会から専門家として認められ、信頼されるために自らを厳しく律した。専門家としてふさわしい人物かどうかは、公正に判定されなければならない。

そのため、職能集団（ギルド）をつくって厳しいおきてを決め、かばい合うことなく所属する人間の資質を評価し、自律的に統治をすることで信用を得てきたのである。

高齢化が進めば、人口構造が変わり、医療の需要が量的にも質的にも変わる。それに合わせて必要な医師が準備されなければならないのは当然である。そして、必要な分野の医師を育成し、その質を保証するのが、医師の職能団体の使命と責任であるはずだ。

だが、日本には、医師の全員が所属する職能団体がないのでこれができない。日本医師会は開業医が中心の最大の医師の組織だが、病院団体、大学などとは関係が薄い。働く形態や専門性によって価値観などが異なっても、医師である限り医療の専門家として、目指すところは同じである。私は危機的な医療の状況の背景には、医療不信、医師不信があり、医師集団の不統一はその要因の一つと考えている。

政権の交代は、医療界にも大きな混乱をもたらしているが、医師全体が一つにまとまるチャンスと考えれば、こんな貴重な機会はない。

そして、その実現の可能性があるとすれば、鍵は日本医師会が握っており、医師会が医師全体の組織へと自ら変わることができるかどうか、そこが出発点だろう。ついでだが、中医協公益委員であった私も任期途中で辞表を書くことになったこともつけ加えておこう。

日本は超高齢社会のモデルにならなければならない

2010.1.28

私事で恐縮だが、二〇一〇年の今年、私は六十五歳になる。いよいよ高齢者の仲間入りをするのかと思っているうちに、この先、自分は、この国はと、妙にあらたまった気持ちになってきた。

日本人の男性の平均寿命（ゼロ歳時の平均余命）は七十九歳だから、残り十四年、六十五歳の平均余命でもあと十八年である。

さて、六十五歳の誕生日を境に高齢者となる老人とは一体何なのか。肉体的には成長し頂点に至ってからは下り坂であり、四十代よりも五十代が、五十代よりも六十代のほうが身体機能は衰えてくるが、六十五歳を超えて百メートルを全速で走る体力を求められることはないから、日常生活に不自由さはない。

精神的には、何が老人の指標になるのだろうか。実はよくわからない。六十五歳になると社会からあなたは老人ですよ、と認定をされる。この認定が定年や年金などの制度に結びついているので、言葉だけでは済まない。

老人かどうか、外見や身体能力も大きな要素だが、周りがある基準のもとに、老人と決めて老人をつくってしまう。精神的な老化とは社会的な環境がつくり出すものではないか。

二十世紀は科学至上の時代で、進歩、前進を合言葉に、生産性、効率性を追い求めた。二十一世紀になって自然環境の破壊、急速な人口増加など、二十世紀の負債が人類の存亡に関わる問題として急浮上してきたが、そんな中での超高齢化である。

人間が八十歳以上生きる社会とは、どんな社会になるのか、国を挙げてその実験に最初に突入したのが日本である。何かを生産し、お金を生むことばかりに価値を認めるような社会では、年をとるほど居場所がなくなる。

人には自分たちが生きた時代のものを、次の世代に伝えてゆく責任がある。それは、年長者にしかできない役割であり義務だ。人生五十年、六十年の時代であった二十世紀には、八十まで生きる知恵は必要なかったが、人生八十年の時代には、八十年以上生き抜く知恵がいる。そして確実なことは、その知恵は経験した者にしか備わらないことだ。

二十一世紀は世界中が超高齢社会に向かう。その先頭にいる日本はどうするのか。世界で一番の国は、何もしなくても注目される。そうなら、人が八十年以上生きる望ましい国の形はこれだ、と高齢者の住みやすい街を作ってみせるしかない。

「年寄りは寝るな」の秘密

2010.2.28

一般に年寄りは朝が早いとか、睡眠時間が短いと言われるが、江戸時代の儒学者貝原益軒（一六三〇―一七一四年）の「養生訓」には、年をとったらできるだけ寝ないのがよい、昼寝などはしてはいけないとある。その理由については述べていない。

私の場合、二十代から四十代までは、文字通り、徹夜などあたりまえの生活で、時間があれば、いつでもどこでも寝ることができたし、休みには一日中寝ていても苦ではなかった。年をとるにつれて、睡眠のパターンが変わってきたが、六十を過ぎてからは睡眠時間も短くなり、朝の三時か四時には必ず目覚めるようになった。

『長生き』が地球を滅ぼす」という恐ろしい題名の本を著した本川達雄先生は、睡眠時間は単位体重あたりのエネルギーの消費量に比例すると説明する。ネズミは小さいが動き回るために、エネルギーの消費量が大きく、一日の睡眠時間は十三時間である。象は、体は大きいけれどエネルギーの消費が小さいから、睡眠時間は三～四時間と短い。この説でいけば、大人の睡眠時間は子供よりも短く、エネルギーの消費が少ない年寄りはさらに短くて済む、と明快である。

さて、睡眠時間が短いのは結構だが、朝早いのはちょっと困る。こんな訴えを私どものセンターの精神科医にしたら、「目覚めてから起き出すまで嫌なことばかり思い出しませんか」とすぐに反応してくれた。実はその通りで、それが不快で困っているのである。起きるとも寝るともなく、うつらうつらしていると、浮かんでくるのは、過去の思い出したくもない嫌なこと、恥ずかしくて叫び出したくなるようなことばかりだ。良いことは何も出てこない。

長生きをすればするほど、思い出の量は多くなる。記憶を入れておく器に限界があるなら、忘れるものと残すものと何らかの選択が行われるはずである。とすれば記憶として残されるものはより衝撃の大きいものに違いない。そのうえ、嫌なこと、つらいこと、恥ずかしいことは、他人には言えないことだから、余計に蓄積されやすいのではないか。

私の友人にも早朝の悪夢に悩まされているのがいて、お互いにお前は罪深いやつだとけなしあっているが、案外、年寄りは寝るなと言った、貝原益軒も同じようなことで悩んでいたのかもしれない。

2010.3.30

新しい組織での再出発

国立がんセンターをはじめとする六つのナショナルセンターの設置形態が、新年度より国立から独立行政法人（以下、独法）へと変わる。独法化への移行は四年前の平成十八（二〇〇六）年に決定されており、法の制定を含め、その準備が今年の四月に向けて進められてきたが、昨年の政権交代によって、この計画が根本から見直されることになった。

独立行政法人とは、国民生活及び社会経済の安定といった公共上の見地から確実に実施されるべき事務や事業の中で、民間に委ねると実施されなくなる恐れがあるものなどを、効率的で効果的に行うことを目的に設立された法人である。

新政権が問題としているのは、独法をはじめとする公益法人が天下りの受け皿となるなど、役人の利権の温床とみなされていることで、新たに独法化するナショナルセンターについても、その点が危惧《きぐ》されたのである。例えば、新法人の理事長には、いずれも現総長が横滑りで就任する予定であったが、これは天下りに準ずるものとみなされ、新理事長は公募による選考となった。まず、国立がんセンターと国立循環器病センターについて選考が行われ、その結果、がんセンターの新理事長は外部から迎えられることになった。

残りの四センターについては、現総長が理事長に就任するが、あくまで暫定であり、年内に選考を開始することになっている。

国民の税金を投入される組織が、一部の組織や人間によって恣意《しい》的に利用されることなどあってはならないことだ。この際、生みの苦しみは避けられないが、今までのウミを出しきろうとしたり、人事も運営も、より公正性、透明性を高くしたりするのは当然のことだ。まったく異論はないが、とにかく時間が足りない。

ということで、私共のセンターも四月一日より独立行政法人国立長寿医療研究センターと名称を変えての再出発となります。大改革ですが準備不足が隠しきれない状況にあり、ご迷惑をおかけすると思いますが、当センターの使命は、これまでと変わりません。国費の投入によって運営される施設は、法人といえど国民の財産です。職員一同、新しい組織のもとで使命の達成に向けて努力をしてゆく覚悟を新たにしています。今後とも厳しく見守り温かく育てていただけますようお願い申し上げます。

2010.4.27

看護師の職能を見直すべきではないか

技術の進歩には際限がない。私たちの世代は、テレビが出現したときに驚嘆し、宇宙へ人が飛んだ時には度肝を抜かれたが、今ではテレビは超薄型、宇宙には人が滞在している。技術の進歩とは高度化、複雑化するということであり、医療ではその専門職能の領域やあり方に影響を与えずにはおられない。これまでも、放射線技術の進歩が放射線技師を、検査技術の進歩が臨床検査技師をという具合に、視能訓練士、理学療法士、臨床工学技師等々の専門技能職を国家資格としてきた。

医師は医療に関する行為なら何でもできるが、これだけ技術が進歩すると、資格があるというだけで、実際には何でもできる医師などいるわけがない。そのうえ、医療技術の進歩はより専門性の高い技術を生み、専門の分化を限りなく進める。医師は、これまでに確立された技術と新しい専門技術の両方を負担しなくてはならなくなり、一部を誰かが分担しなければ、仕事が増え続けてしまう。

今、医師の業務の一部を任せようという特定看護師（仮称）の制度化の動きが進んでいるが、賛成である。人もまた、有限な資源であり、社会の進歩発展を是とするなら、技術の進歩と、その職能の見直しは避けられないことだ。だが、見直しが権限と責任と待遇にどう影響するのか、関係者であれば無関心ではいられない、ましてや既得権益を侵される者が黙っているわけはないから、反対者がいて不思議はない。

しかし、繰り返すが、新しい医療技術の開発を進めるということは、技術と、その職能のあり方を見直すことと不可分のことだ。議論すべきは、いつ、どの職種に、どのように安全に確実に技術を移転してゆくのかとか、そのための教育や研修のあり方についてであって、見直しに賛成か反対かではない。

そして、人の身体にかかわる話になると必ず出てくるのが、絶対に大丈夫か、だ。人に行う技術が何よりも安全でなければならないのは当然だが、人が行うことに絶対などあるわけがない。それでも、あくまでゼロでなければならないと言うなら、方法は一つしかない。何もしないことである。何もしないことによって生ずる損失と行うことによって起こる損失とどちらをとるのか。この手の話になると、よくこんな議論になるが、こういうのを閉塞感《へいそく》というのだろうか。

2010.5.28

「人助け」の名で金もうけとは…

「えっ、とても人間扱いしているとは思えない？　私たちは法を犯しているわけでもなく、人助けをしているのに、なぜ文句を言われなければならないのか」。寝たきり高齢者専用住宅の実態を報じた記事（「中日新聞」二〇一〇年五月二日朝刊）を見て、こんな業者の言葉が浮かんだ。

まだ養生が必要だが、病状は落ち着いた、病院ではもうすることがないから退院してくれと頼まれる。さてどうすればよいのか。

今、病院ではできるだけ早い退院を勧めているが、この背景には、高齢者が急速に増えているという社会状況がある。もともと病院は治療をする場所なので、高齢者の長期の養生や看取《みと》りのために病床が占拠されると、本当に治療が必要な人が入院できなくなってしまうからである。

退院するのはよいが、どこへ行けば養生ができるのか、自宅へ帰れば、家族が音を上げて家庭崩壊しかねない。老人施設や介護施設への入所は、施設の数が少ない上に、寝たきりの人は敬遠されるから、簡単ではない。八方ふさがりのこんな時に「安い家賃で入居できます、医療も介護も公的保険でみさせていただきます」とくれば、地獄に仏である。

海外へ渡っての臓器移植をあっせんする業者の話も似ている。「臓器を欲しい人がいて、一家を救うために臓器を売りたい人がいる、私たちは人助けをしているだけだ。皆が感謝しているのに何が悪いのか」。臓器売買は禁止されているから、臓器の提供者や仲介者への支払いは謝礼ということらしいが、どう言い繕っても商売である。

人の命のぎりぎりのところで、逃げ場を失った人たちを相手に「人助け」という名目の金もうけを仕掛ける。法や制度のすき間をついて、国民の命にかかわる医療や介護を単なる金もうけの道具にしていいのか、多くの人は、こういうのを必要悪と言うんだろうと、ため息をつき、黙ってしまう。人として許せないことだとわかっていても、口に出してしまえば、病人や家族をより苦しめることになることもわかるからだ。

論語に「民免れて恥なし」という言葉がある。法に触れなければ何をしてもよいという政治のもとでは、恥を恥と感じない人が横行するようになることを言う。私たちの国は恥知らずが、法や制度をもてあそぶような国になってしまったのだろうか。

リーダーに必要な不幸への想像力

2010.6.29

首相が代わった。前政権の末期には首相がよく代わったが、またもやである、今度は新政権となったその最初であり、期待が大きかっただけに、失望も大きいが、何よりもやめた理由が信念とか政策ではなく金がらみなのがよくない。前政権の利権体質に辟易《へきえき》していた国民に、そこを徹底的に糾弾してみせたのは、ただ政権を握らんがための擬態だったのだろうか。

菅新首相は、所信表明で「個々の団体や地域の利権を代表する政治はあっても国全体を考えて進めるリーダーシップはなかった」と述べている。まさかと思いながら、やはりそうだったんだとも思い、そんなばかなとあきれ、混乱してしまう。政治が必要なのは、人は一人では生きられないからだ。人が生きてゆくには、カネ、ものだけでなく、人の助けも必要である。だが、お金もものも人の情けにも限度があるから、すべての人の要求を満たすことはできない。

新首相は「国は国民をリストラすることができない」とも言い、経済、財政、社会保障を一体的に強化する、そのためには、増える医療介護等の需要に財を投入して経済効果を生み出すとも述べているが、そもそも投入する財源をどこからどのように求めるのか。国全体の利益と国民の希望は必ずしも一致しないが、どちらを優先するのか。負担の増加を国民が歓迎するわけはないが、それでも決断する時にはしなければならない。人が嫌がることもしなければならないのは権力を握った政権党の宿命であり、責任である。

だが、ここが苦しいところだが、どんな選択をしてもすべての人を満足させることはできないどころか、時には最善の選択と決断が人を死に追いやることだってある、それが政治の非情さであり、怖さだ。

だから、決断の結果が効果だけでなく、どんな不幸を生む可能性があるのか、その想像力に欠けた人間が権力の座につくのは危険なのである。素人にはどんな政策が良い政策なのかはわからなくても、この人間が嘘つきか、利権屋か、驕《おご》った奴か、そして国民を守ってくれるのに本気かどうかぐらいならわかる。

世界一となった高齢大国・日本をどうするのか、多くの人を死に追いやった軍事大国、バブル崩壊した経済大国で踏んだ轍《てつ》を同じように踏むかどうかはリーダー次第である。

2010.7.30

まるで白昼夢だった「行幸啓」

このようなことを新聞のコラムに書いてもいいのだろうかと考え、いけないことはないと判断してから、書くかどうか迷い、書こうと決めてからは、どう書けばよいのか、書いては消し、消しては書きで、今である。何を訳のわからんことを言っているのか。

「このようなこと」とは、過日行われた、私共の国立長寿医療研究センターへの行幸啓のことである。といっても、なじみの薄い言葉だから、これでもまだ何のことかと思われる方も多いだろう。天皇陛下のご訪問を行幸、皇后陛下のご訪問を行啓といい、両陛下によるものを行幸啓という。

六月十五日午前十時六分の御着（ご到着）から御発（ご出発）までの一時間十五分は、今、思い出しても何もかもが普通ではなかった。特別、別格、別世界など、いろいろな言葉が浮かぶが、あの情景にふさわしい言葉を思いつかない。

さて、本題である。両陛下が移動される空間はすべて、厳重な警備の範囲の中にあるが、その枠の外は、両陛下を一目見ようと患者さんや職員でいっぱいである。両陛下は、このような場面では必ずそばに寄ってゆかれて、直接に言葉をかけられる。これは分刻みで動きが決められている予定表には載っていない行動で、宮内庁の責任者はその度に時計を見ながらやきもきすることになる。

皇后陛下は、車いすの患者さんには、御自分も姿勢を低くして目線の高さを同じにし、手を取って言葉をかけられる。皇后さまにお声をかけられたり、手を握られたりした高齢の方たちは、「ああ、長生きしてよかった」と涙を流し声をつまらせる。この光景は私の気持ちにも火をつけ、感情があふれ出しそうになって危なかった。

この国に生まれ育ちいろいろあったけれど、人生の最期には「長生きをして良かった」と言って逝けるような社会であればいいなと思い、そんな国にしたいと考えてきたが、高齢化の進む現実の前で、そんなことができるだろうかと弱気になることも再々である。

なのに、そばに寄り、言葉をかけ、手を握る、ただそれだけで、そう思わせてしまうことができる存在とは、一体何なのだろうか。お見送りしたあと緊張から解放され、あれは何だったのかと、まるで白昼夢を見たかのような感覚にしばしとらわれていたのである。

2010.8.29

行き過ぎた個の尊重

百歳以上の老人が生きているのか死んでいるのか、身内も近所の人も行政も、誰もかもが、所在も生死もわからない。行方不明である。こんなことが許されるだろうか——という論調で始まった報道は、そんな老人が二百八十人以上もいることがわかってからは、どう判断してよいか戸惑っているようだ。

それぞれについて詳しく聞けばきっと、「なるほど」という事情もあるのだろう。だが、百歳とはいえ、ひと一人が消えてしまうのだから、ただごとではない。

素性がわかってもわからなくても、引き取り手がない行路死が増えているというが、百歳以上の老人はどれほどいるのか。百歳を超えてのホームレスでは体力がもたないから、若いころに亡くなったのが放置されたまま、戸籍上で百歳を超えてしまった方も入っているのか。

まさか、死期を察して人の目の触れないところへ動けるうちに行って、往生するなんてことはないだろう。いかなる事情があれ、百歳以上の人が生きているのかどうかすらわからない社会というのは、不気味だ。

孤独死もそうである。同じ団地に住んでいる人が死後、一週間、一カ月たってから発見される。こんな異常で異様なことはないのに、確実に増え続けているのはどういうことだろう。なぜ防ぐことができないのか。個人情報やプライバシーの保護は、生命の安全よりも優先されると言うのか。堂々巡りの議論は疲れるばかりだ。「お互いの権利や自由を尊重する。干渉はしない」と頑張ってみても、どれもこれも生きていての話で、死んでしまったんでは元も子もない。

やっていいことと、やってはいけないことの区別ができるのは人間だけだ、他人の苦しみや死に無関心でいられないのも、人間だけだと思う。けれども、どんなことでもやってしまうのも人間なら、どんなことでも正当化してしまうのも人間だ。

「個人の尊厳を守るという正義や善意が、実は人を死に追い詰めてしまっているようなことはないか――」と言えば穏当ではないが、これから先、〝えっ、何だそれは？〟と絶句するような事件が増えてゆく気配と予感は、高まるばかりだ。

行き過ぎとは「程度を越えてすること」（広辞苑）だが、このごろの日本は、ちょっと行き過ぎてはいないだろうか。程度も越え過ぎれば、戻れなくなってしまうのである。

2010.9.30

増える延命のための「胃ろう」

メディアで何度も取りあげられたせいか、胃ろうについての理解が深まるとともに、不安も大きくなってきている。

国立長寿医療研究センターでは、どのような終末期を迎えたいか、迎えたくないか、患者さんに希望を聞いているが、「延命のための胃ろうによる栄養補給」の項目では、九三％の方が胃ろうを拒否している。

また、二〇〇六年度に長寿科学振興財団が行った全国の病院や介護施設などへの調査では、医療関係者に「自分ならどうするか」を聞いている。胃ろう造設の手術をしている一般病院の医師では八〇％、栄養の注入をしている特別養護老人施設の看護師では、九〇％以上が拒否すると回答している。

胃ろうとは、腹の皮膚から直接に胃に穴をあけて、管を留置しそこから栄養を注入する方法である。食道の手術のあとなどで、口から食べられなくなったとき、再び口から食べられるようになるまで、一時的に胃ろうを造って栄養を補給するが、苦痛が少なく効果も高い。このような病気では、この技術の開発によってどれほどの人が救われたことだろう。けれども開発された技術は思わぬ使われ方をする。あれほど多くの人が延命のためだけの胃ろうなら、いやだと言っているのに、なぜか増え続けている。今では四十万人以上の方が胃ろうを設置されており、その増え方は驚異的である。

しかも、造るのはよいが、いったん造ってしまったら、誰かが面倒をみないわけにはゆかないのに、引き受ける場所がない。寝たきりになって、自分で判断することもできず、時間ごとに食料を注入されるだけの最期の迎え方はいやだ。そう願い、そう意思を表明しても、望みはかなえられない。しかも、望まぬおぜん立ては関係者の善意であつらえられたものだ。

胃ろうの問題は、ひとの死のあり方にかかわる根源的な問題だ。にもかかわらず、行き場がない、家族が介護できないといった現実の前では、尊厳や倫理などいくら説いても無力である。ひとの生き方にかかわることは価値観の問題で、他人がとやかくいうことではないと言うのは正しそうだが、本当にそれでいいのか。何度でも言うが、これは医療を超えた社会的、経済的、政治的な問題であり、わが国がどんな高齢社会をつくろうとしているのか、その象徴的な問題である。

医療も検察も崩壊危機である

2010.10.29

新聞の一面に、検察崩壊という見出しが出る。崩壊とは、建物や組織が壊れることで、いずれも人間のつくったものが使えなくなるということだ。建物の場合、地震などの天災によって壊れれば崩壊だが、人が壊せば破壊である。

戦後、わが国がつくり上げてきた社会システムがガタガタである。学級崩壊や教育崩壊が深刻化しだしたのはいつごろからだろう。

病院崩壊、医療崩壊と叫ばれるようになったのは、二〇〇五年ごろからである。そして、今回の検察崩壊と、とめどがない。

組織やシステムは天災では壊れないから、言うなら人災である。教育も医療も検察も、人が壊したのなら、破壊なのになぜ崩壊なのか。考えてみれば、老朽化した建物が自然と壊れる場合には崩壊というから、ひとの意図や意思が入っているかいないかで使い分けているのだろうか。

ひとの命や財産、そして生活の安全が保障されるには、社会に一定の規範と秩序は欠かせない。教育も医療も検察も、ひとが安心して暮らすための安全装置であり、これが機能しなくなれば、社会は崩壊する。

ヒポクラテス（紀元前四六〇―三七七年）は、医師として何よりもまず患者に〝害をなさない〟ことを神に誓った。害になると知りながら、他人にしてはいけないというのは、医療に限らず、人が社会で生きるための基本的で普遍的な約束であり、知恵である。これが信じられなければ、何も信じることはできなくなる。

組織は、つくってしまうと組織自身を守るために動くようになるというがそれは違う。人が使命や倫理を放棄した時に組織も変わるのであって、組織が勝手に変わるなどということはない。組織の腐敗とは、人の腐敗であり、腐り始めると際限なく進むから、気が付いたら直ちに、治療しなければならない。手遅れになると人から人に感染してゆくからである。自浄できないほど人が壊れたら立て直しはきかない。

医療がシステムとして、かなり危ないのは事実だが、崩壊はしていない。何よりもわが国の医療人は壊れていないし、教育や検察でも、関係者が壊れているなどということはないだろう。修復不能を意味する崩壊という言葉をあえて使うのは、今、迎えている危機への対応を間違えると本当に崩壊までゆくぞという強い警告だと思いたい。

時代に合った医療計画が必要である

2010.11.30

わが国は、戦後の何もないところから、国を復興させ、社会システムを再構築してきた。医療については、欧米の科学的な医学・医療に学び、病院が足りなければ病院を、医師が足りなければ医師をというように、足らないものを補うというやり方で整備を進め、大きな成果を上げた。

その医療が、急速に高齢化が進む中で、今までのあり方では通用しなくなってきている。そうならできるだけ早く変えなければならないのに、切り換えがうまくゆかない。

どうすべきなのか。そもそも医療は時代によって変わるものである。人口構造の変化、技術の進歩など、変わる理由ならいくつもあるから、その変化を早くつかんで、それに合わせなければならない。

第二に、医療に限らないが、供給体制は需要に合わせて整えなければならない。結核が猛威を振るった時代では、結核を診る医師が求められた。医師の数に合わせて結核が増減するわけではない。

第三に、際限なく医療資源を投入することはできないから、わが国はどのような医療を目指すのか、優先順位を決めなければならない。例えば百歳になっても病気と徹底的に闘う医療を追求するのか、しないのか、といった基本的な考え方について合意を得たうえで、実現可能な医療は何かを考えなければならない。

第四に、医療の公共性には十分に配慮すべきであり、第五に、ヒト、モノ、カネの全体について、総合的に整備計画を立てて実行しなければならない。

医師の養成を大学に任せる限り、大学の価値観に合った医師が養成されるが、必要なのは国民が必要とする医師であり、どちらが優先されるかは自明である。公共財である医療資源は、総合計画のもとに準備し配置を考えるべきである。

以上、述べてきたことは当たり前のことである。問題は、当たり前がなぜ当たり前にならないのかにある。Aに聞けばBに問題がある、Bに問えばCが間違っている、Cに尋ねればAの責任だ、となりそうだが、A、B、Cが誰かは言わない。

組織が熟すと、制度が疲労して腐敗が始まり、自己防衛と既得権益の保持というおなじみの構図が浮かんでくるが、結局は地獄をみるまで変わらないということだろうか。そうなれば事が事だけに「困ったことだ」では済まないだろう。

素晴らしき超高齢社会のために

2010.12.28

「送り火や　今に我等《われら》もあの通り」

一茶、六十五歳の最晩年の句である。私も今年六十五歳となり高齢者と認定されたが、一茶の時代とは違う。

最近は六十五歳を高齢者と規定するのは早すぎるのではないかという意見があるが賛成だ。だが、同級生を含め同年齢の知人で鬼籍に入る者が出てきているのも事実で、いや応なく老いを実感させられる年ではある。

「ぽっくりと　死ぬが上手な　仏かな」

一茶は亡くなる一年前、六十四歳の時にこんな句も残しているが、ピンピンコロリである。中風発作で急逝したと伝えられているから、脳溢血《いっけつ》であろう。脳溢血は今では救命率が非常に高くなっているから、ぽっくりと逝くのはなかなかだが、二百年も前のことである。望み通りに上手に死ねたようだ。終わり良ければすべてよし、である。

さて、一年を振り返るのは年の暮れの習いだが、すぐに頭に浮かんでくるのは、寝たきり高齢者専用賃貸住宅、無縁死、高齢者行方知らずなどで、相変わらず高齢者にとっては暗い話題に事欠かない一年であった。

わが国では、誰にもみとられない、誰からも無視される死が珍しくなくなってきている。一方で、あんな生かされ方だけはいやだ、という生も増えている。地球と同じ重さで比較されたりする命なのに、塵芥《ちりあくた》のように扱われ、処理されているという現実がある。

長生きにケチなどつけようものなら人でなしにされるから、誰もが長生きを寿《ことほ》ぐようなことしか言わないが、「すべて国民は、健康で文化的な最低限度の生活を営む権利を有する」（日本国憲法第二五条）という憲法の意味することや、「最小不幸社会」を実現するという首相の言葉が重く伝わってこないのである。実際には、どれほどの人が本気で長寿を歓迎しているのだろう。

はてさて、一年を暗い話で終わるわけにはゆかない。何と言っても、日本は世界一の高齢大国だ。その後を追うように世界中が高齢社会に向かっているが、日本がどうなるのか皆注目しているのである。

超高齢社会では何が問題なのか、他の国はまだ経験していないから、それがわかるのは日本だけである。素晴らしい高齢社会をつくる条件と権利をわれわれは握っているということだ。国を挙げて取り組まない手はないのである。よいお年を。

高齢社会では産業構造も変わる

2011.1.29

高齢社会になると産業構造はどう変わるのか。産業界を含め多くの方が、今までのあり方では行き詰まるというが、その先が読めない。

人が欲しがるものとは、生存や生活に欠かせないものを除けば、欲望を満たしてくれるものだろう。が、欲の中味と強さはどうすればわかるのか。要するに、手に入れるために使うお金に見合う以上のものをどのように見つけ出して提供するかだ。

私は一九七二年に初めて米国を訪れた。ニューヨークに着き空港を出てから高速道路、ビルディングなどに圧倒され、カルチャーショックに見舞われたが、二十年後には日本もそうなってしまった。病院の視察でも衝撃を受けた。ディスポーザル（使い捨て）製品で溢れていたからだ。「一回使っただけで捨ててしまうのか、何ともったいない」とため息が出たが、わが国では、注射器だけでなく注射針までも消毒して再使用していたからである。

その後、日本もまたたく間にディスポーザルの時代に変わったが、再使用から使い捨てへという価値の転換と社会の変化によってどれほどの経済効果が生まれたのだろうか。使い捨てに伴う、ガラスからプラスチックへという製品開発の発想は、当時の米国という社会背景と技術があって生まれたことで、日本では考えようにも想像することすらできなかったことだろう。

二十世紀は欧米を含め、病院医療が全盛を極めた時代であった。だが、わが国のこれからの医療は、在宅医療を核として地域でみてゆく地域完結型の医療提供のあり方に変わる。在宅中心の医療提供体制になれば、医療・介護にかかわる技術も製品も、それ用に変えなければならない。

新しい製品開発に必要な知識や技術力が、今の日本にないわけがないが、それよりも何よりも、超高齢社会、世界一という条件だけは日本にしかないのである。これは医療のしかも在宅医療に限ったことではない。新しいニーズは状況が変われば生まれるが、状況が変わっても今までの価値観に縛られていては見えてこないものもある。

アジアは今は発展途上にある国が多いが、高齢化の進行は日本並みで、十年後には世界の高齢者人口の七〇%を占める。十年、二十年、三十年のうちには次々と日本と同じような人口構造の高齢社会に向かうのである。これほど大きな市場はないだろう。

どんな医療を目指すのか

2011.2.27

五十歳でがんと診断されたらどうするか。たとえ進行がんであっても徹底的に闘うぞと決断するのに、本人も家族も医療側も迷いは少ないだろう。だが、八十歳だったら、九十歳だったらどうする。徹底して最新技術を駆使した治療に向かうのか。

可能性が少しでもあるのなら挑戦すべきだ、それこそが進歩を生むと主張する人もいる。だが、高齢になればなるほど、一日一日が重要だ。病気と共存してでも、生活のレベルが落ちないような治療を選ぶ方がよい。多くの人はそう考えるのではないか。人生五十年ならやると決めたこと、やらねばならぬことをやるだけで終わったが、高齢社会では、人生八十年、九十年を、どう生きるのか。多様な生命観、死生観が百出する時代になる。

高齢者には、ただ治せばよいという医療はつらいが、では、どのような医療がよいのか。私が講演で話すキーワードは「治す医療から、治し支える医療へ」「病院から地域へ」「専門分化から総合の医療へ」である。

国はこのような医療の実現のために、病院中心の医療から、地域の生活の場のなかに医療もある、という医療提供体制にしようとしている。今までは誕生から死までのすべてを病院がみてきたが、これからは在宅医療を核にして急性期治療に専念する病院、回復期を担う病院、慢性期やみとりまでをみるところと役割分担をしてゆこうというのである。

ところが、現場がなかなか変われない。役割分担が必要だと理屈ではわかっていても、今までのやり方を変えるのは簡単ではないからだ。

高齢者が増えれば社会が変わる。どんな社会になるのか、どのような高齢社会をつくろうとしているのか、そのかたちが見えなければ、どんな医療をどのように提供するのかという医療のかたちも見えてこない。あくまで進歩と成長を最大の価値とする社会を目指すのか、年齢相応の豊かさが得られるような社会を目指すのか、それによっては、医療のかたちも大きく変わる。

どんな医療を目指すのか、医療のかたちが決まれば、必要な資源が決まる。医療における主要な資源とは、人であり、医師である。すなわち、どんな社会を目指すかは、どんな医師が必要かと同じ問いである。医師不足問題のような問題も、本質は数にあるのではないのである。

2011.3.30

想定が甘かった原発の安全性

テレビで見ていた、あの津波の中に、一万名を超える人の死があった。こんな時には何をどう言えばよいのか。言葉がないとか、言葉を失うと言うが、本当だ。被災された皆様に心からお悔やみとお見舞いを申し上げます。

天災はいつも予測を超え、想定を超えて不意に来る。昭和三十四年、高波が人家をのみ込み、五千人以上の人命を奪った伊勢湾台風に見舞われた時、私は中学二年だった。親類や知人の支援に被災地へは三度入ったが、泥水に浮かぶ遺体や校庭に並べられた多くの遺体をこの目で見た。自然の脅威が、人知を超えたものであり、人間による制御には限りがあることを思い知ったのはこの時からだ。今回の千年に一度、マグニチュード九・〇、十五メートルを超える大津波も「想定外だった」のであり「ありえない惨事になったがどうにもならなかった」のである。

だが、原発の事態は想定外ではない。放射線がどれほど危険かわかっていて造った施設であり、造らなければ壊れようがないからである。どんな衝撃にも耐えられる、安全にはまったく心配ない。国民にはこう説明し続けたはずだが、安全性の限界を想定せずに造るわけがない。「想定が甘かった」のである。

今後、原子力発電は根本から見直されることになるだろうが、エネルギー問題はどうなるのか。電気は人の生存・生活だけでなく社会のあらゆる分野に不可欠なインフラである。技術は後戻りできないが、原子力の代わりはあるのか。人は一度手に入れた便利さや快適さを手放すことができるのか。

私たちは、電気は欲しい、だけど、あれも嫌これも嫌ではすまない時代に生きているのである。人間の欲が技術の開発を促し、新しい技術が新たな欲を生む。この成長の循環を国際競争、生き残りをかけてという掛け声で加速し続けてきたが、今回の災害は性急な開発、成長がその代償として大量の死を求めることがあることを改めて如実にした。

そんなに急いで、私たちはどこへ行こうとしているのだろうか、立ち止まってみることも必要なのかもしれない。

原子力災害は拡大の防止がすべてであり、誰かが命を懸けて現場に行かねばならない。国や国民の命を守ってくれているのは、いつでもこのような方たちだ。ただただ頭が下がる。御無事を祈る。

2011.4.29

国中の力を結集する時だ

震災からの復興が長期化するのは誰の目にも明らかとなったが、今後をどうするのか。今すぐにしなければならないことと、中長期的に考えなければならないことがある。今どうするか。これには避難生活を送る方たちの生命の危機に対しどうするか、早く人並みの生活に戻れるようにどうするかがある。

今回の災害では、津波によって生と死が一瞬にして分けられたため、建物の崩壊等によって生じる外傷は少なく、医療面での大きな問題は、避難生活による高齢者の衰弱化と重症化である。急激な環境の変化が最初に襲うのが高齢者であり、今も多くの高齢者が立ち直れずに、生命の危機にさらされている。この方たちに必要な支援は危機対策であり、とにかく早く日常の生活に戻すことである。

復興構想会議では、中長期的な将来計画をどうするのか、政官民一体となって復興案を策定して、現地の方たちに早く届けるべきだ。先の見えない忍耐ほどつらくもろいものはない。体力の消耗が気力を奪い、気力の衰えが体力の低下を加速するが、高齢であるほど回復は難しく、高齢者が災害弱者でもあることを肝に銘じなければならない。

計画では、何よりも高齢大国である日本がこれからどのような国を目指すのか、どのような社会に向かうのかを明確にすることだ。

計画の中心に置くのは言うまでもなく、人である。前人未踏の超高齢国に向かう、この日本に生まれ、生き、最後は良い人生だったと死んでゆけるような社会とはどんな社会か。年をとれば誰もが衰弱し、死ぬ。これほど確かなことはないから、いくつになっても安全で安心して住みやすい社会、援助が必要となっても居場所のある社会、三十年、五十年後を見据えた街づくり、地域づくり、国づくりを望みたい。全体像に合意ができれば、地域の具体的な姿も見えてくる。

とにかく非常事態である。何とかしよう、やれることはやるぞ、国民の士気は高く、今こそ、国中の力を結集する時だ。こんな国運がかかっているときに、政治が落ち着かないのはしらけるばかりだが、高まっている機運をなえさせることだけはしてはいけない。滅入《めい》ってくると、底に穴が開いて浸水している船の上でけんかしているような風景が見えてくるのである。

専門家に社会的責任が欠如している

2011.5.26

専門家とは「ある学問分野や事柄などを専門に研究・担当し、それに精通している人」(広辞苑)だが、原発災害の危機管理のような場面を含め専門家の社会的責任とは何なのだろうか。

今回、専門家の一人が、政府の決めた方針に納得がゆかないと内閣官房参与を辞めたとき、政府は専門家にもいろいろな考え方があると説明したが、安全基準の数値にいろいろあったんでは、被災者に限らず国民としてはたまったものではない。

私も医学・医療の専門家を自任してきたので、人ごとではないが、専門家が下した判断には、後がないと考えてきた。すなわち、ある状況について意見を求められ、専門家としての判断を社会に表明する時には、これ以上はないという根拠のある答えを自負と覚悟を持って出さなければならない。自負とは矜持《きょうじ》であり、覚悟とは責任である。

国民の安全のための放射能汚染の基準をどう決めるのか。そんな時に、専門家に求められるのは、科学的根拠に基づく事実と解釈であって、価値観や信念ではない。

専門家の間で見解に違いがあっても不思議はないが、違う意見がそのまま社会に乱れ飛ぶのは困る。素人には、何が正しいのか、わかるわけがなく、戸惑いと不信だけが大きくなるからだ。とくに、放射能汚染のように身体に危険の及ぶものでは、ことは深刻である。そんな場合には、専門家集団として、統一した見解を示すか、それができないなら、すべてを公開の場で議論するしかない。なぜ、これができないのか。考えられることは、そもそも専門家集団に社会的責任という意識がないのか、でなければそんなことをすると、国策にかかわってきた専門家を含め、本物かにせ者かバレてしまうからだろう。

専門家の社会的責任とは…。学問の自由と掟《おきて》のもとに、社会が科学技術を効果的に使用するために、当該技術による利益、不利益や安全性等につき、客観的証拠に基づいて、正確に伝えることである。学問の自由、掟とは、権力や利権はもとより、思想や信条に左右されず、真実を追求しごまかさないという研究者の行動の原則である。

いずれにしても、専門家が危機にあって混乱をさらに助長させているようでは、科学技術の暴走であり、とても科学技術先進国とは言えないだろう。

「安全」に社会的な合意が必要だ

2011.6.30

今回の原発災害では、巨大化した技術が制御不能になった時の恐怖だけでなく、その代償がとてつもなく大きいことを思い知らされた。技術は限りなく進歩するが、いつも未完成で不確実である。だが、技術のない生活はありえないから、技術の利用と制御のあり方は、国の存亡にかかわることなのである。

松尾稔科学技術交流財団理事長（元名古屋大学総長、土木工学）は、二十年以上も前からこうした事態を見切っていたかのように、技術と行政、専門家、市民の役割と責任について、警告し提言し腐心されていた。

「『モノ』には、たとえそこにその時点での最善が尽くされていたとしても、『絶対』ということはありえない」から、「技術の結果に対してあらゆる可能性を認め、謙虚な態度で臨むことが、技術にたずさわる『人間』としての責務である」「不幸にして損傷が現実になった場合にも、それが致命的損傷にならないよう、並列的にあらゆる可能な準備、バックアップを用意しておく」（「可能性の認知」、「基礎工」一九八八・三）と述べ、社会が技術を受け入れるということは利便性のみならず危険性をも受け入れることで、その意思決定のあり方につき、「社会との対話なしに、行政側が我々学者や技術者も含めた専門家集団だけでほとんどすべてを決定して」いる慣習を否と切り捨て、一方で「お上が決めたことだから、責任も全部とってもらいたい」という市民側の態度も甘えと断じ、「行政の独善・独断と市民側の甘えの構造を、両者合意のもとで断ち切らないと災害国日本は立ち行かない」と憂慮されてきた。そして、「安全は市民のものであって、専門家のものではない。いかなる水準をもって安全と考えるかは、市民の意見をベースにしつつ、専門家の知識を併せて、〝市民一人ひとりではできない判断レベルでの〟意思決定がなされるべき」で、「〝絶対に事故は起こらないか〟とか〝絶対安全である〟という、反対派と推進派の不毛の問答、非現実的な儀式の繰返しから早く脱却し」、「適正な防災水準と責任の所在について社会的合意形成を図っていく以外に民主国家としての道はない」と、わが国のあるべき姿について言及されている（「道路」一九九七―二）。これが専門家の知性とか見識というものだと思う。

2011.7.28

〝わかっちゃいるけどやめられない〟指導者

何でそうなるのかわからない、突然、頭のなかで、メロディーや歌が鳴り出すのである。多くはフォークとか演歌とかで、このごろは植木等さんのスーダラ節がよく出てくる。

〝わかっちゃいるけど、やめられない、あ、ほれ、スイスイスーダララッタ、スラスラスイスイスイ…〟というあれだ。歌詞もよく覚えていて、鳴り始めると通しで何回も歌い続けてしまう。

〝わかっちゃいる〟とは、悪いということがよくわかっている、のである。糖尿病では、食べ過ぎ飲み過ぎは厳禁だ。今回だけだぞ、明日からはきちんと気をつけよう、〝わかっちゃいるけどやめられない〟のである。こういうのは、同情はしても、勝手にしろだ。

被災地では、アルコール依存症の方が増えているという。〝わかっちゃいるけど、やめられない〟のだと思うが、勝手にしろなどとは、とても言えない。この歌が大流行したのは、一九六〇年代の半ば、日本が高度成長期に入ったころだ。当時、この歌を酒場で、がなっていたのは、国のために戦争に行き、戦後は企業戦士となって、日本の復興を支えてきた私たちの親の世代である。敗戦によって、命を懸けて戦った意味すら否定され、国から見捨てられるような目にあった方たちだ。

私の父親もつぶれるまで飲み、〝気がつきゃホームのベンチでごろ寝〟組で、〝これじゃ身体《からだ》にいいわけない〟わなー、うるせーそんなことはわかっとると、糖尿病、高血圧、脳出血と型通りに、五十三歳で死んだ。この歌がはやったのは、国や権力への不信感・虚無感と、家族や子孫への責任感とのはざまに積もるはけ口のない澱《おり》のようなものが、歌と共鳴したからではないか。

今、被災地では、死ななくても済んだかもしれない多くの、とくに高齢者の死が日常化しているが、人の生活だけでなく時には命までも決めてしまうのが政治である。そして、政治を動かすのは人だ。

〝わかっちゃいるけどやめられない〟指導者が、国を滅ぼすまで国民を死へと送り続けたのは、たった六十五年前のことだが、あの歴史の教訓はどう生かされているのか。ひとの命と政争とどっちが重要だ、何のための政治だ、と言わずもがなのことまで口走りたくなるほどの迷走ぶりを、いつまで続けるのだろう。墜ちるところまで墜ちるしかないのだろうか。

2011.8.25

外科医が手術を受けるとどうなるか

仙厓和尚（一七五〇—一八三七年）による老人六歌仙の四番に、「聞きたがる、死にともながる、淋《さび》しがる、心がひがむ、慾《よく》ふかくなる」とある。私も高齢者である。周りから疎まれ嫌われたくはないけれど、俺の存在も忘れないでくれよ、という気持ちがちょっとわかるようになってきた。危ない兆候だ、ということで、今回は私事である。

実は、八月に入院、手術を受けた。外科医として少なくとも一万人を超える方の身体にメスを入れてきたが、自分が全身麻酔をかけられて手術台にのるのは初めてだ。外科手術は外科医が行う。ひとが行うことに完全はないから、外科医は確実な結果を約束しない、約束できることは、害するようなことはしないことと、誠心誠意、尽力することである。結果はすべて手術を受ける側が引き受ける、それによって人生がどう変わろうと、自分が決めたことだ。だから、外科手術とは何かを知り尽くしている元外科医といえども不安である。

ところが、不安は、手術室に入り、顔にマスクをあてられたところまでである。次の記憶は、「(気管内の)管を抜きます」という麻酔医の声、その次は、手に点滴、鼻腔《びくう》からの胃管、尿道にカテーテル、胸に心電図のモニターという状態で「いかがですか」というICUでの看護師の声である。

この間、苦痛はまったくない。それどころか、むしろ幸福感に包まれていた。文字通り裸の状態で、すべてを他人まかせでこうである。医療スタッフの技術と優しさのたまものと言うしかない。

さて、感想である。第一に、高齢で手術が治療の選択肢となった場合、手術による治癒率が高いものなら、受けた方がよい。治る確率が小さい場合は、日常生活への影響を考えて治療法を選択する。第二に、手術と決めたら、先へ延ばさない。延ばして、身体状況がよくなることはない。第三に、どの病院でやるか。どんなに技術が素晴らしいと言われていても、〝この医者、厭《いや》な奴だな、この病院、感じが悪いな〟と思う場合はやめた方がよい。第四に、懸案の病気を思い切って治したから、これで安心とはゆかない場合も多い。精密に検査するほど、新たな病気が見つかってしまうからである。結論、病気とのつき合い方によって、老いの生き方は大きく変わる。

2011.9.29

超高齢社会の設計図が必要だ

総理大臣がころころと変わった自民党政権のような政治はしない、と誓ったはずだった。二度あることは三度なのか、仏の顔も三度までか、疑心と不安は消えないが、何がどうあれ私たちの政府である。新しい首相には期待しないわけにはゆかない。

世界中が高齢化に向かっており、高齢問題は二十一世紀最大の課題である。そしてわが国は世界一の高齢国であり、世界中がわが国の動向を注視している。日本は今後どのような高齢社会を目指すのか。私の知る限り、「長生きを喜べる社会」の構築と、はっきり明言したのは小泉総理だけである。だが、どんな社会なら長生きを喜べるのか、形も計画も示すことなく消えてしまった。

高齢問題というと老後の人生をどう快適に過ごすか、といった文脈で取りあげられることが多い。言うまでもなく個人にとって、老・病・死につながる高齢期をどう生きるかは、とても重要な問題であり、いつの時代にもひとを悩まし続けて尽きることのない普遍的な命題である。だが、今、私たちが直面している高齢問題とは、それですむ問題ではない。

ちょっと考えてみれば気づくが、すべての世代にとって快適で住みやすい社会でなければ、高齢者にとってよい社会などあるわけがない。この一事をもってしても、高齢問題が個人的な老いの問題を超えた、社会的な問題であることがわかるはずだ。

すなわち、今まで日本が創り上げてきたシステムが、今後も国民の快適な暮らしを保証してゆくのに、きちんと機能してゆくかどうか、という社会のあり方の問題なのである。

わが国の教育も医療も、産業構造も、経済活動もあらゆる生活機能、社会活動は、ピラミッド型の人口構造のもとに作られてきた。だが、前例のない大量の人口集団がそのまま高齢の方向へ移動することによって形成された巨大な高齢者集団の発生と、出生数の低下による人口減少という現象は、これまでのピラミッド型の人口構造を逆ピラミッド型の人口構造に変え、ピラミッド型人口構造の基盤のうえに構築してきた社会の仕組みやシステムを機能不全にしようとしている。

超高齢社会とは、これまでの社会の前提が変わってしまう社会であり、だから、新たな社会設計、国家戦略が欠かせないのである。

行き着くところは地域づくり

2011.10.28

これからの高齢社会がどうなるのか、どうすればよいのか、いつも考えている。とは言っても正直なところ問題が大きすぎて手に負えない。

医療業界で四十年以上も生きてきたから、医療のことなら多少はわかっても、高齢問題ではほんの一部だ。早い話が、いくら考えても全体像を描くのは無理ということだが、では誰なら高齢社会の設計図を描けるのか。私はこの問題は、急激に増えた高齢期の多様な生き方とそれを実現できる社会システムをどう選択し実現してゆくかという問題で、行き着くところは日常生活の場である街づくり、地域づくりにあると思っている。

そして、超高齢社会とは、前例のない社会実験のようなものだから、どんな中味になるかは、市民、住民の参加のあり様によって決まるとも思っている。

何を考えるにしても、その大前提は、事実を正しく理解することだが、高齢問題では、どうも基本的な事実について誤解が多い。例えば、歴史上、九十歳以上生きた人はいつの時代にもいたと聞けば〝えっ〟となるのではないか。

要するに人間の寿命は、最近になって延びたのではなく、延びたのは平均寿命なのである。そして、ここからが肝心なのだが、いつの時代もいた高齢者はどうしていたのか。動くことのできるうちは、いくつになっても働いていたというのがその答えだ。年をとったら定年退職というのは、たかだかこの百年のことなのである。六十五歳以上を高齢者と決め、ある年齢で定年と決めたのは国であり、会社である。働かなくても生存権、生活権は憲法で守る、今は、四～五人で一人の高齢者を支えていると言い、これから三人で一人、二人で一人を支える社会に向かうという。冗談ではない、自分や子供が生きてゆくだけでも大変なのに、どうやって二人で一人の高齢者を支えるのか。そんな社会はあり得ない。

長い前置きになったが、私の考える街づくり、地域づくりはこうだ。高齢になるほど、自分のことだけを考え、どう生きるかは自分で決める。動けるうちは必要なものは自分で働いて整える。社会はその人に合った環境を準備する。動けなくなったら高齢者同士の互助と、家族や社会による支援の組み合わせで補い支え合う。これは夢想か、幻想か、はたまた妄想だろうか。私は大まじめである。

2011.11.29

国の未来図はだれが描くのか?

十一月九、十日の二日間、東京で「エイジングフォーラム2011」を主催した。テーマは、超高齢社会における「この国のあり方」を考え、産業振興を実現する、というもので、視野を医療・介護分野にとどめず、社会全体に広げた。参加者は千二百人を超えた。

高齢化を論ずるときに、医療・介護問題が欠かせないのは、人は、高齢になればなるほど体力が落ち、死に向かっては、必ずそれらの世話にならなければならないからだ。だが、これまでの制度やシステムは高齢社会用には設計されてきていないから、私たちが向かっている超高齢社会では生活や社会のすべての活動が今までの仕組みでは支えきれなくなる。そして、人のあらゆる生活機能、社会機能は経済活動に支えられているので、医療・介護といえども、財の裏づけがあっての医療、介護なのである。

今回のテーマの設定は、以上のような理由による。

一日目は、「総論2030年超高齢社会の予測と課題、その課題解決に向けて」という題のもとに、「2030年ビジョンI～超高齢社会　日本の現実」「2030年ビジョンII～超高齢社会における産業振興」を、二日目は、「2030年へのロードマップ　この国を創る」を、経済人、研究者、役人、政治家等にそれぞれの立場から語ってもらった。人選の基準は、自らの意見を持ち、はっきりとものの言える人である。

私はこのフォーラムで各界から出されたメッセージを、①どの分野の方たちも、日本の高齢化と今後の社会の動向について強い危機意識を持っている②現状分析と将来予測、問題に対する解は、それぞれが持っている③全体構想、すなわち国がどんな社会を目指そうとしているのかがわからないので、実行に移すことができない④日本人はどんな状況にあっても、それを乗り越える高い能力を持っており、今も例外ではなく、全体構想がはっきりすれば世界に誇ることのできる超高齢社会の構築の実現は十分に可能である——と受けとめた。

超高齢社会には、どうにも暗いイメージがつきまとうが、話が暗いままで終わらなかったのはよかった。問題は将来の国の姿、高齢社会の形が見えないことで、それなら誰がグランドデザインを設計するかだが、その先を考えると、また暗い気持ちになりそうである。

時に言葉は国をも壊す

2011.12.27

マグニチュード九、十五メートルの津波、福島原発の壊滅と放射能汚染。二〇一一年は東日本の震災で記憶される年となった。災害の甚大さについては言うまでもないが、震災対応では、相次ぐ大臣の更迭の揚げ句、内閣までが霧散してしまい、震災の危機管理よりも国家の危機管理の深刻さを露呈してしまった。

なぜこんなことになるのか、言葉の問題が気になるのである。危機状況にどう対応するのか、言葉によっては使い方が問われ、品性が問われ、事態はより紛糾する。

例えば、原発で問題となっている事故とか災害とかの言葉から受ける印象は大きく異なる。だが、広辞苑では、事故は「思いがけず起こった悪い出来ごと。また、支障」、災害は、「異常な自然現象や人為的原因によって人間の社会生活や人命に受ける被害」とある。これだけをみても、どちらの言葉を使うかは、相当に難しいことがわかる。

政治家に限らず、不用意に言葉を発したがために窮地に陥った例ならいくらでもあるが、それにしてもである。一連の舌禍騒動とその揚げ句の大臣のポストの軽さは何なのだろうか。

もう一つ気になってならない言葉がある。今は、国会中継をテレビで見ることができる時代だ。執行部を攻撃する野党の常套句《じょうとうく》に、「民意をどう考えるのか」「国民の理解が得られると思っているのか」があるが、「民意」、「国民の理解」と叫ぶ議員の姿が、テレビドラマで正義を振りかざす役者の姿とダブって見えてしまうのである。民意とか、国民の理解とは、何のことを言っているのだろうか。

国会議員の使命とは、国民の命と財産を守ることである。私たちが知りたいのは、話術の巧みさではなく、国、社会、国民のために、身を捨ててでも働こうという覚悟と姿勢だ。票を獲得するために悩みながら、ポピュリズムにへきえきしている議員さんも少なくないとは思うが、本気に命や財産をまかせて悔いのない議員はどれほどいるのだろうか。

近い将来、東海・東南海・南海地震と3・11に匹敵する大地震が来るのは避けられないという。そして、未曾有の超高齢社会である。被害や犠牲を最小に止めるのは、人でありシステムであり、言葉だ。言葉は人を勇気づけ、生かしもするが、使い方一つで人を傷つけ、死に追いやるだけでなく、時には社会や国をも壊してしまうのである。

2012.1.27

知性、技術、良心をどう使うか

命と生活が街とともに不意に消滅した驚・恐・凶の年が去った。時間がたつこと、そしてものごとは変わるということほど確実なことはない。

いよいよ今年から団塊の世代の大集団が高齢者の仲間入りをする。ひとは年をとれば、老い、弱る。弱って、動けなくなれば、〝人の支え〟が必要となり、そして死ぬ。例外はない。違いは動けない期間が短いか長いか、〝人の支え〟があるかないかだけだ。良い人生だったかどうかは終わり方次第である。

これまでの制度は、八十歳を超えて長生きする高齢者がこんなにも多くなることを想定してつくられてはいないから、このままだと財源不足で制度が壊れ、路頭に迷う高齢者が増える。

しかし、これ以上の保険料や税金の負担を国民に強いると選挙で負けるから、手詰まりになり、国が金を借りて不足分を補ってきた。今では、借金が一千兆円を超えているらしい。借りた金を返さず、借金を増やし続けると国も破綻する。国が破綻すれば、高齢者だけでなく全員が路頭に迷うことになるだろう。

専門家も政治家も誰もが、相当に危ない状況だと言うが、どうすればよいのか。最も簡単な方法は負担の元凶である高齢者を切り捨てることだ。だが、そんなことができるか。できないなら、痛みを覚悟して制度をつくり替え、社会を活性化するしかない。

年頭の賀詞交換会のあいさつで、野田首相が「政局ではなく大局に立って…」と与野党の幹部に呼びかけた。まったくその通りだと共感する半面、こんなことは首相が公の場でお願いすることかとしらけてしまう。民主主義では、違った考え方を代表する議員が、徒党を組んで権力闘争を行うのは健全なことだ。だが、誰の、何のための政争か、目的を見失ってまでやるのには、あきれるばかりである。

大局に立った議論とは、日本にとって最も良い選択は何かを決めるために行うものだが、こんな良識は政治の世界ではガキのたわ言なのだろうか。

変化を読んで、変化を創ることができるのは人間だけだ。人間には知性があり、技術があり、良心がある。変化を良くも悪くもすることができるのである。大きな転換点にあって国がどうなるのか、国をどうするのかは、この人間に備わった力がどう使われるかで決まる。歴史が示すとおりである。

在宅医療元年にあたって

2012.2.28

「人生の最期はどこで迎えたいか」という問いに、六〇％以上の方が「自宅で」と答える。理由は言うまでもない「自分の家」だからだ。自分の家には自分の家のにおいがあり、音があり、あれがありこれがある。ドアを開けただけで、身体が感じる自分のものである。それは、その人、その家族の生活の場にしかないものであり、どれほど安心と安らぎをもたらすことか。

そして、何よりも自由がある。規則がない、制約がない、束縛がない、何時に寝て、何時に起きても勝手である。酒も飲みたいときに飲み、たばこだってすいたいときにすえる。居心地がいいのである。

多くの人の希望はこうだが、実態はどうか、二〇一〇年のデータでは、八〇・三％の人が病院で、四・八％が施設で、一二・六％が自宅で亡くなっている。これでは、国民の希望とはずいぶん違うではないか。一九四〇年代から五〇年代には家で亡くなるのが普通で、病院で亡くなるのは稀《まれ》であったが七六年を境に病院死が在宅死よりも多くなり、その傾向はどんどん進んで、今のように病院で亡くなるのが当たり前になってきた。

なぜこのようなことになったのか。一つには医療が、死を敗北と考え、病気と徹底的に闘い、一分一秒でも長生きできるようにと、濃厚な治療を続ける〝治す医療〟を展開するようになったこと。

もう一つは、こうした〝治す医療〟が心配なくできるように、病院や病床数を増やしてきたということがある。科学技術の進歩、産業の振興によって都市化が進み、その結果としての核家族化が、お年寄りを家族で支えるという生活形態を壊してしまったという社会背景も大きい。

そして、超高齢社会である。高齢者が増えれば病気も死も増える、財も追いつかない。さあ困った。病院は、病院にしかできない急性期、重症の医療に特化し、在院日数を短くする方向に舵《かじ》を切った。それはいいが、今まで病院でみてきた回復期、療養期、緩和期、終末期の医療をどうするのか。実は、日本の各地で、在宅医療への取り組みが進み始めており、病院でしかできない医療以外のほとんどのことは在宅でもできることが証明されてきているのである。

国は二〇一二年を在宅医療元年とし、本気で普及させると腹を決めたようだが、在宅医療が超高齢時代の医療の切り札となるのは間違いないだろう。

ズレているのは選んだ人か選ばれた人か

2012.3.29

一年前、自然は老若男女の区別なく人命をさらっていったが、被災生活では弱い者から倒れてゆく。死は高齢者に圧倒的に多く、高齢に認知症が加われば、その死は倍増している。自立できない者が生きてゆくには他人の助けがいる。自分が生きるのに精いっぱいでも、親は命懸けで子を守るが、子は親を守れるか、ましてや家族でもない老人を守れるか。ここに差別があるというなら言えばいい。私は人も社会もそういうものだと思っている。だから、少しでもゆとりがあるうちに超高齢社会で想定される事態に備えなくてはならないのである。なのに、何が悪いのか後期高齢者医療制度は宙に浮いたまま、社会保障と税の一体改革も進まない。自分たちで選んだトップが決断し公表したことに、与党の党員が反対していては決まらんワナー。

首相の決断とは、政府の決断であり、政府の決断とは政権与党の決断かと思っていたが、違うらしい。これが政治ではないかと言うなら、これをやるのは人である。

人が集団で生きてゆくには規範が欠かせない。規範とは誰もが持っている、良い悪いの行動の基準であり、法以前のものである。法はやってしまったことを裁くもので、やろうと思うことが良いか悪いかの基準にはならない。だって普通の人は法律を勉強して自分の行動を決めるなんてしないだろう。
規範とは日本という国に生まれ、同じ歴史と文化の伝統と環境の下に、育まれ成長する過程で身につけてゆくもので、要するに日本人の常識である。私たちが安心して生活できるのは、お互いがこの共通の規範の下に行動しているからだ。人殺しや盗みはもちろん、公私混同や責任放棄も悪いこととわかっているから安心できるのである。こうした良い悪いの規範がズレはじめると、「金は大事だが、何でも買えるわけではない」「法は守らねばならないが、法に触れなければよいというものではない」「個人は大切だが、自分さえよければいいということではない」といった常識も危なくなってくる。こうなると人は良い悪いではなく、損か得かで動くことを恥じなくなる。ズレた人が選ばれるのか、選ばれるとズレてしまうのか、選んだ人がズレているのか、損か得かで政治や社会が動き始めたら、超高齢社会に将来はない。

2012.4.26

高齢者医療のゆくえは?

後期高齢者医療制度を廃止することを条件に発足した厚生労働省の高齢者医療制度改革会議が、やっと改正案を提案したと思ったら、知事会の猛反対にあった。新案の骨子は後期高齢者も国民健康保険や被用者保険に加入し、高齢者については都道府県単位での財政運営を行おうというものだが、そうなれば県の責任と財政負担が大きくなるからである。

それにしてもこのニュースは、扱いも小さく話題にもならなかったが、あの時の後期高齢者医療制度をめぐる騒ぎを思い出すと、この無関心さをどう考えればよいのか戸惑うのである。

後期高齢者医療制度は、五年余りの議論を経て、二〇〇六年六月に当時の自民党の政権下で法制化された。だが、制度が施行に移される〇八年四月ごろになって、何がきっかけか、テレビを中心に急速に反対ムードが盛り上がった。野党だけでなく与党の自民党の議員さんまでもが、連日のようにテレビで、「朝令暮改と言われようとこんな制度は許せん」と世論をあおり、ついには後期高齢者医療制度廃止法案を国会に提案するという事態にまでいってしまった。

当時、中央社会保険医療協議会（中医協）の専門委員であった私は、悪い制度とは思っていなかったから、「議員さんははしゃぎ過ぎではないか、自分たちで決めた制度という当事者意識を持つべきだ」と世の流れに逆らう発言をした憶えがあるが、こういうのをポピュリズムによる集団ヒステリーと言うんだろうなと、無力感とある種の恐怖感を感じながら成り行きを見ていた。

高齢者医療制度の最大の論点は財源問題にあるが、この制度では、公費が五割、健康保険組合など他の保険団体からの拠出金が四割、残りの一割を高齢者が負担するという仕組みで、しかも、高齢者医療の中身についても、相当に配慮がされている。だから、応分の負担を強いられる若い人たちではなく高齢者が大反対するという構図がどうにも納得できなかったのである。

大騒動から四年、廃止するはずの制度がそのまま継続されてきている。今のところとくに大きな問題はないようだが実際はどうなのか。制度に問題があろうとなかろうと、廃止すると決めた以上、何が何でも廃止するしかないのか。確かに、もう一度朝令暮改をやるとなれば、それも困ったことだ。

2012.5.31

便利さの代償で失われるもの

五月は節句である。今は亡い祖父母から息子に贈られた武者人形を押し入れから出して、今年は孫のために飾った。親から子へ、子から孫へと継いでゆく、こうした習慣はいつごろからのものだろう。

こういうことが文化であり、伝統であり、時代を超えた人の営みということだよなあ…。そんなことを思うのも年のせいだろうか、人形を飾る私たちはもはや、じいじ、ばあばである。

持続可能という言葉は、一九八七年にノルウェーのブルントラント首相が国連の「環境と開発に関する世界委員会」の報告書で「持続可能な開発」と使ったのが最初だが、今では、持続可能な社会、持続可能な地球など頻繁に使われている。こんな言葉が飛び交うのは言うまでもない、これから先、人が安全に安心して暮らしてゆけるような社会環境や地球環境が維持できるのかどうかという恐れが現実的なものになってきているからである。

なぜこんなことになったのか。その理由は技術の進歩にある、と言ってもよいだろう。技術は生活を一変させた。家の中は、機械まるけで、スイッチを押すだけで、生きてゆくのに困らないほどだ。それだけではない、スイッチひとつで映画も音楽も、情報も、書籍も、思いのままに手に入れることができる。

機械は人ができないことをやるだけでなく、人ができることでもやってくれるから便利なことこの上ない。人は不便より便利がよいから、もっともっとと便利を求める。便利とはモノで、モノが作られるのは使うためで、役に立たなくなれば捨てられる。自然界では、生物の営みによって生ずるものには無駄がなく、すべてが次の世代のため、生態系を維持してゆくために利用される。だが、人は無害化も再利用もできないモノまで作って捨ててしまう。それがたまりにたまればどうなるか。必ず限界がくる。

人は、いったん手に入れた便利さを手放すことはできないだろう、そしてこれからも便利さを求め続けることだろう。何かを得るということは、何かを失うことだが、便利さの代償として私たちは何を失ったのか。これから、何を失おうとしているのか。ひとごとでは済まない時期にきているのではないか。技術やモノは残っても、伝える人、伝えられる人がいなくなってしまえばもともと子もないのである。

2012.6.28

医師不足問題の本質とは何か

厚生労働大臣が桝添さんだったから、政権が民主党に移る前で、二〇〇八年のころである。救急患者のタライ回しなどで病院や医師が厳しく批判されたが、病院の医師の過重な労働の実態が明らかにされ、日本の医師数が諸外国に比べて少ないことが報道されると、問題の根源は医師不足にあると、世論の風向きは変わった。

これを受けて政府は、急性期病院の診療報酬を厚く改定し、医学部の定員数を増やすなどの手を打った。その結果、急性期病院の収支状況は大きく改善し、医学部の学生もこの五年間で延べにして四千九百八人増えた。これらの対策がどう効いたのか、医師不足問題はメディアから瞬く間に消えてしまった。

診療報酬が上がれば、病院の経営状態はよくなり、医師の待遇も改善されるだろうが、医学部の定員は増えても、医師として働くのは六年後、一人前になるには十年かかる。要するに現場の医師数はまったく増えていないのである。一体全体医師は足りているのか、いないのか。

私は〇九年から三年間、厚生労働省の医師需給に関する研究班の班長を務め、その結果をまとめた。で、医師数は足りているのか、いないのか。

結論、これまでのような医療を続けてゆく限り、医師は足らない、しかし、高齢社会にあった医療に変えれば、足る可能性は十分にある。これが答えだ。これまでの医療とは、専門医によって徹底的に治す医療であり、高齢社会にあった医療とは、総合医や老年科医が全体をみて、必要な時に専門医につないでゆくという医療である。

若いころの病気は一つの臓器に一つの障害という特徴があるが、高齢者では老化という変化のうえに生活習慣病のような慢性的な障害が加わり、高齢になるほど、一人で五つも六つもの病気を抱えることになる。

もうおわかりかと思うが、一人の医者が高齢者の全体を診るのと、いくつもある病気のそれぞれを専門家が診るというやり方とでは、必要な医師数はまったく違う。しかも高齢者にとっては、老年科医などに全体を総合的に診てもらうほうがよほどよいということもわかっている。医師不足問題とは、頭数を数えればよいという話ではなく、どんな医療を目指すのか、どんな医師をどれだけ養成してゆくのかという問題なのである。

高齢者の熱中症対策こそ必要である

2012.7.26

　梅雨明けが危ない、のは毎年のことで、よくわかっているのに、今年も梅雨明けに、多くの人が熱中症で倒れた。急激な気温の上昇という変化に加え、まだ身体が暑さに慣れていないからである。気象庁によれば、今年の夏の温度変化は例年並みないし、例年より高めであるという。五年、十年という中長期でみると、平均気温は上昇し続けているから、熱中症のリスクもあがっているはずだ。

　私たちが子どものころには、日射病と言っていたが、今の熱中症は当時とは発症の頻度も背景もまったく違う。熱中症はその実態について相当にわかってきているが、問題は、その成果がどう対策に生かされているかだ。青少年では運動時に発症する頻度が高い。教育界では、これを受けて防止策をたて、発症頻度を減少させた。

　また、壮年の男性では、屋内で作業中に発症することが多く、企業は作業環境の改善に取り組み、成果をあげている。

　ところが、集団によっては有効な対策が施されないだけでなく、情報そのものが浸透していないことも稀《まれ》ではない。屋内作業について、大企業での対策は進んでいても、中小企業では遅れているとか、高齢者では一向に倒れる人が減らないなどはその典型である。

熱中症といえば屋外の炎天下で発症すると思っている人が多いが、高齢者では屋内で発症し、しかも気づいたときには手遅れで死亡という例も多いのである。例えば高層階住宅の最上階で、熱帯夜に冷房なしに一晩過ごし、明け方に意識不明となって発見されるといった場合である。

なぜこんなことが起こるのだろうか。室内でも熱中症は発生するということ、夜間に室温の方が外気温より高くなる場合があるということを知らず、室温が危険域を超えたときに、冷房など、どのようにすれば安全かという知識や情報もゆき届いていないのである。

そのうえ、高齢者では体の温度感覚が鈍くなって、異常高温でも暑さを感じず、クーラーのスイッチを押さないことも多い。有効な予防対策とは危険度の高い集団を判別し、その集団にふさわしい方策を指導徹底させることだ。

独居や老々世帯の高齢者にインターネットでいくら注意を喚起しても効果が得られないのは当然であり、こういうのを対策とは言わないのである。

2012.8.30

どう生き、どう死ぬか

「大往生したけりゃ医療とかかわるな」という何ともすさまじい題名の本が何十万部も売

れている。題名に劣らず、小見出しがまたすごい。「医療が穏やかな死を邪魔している」「できるだけ手を尽くすはできる限り苦しめる」「介護の拷問を受けないと死なせてもらえない」「医者にとって年寄りは飯の種」などなど。よくもまあここまでと思わぬでもないが、それにしてもよく売れている。

先端技術を駆使して「治す」ことにこだわりすぎてきた医療の弊害を指摘したものだろうが、いよいよ死がひとごとではない時代を迎えたということだろうか。二十世紀の医療が治すことにばかり力を入れ、人は死ぬという事実と正面から向き合うことを避けてきた結果がこうだと責められれば、反論しにくいのも確かだが、これまでの医療によって得た成果が国民や社会に果たしてきた貢献については、軽く考えるべきではないと思う。

私は厄年の年に、自分の人生が生まれて何ぼから、あと何ぼに変わったことを実感したが、還暦の年に死について考え始めてからは、死の想念がどこかに居着いてしまったような感じがある。

宮沢賢治は、「南ニ死ニサウナ人アレバ行ッテコハガラナクテモイヽトイヒ」（雨ニモ負ケズ）と表しているが、「死は恐い」と感ずる気持ちは越えられるものだろうか。職業柄、実に多くの人の死をみとらせていただいたが、なかには思い出すたびに気持ちの安らぐ死がある。

私が三十代後半のころのことである。七十代の進行性の前立腺がんであったKさんの死はすでに他のところで紹介したことがあるが、本当に忘れられないものである。Kさんは入院治療を拒否され、生活に支障の少ない外来治療で通してきたが、がんの進行によって動くこともしんどくなり、「入院させてほしい」と訴えられた。入院して数日後の夜、私に会いたいと言う。「先生、本当に長い間世話になった、ありがとう。死ぬ時はちゃんとわかるもんだね。もう、何もしないでいい。死ぬのは怖い怖いと思っていたけれど、そんなことないよ」。「Kさん、何を弱気なことを…」、今ならこんな受け答えは決してしないが、当時の私には衝撃的な言葉を残して翌朝早くに亡くなられた。

どう生き、どう死ぬかは人それぞれだが、良い医師、患者関係は、人生を良く生き、締めくくる助けにはなると思う。

2012.9.30

「国難」をどう乗り切るのか

六十五歳以上の人が三千万人を超え、高齢化率（六十五歳以上人口の全人口に対する比率）が二四・一%となった。断トツの世界一である。

人類が目指す究極の社会とはどんな社会か。意識してきたかどうかは別にして、これまでの人類の営みをみれば、人類が長生きを目指してきたのは間違いないだろう。その根拠なら、いくつも積み上げることができる。その長寿社会を世界に先駆けてつくりあげた日本という国、国民はすごい。私は本気でそう思っているが、どうにも気勢が上がらない。なぜだろうか。第一に高齢化に伴う暗い話が多すぎる。第二に、にもかかわらずこの暗い事件や出来事の頻発する社会をどうしようとするのか、その意欲も方向もさっぱり見えないからである。

以前にも述べたが、今、日本が直面している高齢問題とは高齢期をどう生きるかという個人の生き方の問題を超えている。高齢化した大集団が発生し、人口の減少とともに人口の重心が高齢期の方へ移ってゆく社会では何が起こるのか。

高齢者が増え、若い層が減って支え手が足らなくなる社会保障問題は、誰にもわかりやすいというだけで、氷山の一角にすぎない。これまでの社会のシステムや制度はピラミッド型の人口構造と、それが拡大していくという前提のもとに築かれてきたものだから、この前提が崩れれば通用しなくなる。雇用のあり方も、都市機能のインフラである交通、電気、水道、下水などあらゆるものがそうである。二〇一〇年の人口が一億二千八百万の社会と、二〇六〇年には人口が八千六百七十四万になり、高齢化率が四〇％となる社会とが、同じシステムや制度でよいわけがない。

大地震とは違って見えにくいが、高齢問題は二十一世紀の最大の問題である。放置しておけば、そのもたらす災厄の大きさははかりしれない。折しも、民主の代表選、自民の総裁選があり、国難という物騒な言葉が飛び交っているが、その通りだと思う。この国難をどう乗り切るのか。これさえつければ、どんな意見も正当化できるのだろう、耳障りになるぐらい「国民の…」「国民の…」である。それほどに国民の声や生活が気になるなら、この未曾有の超高齢社会を実現し、歴史的大転換期を迎えている日本をどんな国にするのか。それが論点にもならないというのはどういうことなのかと思う。

「高齢社会対策大綱」を読んで思うこと

2012.10.30

九月七日に高齢社会対策大綱が閣議決定された。と聞いても、知る人は少ないのではないか。多くのメディアも取り上げていないから、知らないのか、知っていても報道する価値を認めないのだろう。大した話ではないのだ。

実は、この大綱は三回目で、最初のは、一九九六年だから十六年前だ。二〇〇一年に一度改定され、今回が二回目である。

なぜ、最初が一九九六年だったのか。高齢化を表す指標に高齢化のスピードがある。これは高齢化率（六十五歳以上人口の全人口に対する比率）が七％（高齢化社会）から一四％（高齢社会）になるまでの年数で表すが、日本はこのスピードが著しく速く、七〇年から九四年の二十四年間で達成した。

これがどれほど速いかというと、欧州でもっとも速いドイツが四十二年、イギリス四十六年、スウェーデン八十二年であり、フランスは百十四年（一八六五〜一九七九年）かかっているのである。

同じ高齢社会と言っても、百年以上かかって高齢化が進む国と二十四年で実現してしまう国を、同じようには考えられない。これから日本はどうなるのか、これを知って、行政も政治家も、産業界も皆、驚いたはずだ。

これはただごとではない、このままいくと三十年後、五十年後にはわが国はどんな状態になるのか。これまでの考え方ややり方で心配ないのか。国のあり方、かたちについて、根本から見直さなくても良いのか。国民が健康で豊かで長生きのできる社会は実現できるのか。来るべき高齢社会について、真剣に考え備えなければならない。普通の感覚ならそうだろう。九六年の大綱には、そんな危惧や不安に裏打ちされた思惑があったのだと思う。

あれから十六年が過ぎた。今や、高齢化率二四％を超え、断トツの高齢大国である。大綱とは「根本的な事柄、おおもと、大要」（広辞苑）だから、国はどんな高齢社会を目指すのか、これまでどんな手を打ち、これからどうしようとするのか。

高齢者が激増、出生数は激減、人口は減る、すでにわが国は例のない異次元の社会に入っている。世界の人口が増え続けているなかで、エネルギーの自給率四％、食糧四〇％

の自前では生きてゆけない国がどう生きてゆくのか。これまでの進歩、発展、前進、開発という成長路線はどこまで続けられるのか、他の選択肢はないのか。その道筋が読み取れるかどうか。ぜひ、大綱を読んでください。

やるべきは自宅で死ねる環境づくり

2012.11.29

「どこで、どのように死ぬか」

真剣に考えて準備しておかないと危ない、ということに多くの人が気づき始めている。終末期をどう迎えるか、本人の意思は尊重されなければならないということに、反対する人は少ないだろう。だが、現実はどうか、延命目的だけの人工栄養なら止めてほしいといった生前の意思はどれぐらい生かされているのか。

尊厳死と本人意思とはどうあるべきかという議論なら、昨日、今日のことではないが、同じところを堂々巡りしているだけである。人工呼吸器と脳死、胃ろうと終末期医療など新たな医療技術が開発されると、その技術の扱いと死のあり方を巡って議論が沸騰するが、そのたびにゼロからの出発となる。

どこで死ぬか、はこれまで話題になったことがないが、そんなことは考える必要がなかったからだ。今は八〇％以上の人が病院で死ぬが、一九七〇年ごろまではほとんどの人が家で死んだ。家から病院へと、死に場所は変わったが、知らないうちにそうなったので、それが当たり前だったのである。

入院経験のある人ならわかるが、最近の病院では手術など主な治療が終わったらできるだけ早い退院を勧められる。要するに今後は特別な治療を必要としなくても許されてきた、社会的入院という長期の入院は難しくなる。

すなわち病院という死に場所がなくなるのである。そうなれば以前には当たり前であった、家での死を考えるのは当然だが、実際に調べてみると六〇％以上の人は、病院での死よりも自宅での死を望んでいるのである。

だったら在宅での医療を充実させ、老老の所帯でも独居の高齢者にも安心して受けられる在宅医療の整備を進めるべきだ。国はこのように決意し、全国に百五カ所の拠点を決め、二〇一二年を在宅医療元年として、在宅医療の推進に本気で取り組み始めたのである。遅すぎたとは思うが、英断である。

やろうとすることは、たとえ独居で寝たきりであっても、安心、納得して住み慣れたところで、終末期を過ごし死を迎えることのできる環境整備である。医療・介護連携はもちろん、地域あげてのシステムづくりが必須だから、時間もお金もかかるだろう。

これが仕分けの対象となって抜本的見直しとなった。まさか、死に場所まで奪うようなことはしないとは思うが、ため息が出る。

2012.12.28

向かうべき道を決断する時である

人は老い、そして死ぬ。例外はないとは何度も言った。人生五十年の時代では、「どのように生きるか」だけを考えればすんだ。それ以上生きた人は生き過ぎた人である。今の高齢者は昔のお年寄りではない。社会がどうあろうと人生八十、九十年の高齢期を「どのように生き、どのように死ぬか」まで考えなければならない。そういう時代である。

十一月に当センターの主催で、アジア・エイジング・サミットを東京で開催し、千二百人の参加を得た。産・官・学・政が、超高齢社会における「この国のあり方」を考え、日本が向かうべき「道標」と「解」を求めて集まったのである。

私は開会に際して、平均寿命が五十歳から八十歳代へ、高齢者人口が一〇%から四〇%へ、人口が一億二千万人から八千万人へと、日本は大きく変わる。わが国が「長生きを喜べる社会」を構築するには、これまでの制度やシステムをどう変えていくのか、決断をする時期にきている。

このままでは、家族や社会への責任を果たした高齢者集団と、今、その渦中にある若年層とは必ずぶつかる。高齢者だけに良い社会はありえないから、すべての世代が共存・共生してゆくためには、高齢者も自らが変わらなければならない。「頼らない」を合い言葉に、動けるうちは身体的にも経済的にも自立をし、自分のために生きる。

公的な支援で足りない分は、利害の一致する高齢者間で互助組織をつくって補い合い、次世代には依存しないという覚悟が必要ではないかとあいさつをした。

さて、自民党の圧勝だった今回の選挙は、国難に直面する国の行方を決める選挙だというのに、投票率は最低で、世の空気はいまだに冷えたままである。改革とは現状の否定で、本気でやれば痛みは避けられない。知りたいのは言ったことを断行する決意と、その結果生ずる代償の大きさなのにそれを言わない。選挙後に言ったって誰が信用するだろう。

政治の劣化は、システムとそれを運用する構造の劣化である。システムは時間がたつと必ず利権化する。運用するのは人だが、政治家が関わると利権は連鎖して劣化は加速し、腐敗する。

さて、さて。「老人をいかに処遇するかによって社会はその真の姿を露呈する」（ボーボワール「老い」）らしいから、じきにその答えも見えてくるだろう。よいお年を。

どんな大人を目指すのか

2013.1.31

成人式の様子をテレビで見ながら、新成人たちは何を考えているのだろうかと思い、四十七年前、母親がどこかから手に入れてきた背広に、はじめてのネクタイをしめて成人式に臨んだことを思い出した。あの時、私は何を考えていたのだろうか。

「大人になるということは、自分の行動に責任をとることです。今日から君たちは…」成人式の定番のあいさつである。あなたたちは「これからは社会の一員として自分の行動に責任を持とう」と誓ったのだろうか。それとも、「よくもまあ、恥ずかしげもなく、ぬけぬけと偉そうなことを」としらけていたのだろうか。

教師や教育委員会が、やってはならないいじめや行き過ぎた体罰を見て見ぬふり、知っていて隠す。誰のための、何のための政治か、あきれるほどにまで政治への信頼を失墜させた議員たち。放射能汚染に、一方では心配ない、と言い、他方では極めて危険だと言って、科学や学問の権威を泥まみれにした学者たち。

あれが大人たちのしかも指導的立場にいる人たちの現実なら、行動に責任をもてとは聞いてあきれるではないか。表と裏とをうまく使い分けるのが大人だよとでも言いたいのか。人は社会をつくる。社会とは他人と共に生活することだ。

人が集まれば必ず序列をつくり、争いを起こすが、それでも群れるのはお互いに助け合わないと生きていけないからである。そして、人は生まれてから一人前になるまでと、老いて動けなくなってからは、他人の世話なしには生きられないことも知っている。

一人前になるまでなら動物でも世話をするが、老いてからの世話をするのは人だけだ。だから老人の世話をすることは、人が人であることの証である。

人が人として独り立ちでき、老いて人らしく死ねるのは、いつでも誰かが他人のために働き、支えているからだ。大人とは、人には生活や命をかけてでも、自分以外に守らなければならないものがあることがわかっている人である。私は私利私欲のためだけに、他人を利用しようとする人を大人とは認めない。

人は権力にも欲得の誘惑にも弱い。けれども他人のために命を投げ出すことができるのも人である。

成人おめでとう。さあ旅立ちの時である。どんな大人を目指すのか、それによって将来の日本の姿が決まるだろう。

高齢問題は避けて通れない

2013.2.27

人がお金を出してでも知りたいと思うことなら、雑誌の目次を見ればわかる。いつの時代もスキャンダル記事と性関連の情報に事欠くことはないが、これらを知りたがるのは人間のもつ根源的な属性だろうか。

このごろは高齢期をどう生きればよいか、どう死ぬかとか、認知症になったらどうするか、といった高齢者の生き方や死に方に関する記事が確実に増えてきている。高齢の当事者だけでなく、家族を含め人口の高齢化にまつわる問題が社会的にも深刻度を増し、ひとごとではすまないところまできているということだろう。

政治や経済問題も男性向け雑誌では定番である。最近は北朝鮮や中国との外交危機に関する記事が圧倒的だ。軍艦の接触で、レーダー照射を受けたと言われても何のことやらわからないが、銃器発射の照準合わせだと聞けば肝が冷える。北朝鮮の核開発も長距離ミサイルに搭載可能にまで実用化されたらしいが、こうなると心配なのは武力衝突である。

どんな争いも互いが納得せず、言葉のやりとりが尽きれば、理がどちらにあるかを超えて次に出てくるのは金か暴力である。戦争だけはやってはいけない、絶対に許せないと決め、誓うのは自分たちの都合で、相手が何を考えているかは別である。だったら、どうすると言われても、提示される選択肢のどれも受け入れることはできない。で、どうするのだ。そのうち何とかなるだろう。

わが国では、議論を始めれば解決が至難な、あってはならないことは、あるはずがないことにしてしまう。あるはずがないことは、ないことだから、ないことはとりあげないか、先延ばしにする。だから、あってはならないことが出現すると、思考停止状態になってしまうのである。

高齢問題は大丈夫だろうか。人の生死に関わることだから、認知症になっても、動けなくなっても高齢者を切り捨てるようなことはあってはならないことである。だから、高齢者を切り捨てるなど、あるはずがないし、これからもあり得ない。

そうあってほしいのは願いだが、津波や原発などと違ってこういう話は、よほど顕在化してこないと見えにくい。見え始めたときはすでに手遅れである。私には、居場所も死に場所もなく行き場を失った高齢者の姿が見えるのである。

2013.3.29

医療提供のあり方を根本から変えなければ

医療・介護の皆保険制度は今後どうなるのか。何も手を打たずに今のまま続けていけば、制度は破綻する。十年も二十年も先のことではないだろう。なぜそんなことになるのか。皆保険制度が成立するには、保険料が医療費を上回っていること、その保険料を国民が負担できることが大前提だが、すでにその前提が崩れかけているのである。医療・介護費用があまりにも急速に増加し続けているからだが、なぜそんなことになっているのか。

その理由の第一は高齢化である。高齢者が急速に増え、医療・介護の需要も増えた。三十七兆円の国民医療費のうち、半分以上を人口の二四%の六十五歳以上で使用している。入院も、外来も、六十五歳以上の高齢者だけが増えているのである。

第二に技術の進歩である。二十世紀に科学・技術は驚異的な進歩をした。放射線等の診断機器は巨大化し、人体の内部を精密に映し出す。治療機器もロボットによる手術が当たり前になるなど、今やどこの病院も機械、機械である。高額な機器や高度な技術は医療費に跳ね返る、これが半端ではない。

第三には、人権意識の高まりと価値観の多様化がある。医療技術の進歩は技術の適用を広げ、治療の選択肢を増やした。呼吸器と脳死、終末期と胃ろう、今問題になっている出生前診断などもそうである。

では、増え続ける医療費にどう対応するか。皆保険制度の維持が大前提なら、保険料や自費による負担を増やすか、医療費の増加を止めるしかない。制度の支え手である若者は減り続け、増えるのは高齢者だから、負担の限界は見えている。そうなら、あとはどうやって医療費を抑えるかしかない。

そんなことができるのか。できる、ただし、医療提供のあり方を根本から変えるという構造的な変革が避けられない。第一に、高齢者の医療需要が増えているのだから、これまでの病院で徹底的に治すという医療から、高齢者に合った医療に変える。第二に、いつでも好きなところでお金の心配をせずに医療を受けるというあり方を、必要な医療を適切なところで、最少の負担で受けるというシステムに変える。第三に、これまでの利権構造に手を入れる話だから、関係者の抵抗は強いだろうが、それを覚悟してやり抜くことである。

2013.4.28

高齢者は社会の財産である

誰も言ってくれないから自分で言うしかない。おめでとう! 月に一回、八年四カ月、「長寿の国を診る」は今回が百回目である。よく続けてこられたと感心しているのである。気持ちが切れなかったのは、「同感だ、よく言ってくれた」「毎月、楽しみにしている」と言ってくださる方たちがいたからだろう。褒めることは、ひとをその気にさせる最良の処方箋だ。

まあしかし、貴重な紙面を使って、自慢話のようなことを臆面もなく繰り広げるとは、老いの兆候ではないか。と多少の自覚はあるのである。

さて、百回もの連載で私は何を言ってきたのか。一言で言えば、人類史上、例のない「長寿の国」に向かっている日本の社会は激変する。しかも残された時間は長くはないから、来るべき事態に備えないと大変なことになる、ということに尽きる。

どうすればよいのか。個人では、高齢期の三十年間をどこでどのように生き、どのように死ぬかまで考えた人生設計をつくらなければならないこと。社会としては、人口が今の三分の二にまで減り、高齢者が半分近くにまで増える社会に合うように社会のシステムや制度を再構築しなければならないということである。

二十世紀は科学・技術至上と個の解放という合言葉のもとに、進歩、前進という旗を掲げ、成長こそが価値であると走り続けてきたが、それによる成果ばかりを追ってきたために、成長によって生まれた負の部分に手を入れることを怠ってきた。二十一世紀の「長寿の国」では、そのツケも払わなければならないだろう。では、誰がやるのか。

吉田兼好は三十七歳のころに、「命長ければ恥多し。長くとも四十《よそじ》に足らぬほどにて死なんこそ、めやすかるべけれ」（徒然草の七段）と達観したようなことを言っていたのに、五十歳ごろには「老いて智の若き時にまされること、若くして貌《かたち》の老いたるにまされるが如《ごと》し」（百七十二段）と、年寄りの知恵は捨てがたいと急変して、老いを賛美し七十歳まで生きた。六百年以上も前のことである。

今の七十歳は、二十年前の六十歳以上の力がある。そして、高齢者には、知恵だけでなく技術も経験もある、何よりも時間がある。これからの社会の最大の財産であり資源なのである。社会に参加し、率先して動き、人生九十年時代の生き方、死に方を次の世代に伝える。高齢者の責任である。

2013.5.30

高齢者にふさわしい医療とは？

社会保障制度改革国民会議は、昨年十一月三十日に第一回が開催されて以来、これまでに十二回行われた。この会議は、社会保障制度改革法に基づき設置されているため、期限が今年八月二十一日と決められていて、会の延長はなく、期日内に結論を出さなければならない。医師である私の委員としての立場は、一つは四十年以上にわたって現場で、内から医療を見てきた医療人としての立場であり、もう一つは専門職である医師という専門家としての立場である。

社会保障問題は、医療、介護、年金、少子化の四分野にわたるが、医療・介護については、七回から十回まで集中的に議論が行われた。九回には委員からの意見表明があり、私は「いつでも好きなところでお金の心配をせずに求める医療を受けることができる医療」

を「必要なときに適切な医療を適切な場所で最小の費用で受けることができる医療」への転換が必要であると述べた。

厳しい言い方をすれば、今は間違った医療が間違ったやり方で提供されているということだが、言い方を変えれば、高齢者には高齢者に合った医療を、それにふさわしい方法で提供すべきだということで、当たり前のことである。

国民会議が設置された目的には皆保険制度を守ることもあり、つまるところは医療費の需給バランスをどう健全化するかというお金の問題である。

大病院の専門診療科を三つも四つも回って風呂敷いっぱいの薬をもらってくるという、これまでの医療のあり方がいかに高齢者には良くないか、五剤以上の薬の服用では転倒が増え、六剤以上なら副作用が増えるという研究データも出てきているのである。

高齢者にふさわしい医療とは、高齢者の身体だけでなく生活の背景までを把握している、かかりつけ医を中心に、必要と判断されたときには、専門医をはじめとして他の職種との密接な連携の下に行う生活を支えていく医療であり、このような医療の展開はお金の節約にもつながるのである。

川喜田愛郎先生の、医学概論（一九八二年）の冒頭には「病気があって医学が生まれ、病人のために医療がある」と記されているが、なぜこんな当たり前のことを述べなければならなかったのか。先生は当時からすでに医療のこの原則的な構造が壊れかけていることを見抜いていたに違いない。

誰のための保険医療なのか？

2013.6.29

社会保障制度改革国民会議では、医療・介護保険料の医療費を支払う側、使用する側のそれぞれの意見を聞き議論が行われた。

保険制度とは、医療費や介護費用が保険料を上回ったり、国民が保険料を負担できなくなるようでは成立しないが、わが国の現状は、保険料だけでは医療費も介護費用も賄うことができず、税金と国債による借金を投入して補填《ほてん》しており、このような制度を保険制度と言ってよいのかという厳しい意見もある。

支払い側は、もうこれ以上の負担は不可能だ、限界である、これ以上の負担は企業活動にも生活にも重大な支障が出る、公費によって補ってもらうしかないと、訴える。

医師会、病院団体など医療提供側は、今までの制度が現状に合わなくなってきていることをよく理解しつつも、五指に余るさまざまな理由を挙げて変革は難しいと言う。

医療制度やシステムは、社会資源を公平に効率よく運営管理していくためになくてはならないものだが、必要とされる医療は時代や状況によって変わるから、制度やシステムを再考するときには、最初にどんな医療がどれほど必要かを明らかにしなければならない。そして、何よりも、何のため、誰のための制度、システムかをあいまいにしてはいけない。

私は支払い側の方たちに「皆さんの窮状はわかりましたが、そもそも皆さんはどんな医療を保険で受けたいとお考えか。これについてどのような議論が行われているのか聞きたい」と質問をした。

予測はしていたが、「そんなことは考えたこともなく議論もしたことがない」という返事であった。どんな医療を行うかは、医師と患者とその家族の三者で密室に近い状況で決められる。

これほどの個人情報はないから当然だが、その密室で、医学的適応と社会的適応に個人の価値観を加えて治療内容が決まるが、それが国全体の医療費になる。三十七兆円を超える医療費も毎日、毎日の一人一人が受ける医療の積み上げなのである。

今は、医師の判断だけで、治療法が決められる時代ではない。社会保険財源の危機的な情況にあって、保険料を負担する国民を代表する団体が、財を有効に使うために、どのような医療を求めるのか考えたこともないというのはどういうことなのだろうかと思う。

適切な医療を適切な場で受けられるために

2013.7.30

わが国では、医者に診てもらいたいと思ったら、いつでも自分の好きなところへ行って診てもらうことができる。何の制約もなく、自由に医療機関を選ぶことができるというのは、日本の医療の最大の特徴であり、このような仕組みをフリーアクセスという。

命や健康に関わる問題だから、自分が信頼する医療機関を自由に選ぶことができるのは、素晴らしいことである。だが、選んだ医療機関で、いつ行っても気持ちよく診療が受けられるためには、条件がある。

何よりも受診する人をいつでも受け入れられるだけのゆとりが医療側にあること、そして医療機関を選ぶ側も、風邪のような軽い病気で専門病院に行くことのないよう、節度をもって判断しなければならないことだ。

フリーアクセスは制度で保証されたものであり、国民の権利である。いかに問題があろうと、いったん手にした権利を奪うような発言はなかなか受け入れられるものではない。だからフリーアクセスの問題に言及することは医療関係者だけでなく、政治的にもタブーとされてきた。

社会保障制度改革国民会議では、このフリーアクセスも議論の対象となった。今、救急車で搬送される患者の大半は八十代をピークに高齢者で占められている。ところが、実際には高齢者の八〇～九〇％は二次救急以下で対応が可能であり、三次救急の現場では、本当に救急救命が必要な人の治療ができなくなってきている。

一般の診療でも同様である。平均寿命が五十歳、六十歳の時代と、平均寿命が八十歳、九十歳の今では、同じ医療や医療提供のあり方で良いわけがないのに、専門医の方が安心できるのか、大きな病院に行く人が多い。専門性の高い病院は、それにふさわしい病気を扱うときには、素晴らしい威力を発揮するが、老化に生活習慣病を伴う高齢者の場合には、そのような医療は、適切でないだけではなく、時に有害でさえある。

私はこのままでは、財源問題もさることながら、本当に救命救急を必要とする人が医療を受けられなくなり、若い人の命と高齢者の命のどちらが重いか、といった議論にまで発展しかねない。それを避けるには、フリーアクセスを見直し、適正な医療が、適切な場所で受けられるようにシステムを再構築しなければならないと述べたのである。

2013.8.30

社会保障制度改革国民会議を終えて

社会保障制度改革国民会議が二十回の議論を終えて、首相に報告書を提出した。負担の増加、医療・介護給付の重点化によるサービスの制限といわれて歓迎する人はいないが、報告書の内容はこれである。私はかなりの批判を受ける覚悟をしていたが、それほど厳しいものは目につかなかった。

国民会議が設置されたのは、皆保険制度を今後も維持してゆくためには、現制度を今のまま続けていく限り財源が足らず、需給の均衡を保ってゆくことは不可能と判断されたからである。この判断に間違いがなく、皆保険制度は守らなければならないという大前提に立つなら、答えは税の投入も含め負担の増加か給付の重点化しかない。

そもそも皆保険制度は守らなければならないものなのかという意見もあるが、私は、守らなければならないと考えているので、迷うことなく委員を引き受けた。委員の要請があったときに、これはどんな答えを出しても歓迎されることはないどころか、一つ間違えれば批判の矢面に立たされることになりかねないと思い、それなりに腹は決めていたのである。

負担の増加か給付の重点化かという選択肢しかない状況でどう知恵を絞るのか。より満足度の高い医療・介護サービスをいかに最少の費用で提供できるような制度、システムに再構築するか以外にはない。そのためには、会議では医師の権限と社会的責任、国民の価値観や権利など、これまでタブー視されてきた問題にも触れざるを得なかった。

報告書には、高齢社会にふさわしい適切な医療が適切な場所で最少の費用で受けられるように、これまでの病院中心の医療のあり方を変え、それに合わせて制度やシステムを変えるように提言し、医師側にも国民にも理解と責任と節度を求めている。

報告書が参院選の後に出たことに、何か意図があるかのような論調の批判もあったが、会議の期日は八月二十一日までと法律で定められていて的外れである。さらに付け加えれば、委員は自民、公明、民主の三党から推薦され、最終的には三党の協議を経て決められたこと、しかも会議はすべて公表されており、私の知る限り、政治家や他からの委員への圧迫や干渉はまったくない。

局面は政治の場に移った。これからは政治の出番であり責任である。

2013.9.29

地域包括ケアと街づくり

地域包括ケアと言われても何のことだと思われるかもしれないが、これからの超高齢社会のあり方を示す重要なキーワードで、社会保障制度改革国民会議でも議論になった。

地域包括ケアとは、年をとっても住み慣れたところで最期まで安心して暮らしてゆくにはどんな社会がよいかという社会システムの概念である。ここでいう地域とは単に場所をいっているのではなく、住民を含め環境、資源などで構成される地域社会のことを意味している。では、何をどのようにすれば安心して暮らせる社会になるというのか。

わが国は人生六十年から八十年、九十年へ、高齢者が十人に一人から三人に一人へ、人口が一億二千万人台から八千万人台という超高齢社会に変わることは、何度も述べてきた。そんな社会で高齢期の三十年間をどのように生きてゆけばよいのか。

年をとれば誰もが弱り、そして倒れ、死ぬが、それまでは皆元気である。だから元気なときをできるだけ長く楽しく生きられるようにする。そして動けなくなったら気兼ねせずに、支援を受けられるようにする、こんな社会なら安心できるだろう。

地域包括ケアとは、そんな地域社会を実現するための基本的な考え方を示したものである。これをまとめた地域包括ケア研究会の報告書には、「ニーズに応じた住宅が提供されることを基本とした上で、生活上の安全・安心・健康を確保するために、医療や介護のみならず、福祉サービスを含めたさまざまな生活支援サービスが日常生活の場（日常生活圏域）で適切に提供できるような地域での体制」とある。人が地域で生活してゆくために欠かせないものをシステムとしてどう保証していくかである。

ひと口に地域といっても、高齢化の程度も、所有している資源も、自然環境もまったく異なる。何よりも人間関係の密度などは、都会と田舎では極端に違う。これほど違いのある地域をひとくくりにして、こういうシステムや体制が良いですよとはとてもいえるものではない。

基本的な考え方を示したら、地域ごとにどのような社会にするのか、したいのかは行政が事務局となって関係者が議論できる場を設け、どのようなシステムが合うのかを住民も参加して設計し、実現してゆく。超高齢社会における最大の課題とは、街づくり、地域づくりなのである。

報告書を否定するなら根拠を示せ

2013.10.29

記事を読んでびっくりした。二週間たっても、もやもやがとれない。ことを荒立てるような意図はまったくないが、見過ごしてよいことではないと思う。

十月一日の中日新聞経済面の「社会保障と税一体改革」というタイトルの鈴木亘・学習院大学教授と日本総合研究所の西沢和彦上席主任研究員（国民会議委員）による消費税と社会保障制度改革国民会議についての対談記事である。どんな会議であっても、委員として参加したからには、自分の意見と会議の結論が異なっていたからといって、結論が出たあとで、それを公の場で否定するようなことはルール違反だと思うが、まあそれはよいとしよう。

どうにも納得がいかないのは、「官僚が政治家や医師会などと、調整して作った文書が国民会議の報告書」という西沢氏の発言である。これを見て国民はどう思うだろうか。

「国民会議も役人と政治家と医者で仕組んだ茶番劇だったのか、やりきれんなー」ではないだろうか。

仮にも、国民という名が付けられた会議である。これほど国民のためを意識し、強調している会議は多くはないだろう。私がこの発言をさまつなことと見過ごせないのは、自分も参加していた会議の報告書が、いいかげんなものだと思われることにじくじたるものがあるというだけでなく、それよりも社会への影響の大きさを懸念するからだ。

中日新聞は地方紙とはいえ、多くの発行部数を持つ伝統ある新聞である。その紙面で、当事者が報告書を否定するからには相応の根拠と覚悟がいる。政治家が誰かは特定できなくても、西沢氏はどの党がいつどんな調整をしたかは明らかにすべきである。ましてや、医師会といえば固有名詞と同じだから、日本医師会がどのように関わったのか、内容を紹介することに差し障りはないはずだ。

なぜ、こんなにもこだわるのか。会議は報告書の作成に至るまですべて公開であり、どう考えても、そんなことがあったということが信じられないからである。

加えて、医療関係については、それなりの知己、友人もいる。それでも、西沢氏の言うようなことはまったく聞かない。私の知らないところで、報告書が意図的に操作されていたとすれば、自らの不明を恥じわびるしかないが、それはそれで、国の将来を考えると大問題であり、いずれにしても明らかにすべきである。

医療とは不確実なものである

2013.11.29

殺すとは意図して人を死に至らせることだ。医者に殺されるとか、病院に殺されるとか、こんな本がよく売れているらしいが、病苦に悩む患者さんを、殺そうとする医師がどこにいるだろう。著者が医師であることを思うと、同業にある者として悲しく恥ずかしくなる。

紀元前四世紀、ヒポクラテスは、「医師として、患者に害を与えるようなことは決してしない」と誓ったが、意図して相手に不利益や害を与えてはいけないのは、医療に限らない、どんな職業においても基本的な倫理だ。これが信じられないなら、何も信じられないから医療どころか社会が成り立たなくなる。

医療とは不確実なものである。患者さんを前にして医師が知りたいのは、この人にとっての確実な治療法である。五年生存率七〇％と言われても、三〇％は死ぬから、知りたいのは、確実に七〇％に入れる治療法である。患者さんにとってはもっと切実である。だが、最も知りたいことは誰にもわからない。

医療界では、膨大な疾患ごとのデータを集積して重症度と治療内容、そして予後を分析し、その時点におけるもっとも良い治療によって得られた成績をもとに、さらに治療成績を改善するために新しい治療法の開発に努めてきた。

一九四〇年代にはまだ五十台であった平均寿命が、たかだか半世紀で八十歳以上にまでになった背景に、こうした医療による貢献があったことを軽視してはならないと思う。医療の歴史とは、治療法のなかったところから、成功率を一〇%に、三〇%に、五〇%に、そして七〇%へと、不可能を可能にし、治療による不確実性をいかに小さなものにしてきたかという歴史でもあるが、いつでも未完成であり不確実性からは解放されないのである。

だから、つらいことだが、どうしても一定の確率でよくない結果が生まれる。こんな結果になるのだったら、やらなければよかった、といったジレンマやトラブルは、医療が不確実である限り避けられない。

そのことを最もわかっているはずの医師が、この医療のどうにもならない隙を突いて、不殺されるなどという穏やかではない言葉を使う。そんなことまでして医療を否定して、不安をあおる意図がどこにあるのか。いくら批判があるにしても、行き過ぎではないかと思う。

認知症は社会全体で支援が必要だ

2013.12.27

今月十一日にロンドンで初の主要国（G8）認知症サミットが開催された。世界一の高齢国である日本の動向に注目が集まったが、世界一の高齢国は世界一認知症の人の多い国でもある。

最も新しい報告では、わが国の六十五歳以上の一五％、四百六十二万人が認知症を有しており、認知症予備軍を加えると八百万人を超える。認知症は高齢になるほど、その発症頻度が高まり、八十歳以上では四〇％以上の人が発症する、まさに国民病である。

長生きは人類が求めたものなら、その結果生ずるあらゆる問題は、自ら引き受けるしかないが、認知症が難しいのは、これまで人類が築きあげてきたやり方では、社会の秩序が保てないことである。

認知症は、人が社会で共存していくために欠かせないルールや規範を逸脱した行動を生む。従って認知症の人が社会のなかで、その人らしく生きていくためには社会全体の理解と支援が欠かせない。

人が生きていくには、リスクから逃れられないが、高齢社会には高齢社会に特有のリスクがあり、認知症もその一つだ。厚生労働省の認知症対策に、精神科病院に入院が必要な状態像の明確化という課題があるが、その入院基準を考える研究会の座長が私である。

そこで、二〇〇七年の共和駅構内で起きた認知症の人の死亡事故について、JR側から起こされた訴訟でJR側の完全勝訴となったことが話題となった。「認知症の人の家族の会」はこの判決に怒りを隠さない。精神科病院協会の委員からは「認知症の人の精神科の病院への入院を、できるだけ短くするというのが国の方針のようだが、一方で認知症の人が起こしたことはすべて当人と家族の責任というのはどういうことか」という主旨の発言もあった。

JR側からこの事件を見ればどうなるのか。勝訴したからといって、まるで悪いことをしたかのように扱われているというのはどういうことか。確かに認知症の人の責任能力や家族の世話にも限度があることは理解できないわけではないが、過失責任を問われるのはたまったものではない。では生じた損害は誰が引き受けるのか。

認知症となっても、その人がその人らしく最期まで住み慣れたところで、人生を全うできるような社会をと言うなら、そこから生じるリスクもセットで社会が引き受けなければならないだろう。

III

超高齢社会——我々はどこに向かうのか

本章は二〇〇七年、母校である愛知県立旭丘高校創立百三十周年に行った記念講演（二〇〇七年十一月十日）の記録をもとに一部を改稿したものである（内容は当時の講演のまま）。

はじめに

旭丘高校創立百三十周年の大きな節目に記念講演という大役をもらい、「超高齢社会〜我々はどこに向かうのか〜」という偉そうなタイトルでお話をさせていただけることに感謝申し上げたいと思います。

講演の依頼を受け、記念式典の委員の方たちと打ち合わせをいたしました。私の立場が国立長寿医療センター（当時、現・国立研究開発法人国立長寿医療研究センター）ということもあって、今の高齢社会をどう考えるのか、今後どうなるのかから話がはずみ、気がついてみたら、百三十年間の歴史と今、そしてこれからどうなるのかを俯瞰してみてはどうかという話になり、私も納得して、その方向で話をまとめることになりました。

話を決めたのはよいのですが、私は歴史家でもなければ文系の人間でもありません。当然のことながら歴史の素養などありませんので、歴史に沿って深い洞察はできません。

しかしもともとが医者ですから、現在、わが国が直面している高齢社会について医療の立場から多少の見識は持ち合わせています。そして、高齢社会が今後どうなるのかという問題はこれからの日本にとってとても大きな問題で、しかも誰もが関心を持っています。そこで、どのような背景の中で今のような高齢社会が構築されてきたのか、そして今後この社会はどうなってゆくのかを意識しながら、話をまとめてみようと決めました。私が最初にやったことは、実に四十五年ぶりに年表を開いたことです。知りたいことは、この百三十年間に何が起こり、それが今にどうつながってきたのかです。

百三十年の歴史をたどって

百三十年前と言いますと、一八七七年ということですから、時は十九世紀の後半です。わが国では明治維新が一八六八年ですから、その十年後のことで西南の役が起こった年です。明治の新政府によって国内が統一された年であり、日本が国を挙げて近代化を目指していた時期です。その後、一八九四年の日清戦争、国の命運を決定した一九〇四年の日露戦争へと文明開化、和魂洋才そして富国強兵の旗印のもとに軍事国家への道を突き進んでいきました。欧米では、帝国主義政策のもとに、アフリカや太平洋の領土を植民地化するための利権争いが列強によって進行していた時期です。

産業革命から科学と技術の時代へ

科学、技術の面をみてみますと、電話を発明したベルや発明王といわれるエジソンが活躍したころですが、とくに注目すべき点は、十八世紀末から始まった産業革命以後、誰もがその名前をよく知っているジェイムス・ワットの蒸気機関、カートライトの織機、モーリスやベルの電信電話、ディーゼルや、オットーの動力機関、そして写真のコダックや、ブラウン管で有名なブラウンらの台頭によって技術革新が急速に進んだ時代です。

産業革命は、大学とか学問とかとは関係なく、職人によって技術が先行するかたちで生まれましたが、十九世紀以降、西欧諸国では、科学、すなわち理論化された知識が技術の発展を保障する最大の要素であると認められるようになり、知識の技術化、技術の知識化を目的に教育制度を確立することで科学振興の制度化を進めてきました。このような技術と科学の融合は、産業の飛躍的発展をもたらしましたが、産業の発展は、産業に不可欠な資源の確保を求めます。

そのため、欧米では帝国主義政策が進み、アメリカや太平洋諸国の分割競争が激化していきました。

列強による帝国主義政策の推進は西欧諸国間に大きな緊張関係を生み、一九一四年の第一次世界大戦へとつながっていきますが、一九一七年のロシアでの共産革命と、その後のソ連の急速な発展は資本主義対共産主義という新たな緊張関係を生み、力対力の均衡状態を保ちながら相対的な安定期に入っていきます。この間、日本はアジアの軍事大国として世界から認知され、国際的な発言権も強くなり、アジア最強の覇権国として欧米の列強と競って、大陸への侵略を進めていきました。その後一九二九年の経済恐慌に象徴される大きな経済不安・政情不安が、ドイツやイタリアを中心に全体主義の台頭を許し、新たに民主主義対全体主義という国際緊張関係を生み出しました。わが国は、一九三三年に国際連盟を脱退し、一九三六年に日独防衛協定を、一九四〇年には日独伊三国軍事同盟を結んで、全体主義国家の一員として第二次世界大戦へと参入していきました。そして、一九四五年の敗戦により、すべてを失ってポツダム宣言を受け入れ、民主主義国家としてどん底から再生の道を歩き始めたのです。

敗戦後の日本は、産業立国として生きのびる道を選択し、極めて短期間の間に見事に再生しました。

成功の理由として、日本人の勤勉さとか器用さとか、ねばり強さとか、日本民族の特性が強調されますが、そのような民族特異的な人的要因が重要な要素であるとしても、戦後の発展を支え進めてきたのは、技術の利用であり科学の進歩でしょう。

特権化された科学技術

旭丘の歴史、そして今私たちが過ごしてきた二十世紀とは、わが国にとって、どんな世紀であったかですが、もちろん見る角度によってさまざまな見方がありますが、私は最大の成果として科学技術の進歩と個の解放を挙げたいと思います。科学技術も個の解放も、人間の生存や生活に大きく貢献しましたが、同時に脅威を与えるような状況をもつくりだしています。ここでは科学技術の問題について触れます。

二十世紀後半の五十年は、人類がそれまでの歴史のなかで得た知識量よりも、はるかに多くの知識を発見し、技術に結びつけてきた時代です。たかだか百年で得たものが、人類が知的活動を開始したと考えられる数千年で得た知識量を超えています。

科学はベーコンによって科学神話がつくられ、デカルトによって科学の方法論が確立される十七世紀以前では、知的好奇心を強くもった人間によって趣味の範囲で自然の謎を解明したいという動機で行われてきました。

デカルトによって、主体と客体を分離して、全体を要素に分解して研究・観察するという方法論が開発された科学革命以降、科学の価値が社会に認知されるようになり、そして、科学者が職業として成立するようになった十九世紀を第二次科学革命と言っているようですが、このような進歩を経て今世紀に至るまで、科学はその社会的地位を上げ続け、科学至上主義といわれる状況をつくりだしてきました。

より便利にしたいという動機で開発された技術の根拠を科学が証明し、さらに新たな技術の開発につなげていくという循環が、効率性を高め、生産性を高めることによって富を生むことに大きく貢献しました。富の創造と蓄積は権力であり、科学技術は富と権力に直結することから、科学・科学技術者は重宝され、ついには特権的な地位を得るようになりました。

科学至上主義の功罪

今でもそうかと思いますが、科学的であるということは正しいということと同じ意味であり、逆に非科学的であるということは、単に学問の世界だけでなく、日常の生活のなかでも、インテリジェンスに欠けるワンランク下の人間であるかのように扱われる侮蔑的な表現となっており、それほどまでに科学に対する信奉は大きくなったのです。

確かに、科学によって得られた知は技術と結びついて人間に快適さや便利さを与えてきました。生存に必須なものから、生活に必要なもの、さらにはより快適な生活を楽しむ、というひとの欲望に応え続けてきました。いったん手に入れた利便性は、手放すことができませんし、ひとの欲望にはこれで良いという限度がありませんから、欲の充足がさらに新しい欲を生み、新たな欲は技術をさらに進歩させるという循環が今も続いています。

一方、ひとの本能とも言ってよい好奇心は常に未知のものの正体を見極めることを求めます。好奇心による新しい知の探索という研究者の行動は、人類の幸福の追求のために行われるものではなく、ただ、知りたいということだけが研究の動機ですから、時に悪魔の道具となるようなものまで見つけてしまいます。

このように、科学は人類を豊かにする側面と人類を破滅につなげてしまうかもしれないという両面を持っています。こうした性格を持っている科学を推進してきた科学者集団の行動原理は時代によってどのように変わってきたのかですが、一九四二年ですから、第二次世界大戦中でまだ原爆が投下される前です。アメリカの社会学者ロバート・マートンは、科学者は、共有性、普遍性、公平性、組織的懐疑主義という原理で行動すると示しましたが、五十三年後の一九九五年にイギリスのジョン・ザイマンは科学者は現実的であり、所有的で、局地的、権威的、請負的で、専門的であると世俗の価値と同じ行動原理で動いていることを指摘しました。たった半世紀の間に、科学技術が富や権力と不可分な関係となり、科学者も社会の権力や利権構造から無縁ではないという現実を示しています。

今、人々は、人が求めてやまない豊かさを、科学がどこまで満たしてくれるのか、本当に科学はひとを幸福にするための魔法の杖のようなものか疑問を持ち始めています。確かに科学は私たちに、便利さ、快適さを与えてくれました。しかし、あくなき欲望の追求と、飽食、絶え間ない刺激による生活感覚の麻痺と感動の喪失、理由無き殺人の頻発、イジメと学級崩壊、医療崩壊、老人の孤独死、自殺の増加、そして公害、自然破壊、廃棄物処理問題、エネルギー問題などなど、こうした現象は便利さと快適さを得たことによる代償なのか、私たちが得たものと失ったものとの帳尻は合うのか、目の前に広がり始めたマイナス部分の大きさに戸惑い、豊かさとは一体何なのかについて、問われ始めているのではないでしょうか。

成長の産物

科学技術の進歩は、大量生産、大量消費、大量廃棄という社会を実現しました。大量生産は、多数の人口の生存を保証し、多数人口は大量消費、大量廃棄を生み出します。そして、大量の生産を可能にするためには多数の人口を必要とします。この循環がこのまま続くとどうなるのか。限りない前進、成長は可能なのかどうか、考え始めると不安になってきます。

しかし、世界中のどこの政府も、進歩・発展・成長を志向する政策をとっています。そしてどこの国の国民もこれを支持しています。成長することは富を生むことであり、富の獲得は人を幸福にし、豊かにすることであり、従って限りない成長を追求することは善であり正義である。このような考え方は普遍的に正しいのではないかと、あらゆる政府が信じているようです。貧困からの脱出、雇用の回復、国際社会での地位の向上には、技術の進歩とそれによる経済的成長が必須であると考えられているのです。

科学技術の功罪についてはよく論じられますが、世界は罪よりも功の方が大きいという前提で動いています。しかし、現実は地球も物質であり、地球を含めてあらゆる物質は有限であるということ、そして、その上に人類が生存しているということと、真剣に向き合わなければならない状況に直面せざるを得なくなってきています。有限な資源を使って、成長・進歩・発展することで手にすることができるものと、それによって新たに抱え込む問題とのバランスシートは見合っているのかだけではなく資源そのものの限界が迫っているという深刻な事態が進行しています。

すなわち今人類が直面している問題は、個人的、局地的なものを超え、地球・自然といった人類全体の生存に関わるレベルの問題になってきているということです。

三浦宏一氏は、『混迷　日本の進路』のなかで、二十一世紀は三つの大量死の時代であると述べています。一つは、核の問題です。東西の冷戦の氷解とともに核の脅威は薄められるどころか、実際には、核の開発を進めている国は増え続けており、その拡散は着実に進んでいます。開発された技術は前に進むしかなく、必ず拡がります。そして、道具はどのようなモノも使用するという目的のためにつくられます。核が使用される可能性はあり得ると考えるべきです。二〇〇一年九月十一日のニューヨークのビルへの突撃など、あのような行為を正当化させる信念や論理に対抗してこれを防止する論理があるのかどうか、なければ力対力の対立しかなく、力対力の関係で力を防止できると考えるのは幻想でしかありえません。ほとんど狂信的であった戦前戦中の日本がどうだったかを思い出すまでもなく、今現在世界で起こっていることをみれば、追いつめられたときに、人がどんな行動をとるのか、難しい話ではないと思います。

二つ目は人口の増加です。世界の人口は現在、六十五億人で二〇五〇年には九十億人を超えると言われています。一九〇〇年ごろから人口の急激な増加が始まっていますが、人口が増える大前提は増えた問題は人口分の食糧を獲得することができるかどうかにあります。産業革命によって機械が発明され、人力・自然力から動力へと変わることによって、生産量が飛躍的に向上し、生産量の増加が、人口を増加させ、人口の増加がさらに生産量を増加させるという循環をつくりだしました。すなわち、技術の進歩が生産を増やし人口を増やして分業を進め、人口の増加が新たな技術を生むという循環です。

分業体制と新しい技術の開発はより効率化を進めるために、都市への人口集中を生み爆発的な人口の増加に連動してきています。

そして自然破壊の問題です。生産量が増えるということは、材料もエネルギーの需要も増えることとです。生産量の増加による材料の利用、生産されたものの廃棄物の増加が自然の再生力や処理能力を上回れば、必然的に自然破壊が進みます。すでに社会的に問題となっている炭酸ガスによる温暖化は、地球の温度が一・五度上昇すると、海面が二十センチ上昇すると言われています。オゾン層の破壊とそれによる農産物への影響や健康障害、化石燃料の燃焼と硫黄化合物、窒素化合物の発生による酸性雨と、それによる生態系への影響など、すでに現実となっており、実感として体感できるものばかりです。

私たち日本人にはあまりなじみがありませんが、地球上では毎年六百万ヘクタール、これは日本国土の六分の一にあたりますが、それほどの広い地域が毎年、砂漠化しており、それによって影響を受ける人が地球上に三億人もいるという事実があります。

このような状況を危惧し二十世紀の後半から世界的なレベルでさまざまな警告が発せられてきました。国連は、一九八七年に、ノルウェーのブルントラント首相を委員長にした「環境と開発に関する世界委員会」という会議の最終報告で sustainable development「持続可能な発展」という言葉を使い、地球・人類の生存のための警告を発しています。

持続可能なという言葉は、最近さまざまなところで流行語のように使われていますが、国連がこのような言葉を採択したことは非常に大きな意味があります。わざわざ発展の前に持続可能なという言葉を入れるということは、従来通りにやっていれば発展が不可能になることを意味しています。国連という立場は、地球上のあらゆる国、あらゆる人民の安全と福祉の向上を目的としていますから、地球規模で人類が危険な状態にきていることを宣言したということです。

個人の欲望から始まり、国益の追求に至るまで個別の利益の獲得を、まったく規範のないまま進めてゆけば、より大きな集団との間に必ず利益相反が生まれます。個人や国、民族のレベルで個別の利権の獲得のために無限定に開発を行ってきた結果、どのような事態が起こるのか、自然破壊の多くの例を見ることができますが、それでも局所的なレベルの問題でした。しかし今では、地球・人類というレベルでの持続可能性が問題になっています。これはもうあとがないということです。

一九七〇年にローマクラブといわれる研究組織から「成長の限界プロジェクト」のディレクターを委嘱されたデニス・L・メドウズは、一九七二年と一九九二年に報告書を出し、二〇〇四年に著した最も新しい報告 Limits to Growth『成長の限界　人類の選択』のなかで、成長とは発展・進歩・獲得・向上・繁栄・成功を意味するものであり、その成長の物理的限界とは物質やエネルギーを提供する地球の供給源の能力の限界であり、汚染や廃棄物を吸収する地球の吸収能力の限界であるとし、今や地球は人口、食糧生産、資源消費、汚染のいずれにおいても幾何級数的に増加しており、しかも、すでに行き過ぎていると強い警告を発しています。

また、科学者の世界でも、科学の発展を無限定に善としてきたそれまでの考え方を修正して、パラダイムの転換をはっきりと打ち出してきています。一九九九年にハンガリーのブダペストで行われた世界科学会議では、科学と科学的知識の利用に関する世界宣言を採択いたしました。宣言は、前文と、

1　知識のための科学：進歩のための知識
2　平和のための科学
3　開発のための科学
4　社会における科学と社会のための科学

の五つのパートに分かれており、その前文で「我々の未来は、全地球的な生命維持システムの保全と、あらゆる形態の生命の存続とに不可避的に結びついている」と述べ、「科学は人類全体に奉仕するべきものであると同時に、個々人に対して自然や社会へのより深い理解や生活の質の向上をもたらし、さらには現在と未来の世代にとって、持続可能で健全な環境を提供することに貢献すべきものでなければならない」と宣言しています。

そして、第一項、知識のための科学：進歩のための知識では、「科学活動の本来の機能は、自然と社会を総合的かつ全体的に問題視し、新たな知識を求めることにあり、研究の推進は、内発的な発展や進歩を遂げるために必須のものである」と科学の意義を示しながら、第四項の社会における科学と社会のための科学の項では、「人類の福祉を常に目的とし、人間の尊厳と諸権利、そして世界環境を尊重するものであり、しかも今日の世代と未来の世代に対する責任を十分に考慮するものでなければならない」と科学の目的と役割を明解に打ち出しています。

一方、わが国の学術会議も同様に、二〇〇三年の第十八期日本学術会議の科学論のパラダイム転換分科会報告書「人間と社会のための新しい学術体系」のなかで「新しい学術の視点とは有限の資源のもとで"Quality of life"を保ちながら人類が持続的に存続できる社会の構築に向けて人類と人類、人類と社会、人類と自然の関係を対象に統合的なシステムを提供することになる」と指摘し、「このためには個々の専門技術の統合化された知識体系への成長が構成されなければならない」と、これからの科学の役割とあり方について、それまで聖域化されてきた科学のための科学、知識追求のための科学から、人類のため、社会のため、自然のため、地球のための科学という方向性と目標をはっきり打ち出し、大きなパラダイムの転換をはかったのです。

超高齢社会

今、わが国は世界一の高齢社会を形成し、世界のフロントランナーとして、歴史的にも世界中のどこもが経験したことのない未知の領域に踏み込んでいます。

何が世界一かというと、高齢化率、高齢化の速度、平均寿命です。

まず、最初の世界一は高齢化率、すなわち高齢者の人口比率が二〇〇七年で二二%です。六十五歳以上を指して高齢者というのが世界中で受け入れられている高齢者の定義で、この六十五歳以上人口の比率が世界で一番です。現在のところ高齢化率の世界二位はイタリア、三位はドイツで、いずれも第二次世界大戦の敗戦国です。

そして、次に平均寿命が世界一です。平均寿命とは生まれた時の平均余命を言いますが、二〇〇六年の統計では、女性が八十五・五一歳、男性が七十九・〇〇歳で、女性は世界一位、男性は世界二位、両方合わせると世界一位です。世界での平均寿命を見てみますと、八十歳を超える平均寿命の国がある一方で、中央アフリカを中心に三十五歳とか三十六歳とかいった国があるのも現実です。これらの国では、生活環境の劣悪さに加え、エイズなどの蔓延がその原因と考えられますが、地球上にこのような状況があることを、軽く考えるべきではないと思います。

そして、もう一つの世界一が、高齢化のスピードです。高齢者の人口が、七%になりますと高齢化社会、一四%を超えると高齢社会といいますが、この七%から一四%に至るまでの期間を高齢化のスピードといいます。わが国は、一九七〇年から一九九四年までの二十四年間でこれを達成しています。

この期間がいかに短いか、諸外国と比較してみるとよくわかります。例えばフランスですが、フランスは百十四年かかっています。スウェーデンが八十二年、アメリカが六十九年、最も短いドイツでも四十二年です。この高齢化のスピードも世界一です。

このようなどこの誰もが経験したことのない高齢社会をどのようなものにしていくのか、

小泉純一郎元首相は、二〇〇四年十月の第二期の政権の時に施政方針演説で「長生きを喜べる社会の構築」という方針を出しました。

私は素晴らしい言葉であると、少なくとも三回は読み返しましたが、どんな社会が長生きを喜べる社会なのか、さっぱりわかりませんでした。

技術を開発し産業を振興し、経済状況がよくなれば「長生きを喜べる社会」になると言っているようですが、どうしてそういうことになるのか、その説明はどこにもありません。少なくとも医療とか介護とかの視点からみる限り、規制緩和、市場原理、競争社会による経済成長は、経済格差を助長し経済格差は生活格差を、生活格差は健康格差を生んでいるのが現実であり、今やセーフティーネットとしての社会保障すら危うくなってきています。医療保険料、介護保険料、そして後期高齢者医療保険に加えて、保険料の負担だけでなく自己負担も増え続けています。おまけに年金がわけがわからない。

年金問題、介護問題、高齢者虐待、高齢者の自殺、独居老人の孤独死などと連日のように新聞紙上に取り上げられていますが、こうした、しわ寄せが高齢者にきていることは間違いないといってよいと思います。

現在の高齢化率が二二%と言いましたが、この高齢化のスピードは今後も続き、二〇一五年には六十五歳以上人口二六・〇%と、四人に一人が、二〇三〇年には三二%と、国民の三人に一人が高齢者になります。

二〇一五年を一つの区切りにして、二〇一五年問題と表現していますが、二〇一五年にはベビーブーム世代が高齢者になり、認知症が現在、百五十万人とも百六十万人とも言われていますが、これが二百五十万人に増えます。認知症は八十歳を超えると二〇％に発症しますから、ほんとうに人ごとではありません。そして、高齢者だけの世帯が千七百万世帯、このうち独居世帯が五百七十万にのぼると推測されています。

もともと年をとって老いてゆくということは、肉体の衰えが象徴するように、衰退・喪失、そして孤独との闘いという時期ですから、不安と背中合わせであり、高齢社会とは不安社会であると言ってもよいかと思います。

短歌をみてみますと、宮柊二が「痴れわらふこゑひたすらに　廃残の老病人が笑ひ給ふなり」、斎藤史が「老不気味　わがははそはが人間以下のえたいの知れぬものとなりゆく」、佐藤志満が「具体なく不安きざすを老に入る　徴の如く思うしばしば」と、老いの不安について歌っています。

また、死への不安ということでは、在原業平が「つひにゆく道とはかねて聞きしかど昨日今日とは思はざりしを」、慈円が「みなひとの知り顔にして知らぬかな　必ず死ぬる習ひありとは」、斎藤茂吉が「暁の薄明に死をおもふことあり　除外例なき死といへるもの」と歌っていますが、私も六十二歳になりまして実感としてよくわかります。このような老いや死への不安感というのは古今東西、社会的地位や生活環境に関係なく人間に共通の普遍性の高いものではないかと思います。

一方、これとは別に、その時の時代や社会の環境がもたらす不安があります。私共の研究所の荒井は、二十代から七十代の二千二十五人を対象に調査を行いました。「今後できるだけ長生きしたいと思いますか」の問いに、四一％の方が「あまり思わない、あるいは、まったく思わない」と答え「年をとって高齢者になることに不安がありますか」の問いに、八三％の方が「かなり感じる、あるいは、やや感じる」と答えています。私が驚いたのは、この四一％と八三％が質問した二十代から七十代まで各年齢層で、ほとんど均等に長生きしたいと思わない、不安であると訴えていることで、高齢社会が高齢者だけでなく若い人たちにとってもバラ色の社会ではなさそうだということを暗示しているようであり、これは今という時代の日本の特徴ではないかと思います。

すなわち、今の日本の高齢社会は年寄りだけでなく若者にとっても不安な社会のようです。長生きを喜べる社会というなら、この不安の解消こそが緊急になされなければなりません。

どこに向かうのか

日本が世界に例のない、ある意味では人類の究極の目標といってもよい超高齢社会を実現し、本来なら理想の国、社会を実現したと大いに祝福し喜ぶべきことであるのに、祝福するどころか水をさすような暗い現実の話をしてしまいました。

この世で確実なことは、時間は過ぎるということであり、時間と共に変化が起きること、そして、物はすべて有限であり、生物は生まれたら死ぬということです。生物は生きるために自らの行動を正当化します。ひとも論理、論理とうるさいのですが、どのような論理もある集団が生きのびるためのもので人類という種全体に共通の論理は得られていないようです。

生物は生まれ成長し、子孫をつくると死にます。子どもをつくった後の生命は短いものです。また、マンモスがよく例に出されるように、ある種の生物が異常に繁殖しすぎると絶滅すると言われています。人間はこの生物の一般的な法則や生活史から外れており、人口を異常に増やし後生殖期の生存を著しく長いものにしました。

一九六五年にアーノルド・トインビーは『現代が受けている挑戦』のなかで、「人間が自分の目的に役立てるために発明した命なき機構が、今ではその発明者に対して独立宣言をする気配を見せている。人間を人間自身が望まない方向に曳いてゆこうとしている」と述べていますが、地球の限界、人口の限界、そして寿命の限界という人類の生存条件の飽和状態が見えてきている今、これから私たちはどこへ行こうとしているのか、さらに突き進むのか、一度振り返って立ち止まってみるのか、大きな選択の時にきているようで、トインビーの四十二年前の予測の正しさを証明しているようです。

さて、私たちはどうすればよいのでしょうか。わが国はこの百数十年間に軍事大国で土地、資源の獲得を目指して破綻し、敗戦のどん底から、ものづくりを基本に産業を興し財を獲得して成功し、経済大国を実現し、そして行き詰まりました。いずれも国の豊かさ、国民生活の豊かさを追求してきた結果です。そして今、世界で一番の高齢大国を実現しました。誇ってよいことかどうか、百数十年の間に、三度も違った分野で世界の頂点に登り詰めたこのような国は他にはありません。

高齢長寿を実現することが目標だったのか。目先の豊かさを追求してきた結果が高齢社会なのか。高齢者が四人に一人、三人に一人という社会を目の前にして豊かさとは何か。国も国民も明らかに戸惑っています。

高齢大国はすでに現実であり、問われていることは、高齢者を含め国民が真に豊かになるためにはどんな社会にするのか、土地づくり、金づくりではない何を目指せば豊かになるのかです。人は進歩や成長、発展によってだけでは、満足を得られるものではない厄介なもののようです。

わが国は、島国という閉鎖された限られた空間で、少ない資源を争って奪い合えば、共倒れになりますから、生きるために共同体を形成し、それを基盤としたシステムを構築してきました。幕末から明治にかけて日本を訪れたチェンバレンは、「日本には貧乏人は存在するが、貧困なるものは存在しない」と、日本では、貧しさは惨めな非人間的な形態をとらず、満ち足りた生活と両立するものだと述べています。このような状態は、戦後、日本が求めてきた豊かさとは対極をなすようですが、私はこの言葉のなかにヒントがあるような気がしています。

繰り返しになりますが、これから先は、地球や自然という規模で、ひとの生存に関わる基本条件に限界が見えてきているようで、大げさなと思われるかも知れませんが、人類の選択についての議論はますます大きくなっていくと思います。そして、超高齢社会を世界で一番のりで実現したわが国はこれも大きな岐路に来ています。

岐路とは、決して年寄りを切り捨てるようなことをしない「長生きを喜べる社会」を目指すのか、それとも手間とお金のかかる年寄りを厄介者扱いにするような国にしてしまうのかどうかという岐路ですが、誰もがひとでなしの国を望むことなどありません。わが国には、地域社会をベースにした、おせっかい、お互いさま、敬老、という文化が根づいていたことを思い出し、超高齢化社会にふさわしい街の再生の実現こそが選ぶべき道ではないかと思っています。

おわりに

ひとには、欲だけでなく、知性があります。人の欲望に応えて新しい可能性を開発するのも知性なら、人類にとって日本にとって最優先の選択課題は何かを判断し、実現してゆくのも知性です。良質な知性とは、より大きな価値のために善悪の判断のできる力で、人類があるいは日本が生きのびるには、というような大きな岐路での判断はこの知性以外に頼ることのできる装置はなく、これは二十一世紀のリーダーたる者の責任です。

最後に、愛・地球博（愛知万博、二〇〇五年開催）のフランス館で知ったサン＝テグジュペリの言葉で話を終わりたいと思います。

「私たちは両親から地球を譲り受けたのではなく、子どもたちから借りているのです」

おわりに

現役を退いてから生活のリズムが変わり、時間の流れが大きく変わった。それまでは仕事に関連すること以外には、頭を使っていなかったから、考えることがなくなってしまった。気がつくとこれまでの自分の人生とは何だったんだとか、そもそも生きている意味とは、死とはとか、若いころに悩んでいたようなことを考えている。

七十歳を超えて、生きること死ぬことに思いを馳せるのは、死への準備の時期を迎えたということかも知れない。男の平均寿命が八十歳だから、あと十年である。まだ十年もあると思うのか、もう十年しかないと思うのか、いずれにしても自分の死というものを考えて何の不思議もない年齢になった。

私は医師だから、死は日常にあり、脳死とは、心臓死とは、そもそも人の死とは何なのかなど、死について考える機会はいつもあった。医学だけではない、法学も倫理学も、それぞれが真剣に死とは何なのかを考え議論を闘わせているが、考えているのは、人間の死、あるいは日本人の死のことであり、結局は他人の死であって自分の死のことではない。言うまでもないが、どんなに親しい人の死であっても、自分が死ぬということと他人の死とはまったく違う。

すでに日本の総人口は一億二千八百万人を頂点として減り始めている。一九五〇年代には八千万人台だったから、この半世紀で四、五千万人増えた。それが二〇〇八年を頂点として減り始め、二〇六〇年ごろにはまた八千万人台にまで減ると確実視されている。

人口が減れば人口の規模に合わせた社会の設計をするのは当然ではないか。そう思う一方で、これまでに手にしてきた便利さやそれによる快適さはどうなるのか、何よりも一億二千八百万人用に整備してきたあらゆる社会インフラ、電気、道路、水道、橋、鉄道はどうなるのか無関心ではいられない。一旦手にした利便性を捨てることなど、できるわけがない。少なくなった人口でこれらを誰がどう支えるのか。人口が減るから道路も電気もそれに合わせて縮小するというわけにはゆかないだろう。

政府は「一億総活躍社会」という、高齢者と言えども動けるうちは社会に参加する、あるいは参加できる社会を構築するという方針を示している。賛成である。もともと定年制という制度は社会の都合で作られたものである。農業や漁業等の一次産業には今でも定年制などはない。誰もが動けなくなるまで働いて、仕事をやめるときは自分で決めている。

死ぬまで、社会のなかに活躍できる居場所があるというのは素晴らしいことであり、何の異論もないが、気になるのは「一億総活躍社会」というスローガンである。この言葉を聞いて連想するのは、戦争末期の「一億総玉砕」とか、戦後に言われた「一億総懺悔」という言葉である。実に嫌な不快な響きがある。国の盛衰に関わるほどの事態であることに異論はないにしてもと思うのである。

孔子は「…七十にして心の欲するところに従って矩を超えず」と述べている。年をとり、辛酸をなめ経験を積み、より聖人に近づいてゆくという解釈が一般的なようだが、『論語の新研究』（宮崎市定）では「人生は多く放物線を描くものであり、矩を超えずは、孔子が体力、気力の衰えを自覚した歎声と思われる」とある。自分が七十を超えてみると、まったくその通りだと実感している。頭の方は若いままでも身体は言うことを聞いてくれない。私の場合、脳梗塞を患ってからは矩など超えようのない模範的な生活である。言い換えれば墓へ近づいているということかも知れない。うまく表現できないが、人間の身体というのは精神のあり方も含め、衰えに合わせて調和するようにできており、気がつかないうちに苦痛なく本人が納得できるように自然に変化してゆくということのようである。

私は四十代のころにこんなメモを書いている。「人は完全ではありえないし、なりえない。弱いものであるということが二十代ではわからない。三十代になってそれを知るか、知らないかが一つの分岐点になるのではないか。そして知ってそれを認めることができるかできないかが四十代での分岐点になろう。恐らく五十代では認めてそれを受け入れ許すことができるかどうかが、また、分岐点になるのではないか」

自分の経験したことのない未知の年齢とその領域に入ったときに、何を感じ何が見えるのか、その年になってみないとわからない。

自分が七十という年になってみると、しみじみと七十になってみないとわからないことがあるなーと思う。百歳を超える人をセンチネンタリアンというが、この人たちは例外なく今が一番幸せであると言っているそうである。そんな幸せを味わおうとするなら、そこまで生きねばならない。素晴らしいことのようでもあり、恐ろしいことのようでもある。

いずれにしてもこんなことが考えられるのは贅沢な話だ。独居になっても毎日の生活が保証されているのかどうか、これがあっての話である。

「長生きを喜べる社会」なら言うことはないが、少なくとも「いろいろあったが、まあ悪い人生ではなかった」と言って人生を終わることができる社会であってほしいものだ。人が生きてゆくということは死ぬまで面倒で厄介なことである。

謝辞
本書が発行できたのは、医療とは社会的、公共的な営みであるというあたりまえを、多くの方から学ぶことができたおかげである。とりわけ、現、東京大学特任教授 辻哲夫氏（元厚生労働事務次官）からは多くの、そして大きなものを学んだ。ここに記し感謝します。

［著者略歴］
大島伸一（おおしま・しんいち）
1945年満州生まれ。70年名古屋大学医学部卒業後、社会保険中京病院で腎移植等、泌尿器科医として勤務、92年副院長。97年名古屋大学医学部泌尿器科学講座教授、2002年名古屋大学医学部附属病院病院長。04年国立長寿医療センター総長。現在、名古屋大学名誉教授、国立研究開発法人国立長寿医療研究センター名誉総長。
主な著書に『超高齢社会の医療のかたち、国のかたち』(グリーン・プレス)、『老後を生き抜く方法』（宝島社）などがある。

装幀／田端昌良

JASRAC 出 1705259-701

長寿の国を診る

2017年5月30日　第1刷発行　（定価はカバーに表示してあります）

著　者　大島　伸一
発行者　山口　章

発行所　名古屋市中区大須1丁目16番29号
電話 052-218-7808　FAX052-218-7709
http://www.fubaisha.com/
風媒社

乱丁・落丁本はお取り替えいたします。　＊印刷・製本／シナノパブリッシングプレス
ISBN978-4-8331-1119-5